看護学テキスト NiCE

病態・治療論 [5]

内分泌・代謝疾患

編集

能登 洋

林 直子

改訂第2版

南江堂

執筆者一覧

編集

能登	洋	聖路加国際病院内分泌代謝科 部長
林	直子	聖路加国際大学大学院看護学研究科 教授

執筆（執筆順）

能登	洋	聖路加国際病院内分泌代謝科 部長
林	直子	聖路加国際大学大学院看護学研究科 教授
木村	康子	聖路加国際病院看護部
米田	昭子	山梨県立大学看護学部 教授
曽根	晶子	船橋市立医療センター看護部
財部	大輔	南一色セントラル内科 院長
大杉	満	国立国際医療研究センター病院糖尿病内分泌代謝科 医長
田中	隆久	医療法人輝八会 田中内科 大宮糖尿病クリニック 理事長
辻本	哲郎	虎の門病院分院糖尿病内分泌科 部長
原	眞純	帝京大学医学部附属溝口病院 病院長
磯尾	直之	帝京大学医学部附属溝口病院内科 准教授

はじめに

　本書の初版上梓からおよそ5年が経ちました．この間における内分泌・代謝領域での大きな変動は，新型コロナウイルス感染症（COVID-19）パンデミック（コロナ禍）による生活習慣や診療への影響や，糖尿病・肥満症の新治療が続出していることです．同時に，チーム医療・地域包括ケアを担う一員としての看護師の役割も重要性を増しています．

　COVID-19パンデミックによって生活習慣が激変したことは言を俟たず，その変化は現在も残存しています．代謝疾患は生活習慣の影響を受けやすく，実際，COVID-19パンデミックに伴って病状が悪化したり肥満者が増加したりしたことが報告されました．また，マスク着用（特に院内）の徹底によって顔貌がわかりにくくなり，内分泌疾患の皮膚所見を見落としてしまうリスクも増加しています．薬剤に関しては，糖尿病・肥満症の治療薬が次々と新出したことが特筆に値します．肥満症の治療オプションが増えたことは診療において大きな進歩でしょう．本書では，内分泌疾患の症状・所見の特徴がわかる図を多数掲載し（第Ⅲ章「内分泌疾患　各論」），また新しい治療法や治療薬を解説しています（第Ⅳ章1節「1．糖尿病」，「3．肥満症・メタボリックシンドローム」）．

　いかなる診断・治療も看護師の包括的支援があって実を結ぶものです．医療・看護の対象は検査値ではなく患者です．前版同様に，本書は看護学生を主な対象とし，内分泌・代謝疾患の病態と治療の基礎知識を基盤に患者の療養生活を支える看護を学ぶことを目標としていますが，看護学生だけでなく新卒看護師や看護教育者にも活用できるように工夫しています．上記社会情勢も勘案し，患者中心の個別化医療を実践するために診療目的・考え方・患者教育/支援という看護と臨床とのつながりを重視した実地的切り口から解説をしているのが特長です．さらに今版では，看護師による実践の場での具体的なケア内容に関する解説の項（第Ⅱ章4節「内分泌疾患の患者への看護」，5節「代謝疾患の患者への看護」）を新設しました．この点でも一層実用性の高い教科書となっています．

　いままで以上に，本書の活用によって医療・看護の質と安全の向上や内分泌・代謝疾患を有する患者のセルフマネジメント力の維持・向上が達成できることを改めて願っております．

2025年1月

能登　　洋
林　　直子

初版の序

　生活習慣の変化や高齢者の急増に伴い内分泌・代謝疾患（特に糖尿病）の患者数は増えており，医療・看護そして社会におけるその重要度も以前より高まってきています．内分泌・代謝疾患は一般に全身性疾患であり生涯にわたる慢性的疾患であるため，看護師にはチーム医療・包括医療を担う一員として患者の身体的状態を適確に理解し，適切な治療・ケアを遂行できるように知識と経験を幅広く習得することが一層求められています．実際，生活習慣病の管理・予防には医師のみならず看護師をはじめとする多職種による介入が有効であることが実証されており，特に心理的ケアにおける看護師の役割が大きいことも報告されています．内分泌・代謝領域では検査を多用しますが，医療・看護の対象は検査値ではなく患者であることは論を待ちません．本書は看護学生を主な対象とし，内分泌・代謝疾患の病態と治療の基礎知識を基盤に患者の療養生活を支える看護を学ぶことを目標としています．

　本書は単なる知識の伝授ではなく患者中心の個別化医療を実践するために診療目的・考え方・患者教育/支援という看護と臨床とのつながりを重視した実地的切り口から解説をしているのが特長です．そのために図表を多く取り入れることですっきりとわかるように工夫しています．また，新しい検査や治療薬が次々と開発されていますので，最新の診療ガイドラインの推奨内容を取り入れて実臨床にすぐに適応できるようになっています．この点では看護学生だけでなく新卒看護師や看護教育者にも活用できるように配慮しています．

　本書が看護学生だけでなく看護に携わる多くの方々の道標となり，医療・看護の質と安全の向上や内分泌・代謝領域の患者のセルフマネジメント力の維持・向上にもつながることを祈念しております．

2019年3月

能登　洋
林　直子

目次

本書で用いた主な略語 ix

序章 なぜ内分泌・代謝疾患について学ぶのか 1

- **1** 医師の立場から ......能登 洋 2
- **2** 看護師の立場から ......林 直子 3

第Ⅰ章 内分泌・代謝の機能と障害 ......能登 洋 5

1 内分泌とは，代謝とは 6
- **1** ホルモン 6
  - コラム　自動車の運転にたとえると…（その1） 6
  - コラム　自動車の運転にたとえると…（その2） 7
  - コラム　自動車の運転にたとえると…（その3） 8
  - コラム　自動車の運転にたとえると…（その4） 9
- **2** 内分泌・代謝 9
  - コラム　自動車の運転にたとえると…（その5） 12

2 内分泌・代謝器官の構造と機能 13
- **1** 視床下部・下垂体 13
- **2** 甲状腺 21
  - もう少しくわしく　潜在性甲状腺機能亢進症，潜在性甲状腺機能低下症 24
- **3** 副甲状腺 25
- **4** 副腎 28
- **5** 性腺 33
- **6** 膵臓・消化管 37
  - コラム　インスリンの作用を鍵にたとえると… 39
- **7** 心臓・脂肪組織・胎盤 41
  - 7-1 心臓 41
  - 7-2 脂肪組織 41
  - 7-3 胎盤 42
- **8** 肝臓・腎臓（代謝） 43

第Ⅱ章 内分泌・代謝疾患の診断・治療 49

1 症状・徴候からの診断過程 ......能登 洋 50
- **1** 全身性の症状・徴候 52
- **2** 体型上の症状・徴候 54
- **3** 頭頸部の症状・徴候 57
- **4** 循環器系の症状・徴候 58
- **5** 腹部・消化器系の症状・徴候 60

####### 6 四肢の症状・徴候 … 61
####### 7 皮膚の症状・徴候 … 62
####### 8 尿・性器の症状・徴候 … 64
- もう少しくわしく　カテコラミンとコルチコイド … 65
####### 9 神経・精神の症状・徴候 … 66

2 検査　　　　　　　　　　　　　　　　　　　　　　　　能登 洋　70
####### 1 どのように検査をしていくか … 70
####### 2 どのような検査があるか … 70
####### 3 内分泌・代謝検査の解釈 … 72
- 臨床で役立つ知識　血糖自己測定（SMBG）… 91
- もう少しくわしく　そのほかの糖代謝系の検査 … 92
- 臨床で役立つ知識　耐糖能異常 … 92

3 治療　　　　　　　　　　　　　　　　　　　　　　　　能登 洋　95
####### 1 内分泌・代謝疾患の治療法 … 95
####### 2 内分泌・代謝疾患の基本的治療 … 96

4 内分泌疾患の患者への看護　　　　　　　　　　　　　　木村康子　107
####### 1 内分泌疾患の患者の特徴 … 107
####### 2 内分泌疾患の治療を行う患者への支援 … 107
####### 3 内分泌疾患の患者への心理・社会的援助 … 108

5 代謝疾患の患者への看護　110
####### 1 代謝疾患の患者の特徴　　　　　　　　　　　　　　　米田昭子　110
####### 2 代謝疾患の治療を行う患者への支援　　　　　　　　　曽根晶子　110
- コラム　糖尿病患者を対象とする看護専門外来 … 112
####### 3 代謝疾患の患者への心理・社会的援助　　　　　　　　米田昭子　103
- コラム　多職種チームで行う肥満症の外科手術における看護　　木村康子　115

第Ⅲ章　内分泌疾患　各論　117

1 視床下部・下垂体疾患　　　　　　　　　　　　　　　　財部大輔　118
####### 1 汎下垂体機能低下症 … 118
####### 2 副腎皮質刺激ホルモン単独欠損症 … 121
####### 3 成長ホルモン分泌不全性低身長症，成人成長ホルモン分泌不全症 … 122
####### 4 巨人症，先端巨大症 … 124
####### 5 プロラクチノーマ … 126
####### 6 クッシング病 … 127
####### 7 尿崩症 … 129
####### 8 抗利尿ホルモン不適合分泌症候群（SIADH）… 130
####### 9 下垂体腫瘍 … 131

- 10 リンパ球性下垂体炎，IgG4関連下垂体炎 ... 133
- 11 中枢性摂食異常症 ... 134

2 甲状腺疾患 ... 大杉 満 136
- 1 バセドウ病 ... 136
- 2 プランマー病 ... 139
- 3 亜急性甲状腺炎 ... 141
- 4 急性化膿性甲状腺炎 ... 143
- 5 慢性甲状腺炎（橋本病） ... 144
- 6 無痛性甲状腺炎 ... 146
- 7 甲状腺眼症 ... 147
- 8 甲状腺腫瘍 ... 149
- 9 薬剤性甲状腺機能異常 ... 152
- 10 非甲状腺疾患における甲状腺機能異常 ... 154
- 11 甲状腺クリーゼ ... 155
- 12 粘液水腫性昏睡 ... 156

3 副甲状腺疾患とカルシウム代謝異常 ... 田中隆久 158
- 1 副甲状腺機能亢進症 ... 158
- 2 副甲状腺機能低下症 ... 160
- 3 偽性副甲状腺機能低下症 ... 162
- 4 副甲状腺がん ... 164
- 5 悪性腫瘍に伴う高カルシウム血症 ... 165
- 6 骨粗鬆症 ... 167
- 7 骨軟化症・くる病 ... 169

4 副腎疾患 ... 辻本哲郎 171
- 1 副腎クリーゼ ... 171
- 2 原発性副腎皮質機能低下症 ... 173
  - コラム 合成ステロイド薬に注意 ... 175
- 3 原発性アルドステロン症 ... 177
  - もう少しくわしく 過剰なアルドステロンはどこから？ ... 177
- 4 クッシング症候群 ... 178
- 5 褐色細胞腫 ... 181
  - 臨床で役立つ知識 褐色細胞腫でなぜ高血糖？ ... 182
  - もう少しくわしく 薬物療法の注意 ... 183
- 6 副腎偶発腫 ... 183
- 7 先天性副腎過形成 ... 185

5 性腺疾患 ... 辻本哲郎 188
- 1 男性性腺機能低下症 ... 188
- 2 女性性腺機能低下症 ... 192
- 3 多囊胞性卵巣症候群（PCOS） ... 194

- **4** 思春期早発症 195
- **6** その他の疾患 197
  - **1** 多発性内分泌腫瘍症（MEN） ..... 田中隆久 197
  - **2** 神経内分泌腫瘍（NEN） ..... 辻本哲郎 199

第Ⅳ章 代謝疾患 各論 201

1 代謝にかかわる疾患 202
- **1** 糖尿病 ..... 原 眞純 202
  - もう少しくわしく インスリノーマ 219
  - コラム 糖尿病におけるスティグマとアドボカシー活動について 220
- **2** 脂質異常症 ..... 磯尾直之 220
- **3** 肥満症・メタボリックシンドローム ..... 磯尾直之 228
- **4** 高尿酸血症・痛風 ..... 原 眞純 233

2 栄養にかかわる疾患 ..... 原 眞純 237
- **1** ビタミン欠乏症と過剰症 237
- **2** アルコール性ケトアシドーシス 240

3 その他の疾患 ..... 原 眞純 242
- **1** ヘモクロマトーシス 242
- **2** 先天性銅代謝異常症 243
- **3** アミロイドーシス 244

索引 247

本書で用いた主な略語

ACTH	adrenocorticotropic hormone	副腎皮質刺激ホルモン
ADH	antidiuretic hormone	抗利尿ホルモン
ANP	atrial natriuretic peptide	心房性ナトリウム利尿ペプチド
BNP	brain natriuretic peptide	脳性ナトリウム利尿ペプチド
CRH	corticotropin releasing hormone	副腎皮質刺激ホルモン放出ホルモン
DDAVP	1-desamino-8-D-arginine vasopressin	デスモプレシン
DHEA	dehydroepiandrosterone	デヒドロエピアンドロステロン
DHEA-S	dehydroepiandrosterone sulfate	デヒドロエピアンドロステロンサルフェート
DKA	diabetic ketoacidosis	糖尿病ケトアシドーシス
DPP-4	dipeptidyl peptidase-4	ジペプチジルペプチダーゼ-4
FAP	familial amyloid polyneuropathy	家族性アミロイドポリニューロパチー
FSH	follicle-stimulating hormone	卵胞刺激ホルモン
FT_3	free triiodothyronine	遊離トリヨードサイロニン
FT_4	free thyroxin	遊離サイロキシン
GAD	glutamic acid decarboxylase	グルタミン酸脱炭素酵素
GH	growth hormone	成長ホルモン
GIP	gastric inhibitory polypeptide	消化管抑制ペプチド
GLP-1	glucagon-like peptide-1	グルカゴン様ペプチド-1
GnRH	gonadotropin-releasing hormone	性腺刺激ホルモン放出ホルモン
GRH	growth hormone releasing hormone	成長ホルモン放出ホルモン
HbA1c	hemoglobin A1c	ヘモグロビンA1c
hCG	human chorionic gonadotropin	ヒト絨毛性ゴナドトロピン
HDL-C	high density lipoprotein-cholesterol	高比重リポタンパクコレステロール
HHM	humoral hypercalcemia of malignancy	液性悪性腫瘍性高カルシウム血症
HHS	hyperosmolar hyperglycemic state	高浸透圧高血糖状態
IAA	insulin autoantibody	インスリン自己抗体
ICA	islet cell antibody	膵島細胞抗体
IDL	intermediate density lipoprotein	中間比重リポタンパク
IGF-1	insulin like growth factor-1	インスリン様成長因子-1
LDL-C	low density lipoprotein-cholesterol	低比重リポタンパクコレステロール
LH	luteinizing hormone	黄体形成ホルモン
LHRH	luteinizing hormone-releasing hormone	黄体形成ホルモン放出ホルモン
LOH	local osteolytic hypercalcemia	局所骨融解性高カルシウム血症
MEN	multiple endocrine neoplasia	多発性内分泌腫瘍症
NEN	neuroendocrine neoplasm	神経内分泌腫瘍
OGTT	oral glucose tolerance test	経口ブドウ糖負荷試験
PCOS	polycystic ovary syndrome	多嚢胞性卵巣症候群
PRL	prolactin	プロラクチン
PTH	parathyroid hormone	副甲状腺ホルモン
PTH-rP	parathyroid hormone-related protein	副甲状腺ホルモン関連タンパク
SGLT	sodium glucose cotransporter	ナトリウム・グルコース共役輸送体
SIADH	syndrome of inappropriate secretion of antidiuretic hormone	抗利尿ホルモン不適合分泌症候群
SMBG	self monitoring of blood glucose	血糖自己測定
SPIDDM	slowly progressive insulin dependent diabetes mellitus	緩徐進行型インスリン依存型糖尿病,緩徐進行型1型糖尿病
T_3	triiodothyronine	トリヨードサイロニン
T_4	thyroxin	サイロキシン
TC	total colesterol	総コレステロール
TG	triglyceride	中性脂肪,トリグリセリド
TgAb	thyroglobulin	サイログロブリン抗体
TPOAb	thyroid peroxidase antibody	甲状腺ペルオキシダーゼ抗体
TRAb	thyrotrophin receptor antibody/TSH receptor antibody	甲状腺刺激ホルモン受容体抗体,TSH受容体抗体
TRH	thyrotropin releasing hormon	甲状腺刺激ホルモン放出ホルモン
TSH	thyroid-stimulating hormone/thyrotropic hormone	甲状腺刺激ホルモン
VIP	vasoactive intestinal peptide	血管作動性腸管ペプチド
VLDL	very low density lipoprotein	超低比重リポタンパク
WDHA	watery diarrhea, hypokalemia and achlorhydria	水様下痢低カリウム血症無胃酸症

序章 なぜ内分泌・代謝疾患について学ぶのか

なぜ内分泌・代謝疾患について学ぶのか

1 医師の立場から

　内分泌・代謝疾患は他の多くの臓器疾患と比較して**表1**に示すような特徴がある．とくに糖尿病をはじめとする代謝疾患は生活習慣の変化や社会の急速な高齢化に伴って急増してきている．また，内分泌・代謝疾患を併発した他科疾患患者も同時に増えている．このような情勢下では内分泌・代謝疾患を専門とする医師や看護師だけでなく，すべての看護師が内分泌・代謝疾患に精通し治療と予防に関して対応できるようになっておく必要がある．

表1　内分泌・代謝疾患の特徴

- 全身性疾患である
- 生活習慣や加齢の影響を受ける疾患が多い
- 根治困難で，生涯にわたってケア・管理しなければならない疾患が多い
- 診療には多種職からなるチーム医療が重要であり有効である
- 他疾患治療の副作用にも内分泌・代謝疾患が多い
- 診療の対象は検査値ではなく患者である

全身性

　ホルモンや最終生成物は血流を介して全身にいたり，多臓器に同時に影響を及ぼす．そのため，内分泌・代謝疾患では全身の管理が重要であり，逆にあらゆる症状・所見に対して内分泌・代謝疾患の関与も考慮しなければならない．

生活習慣・加齢の影響

　代謝疾患（とくに2型糖尿病や脂質異常症や肥満）は食事や運動（身体活動）などの**生活習慣**や**加齢**の影響を受けて患者数が急増してきている．予防や進展抑制のために生活習慣改善が重要な疾患が多い．とくに新型コロナウイルス感染症（COVID-19）のパンデミック以来，生活習慣が大きく変貌した現在ではその重要性がいっそう増している．また，無症候性の疾患が多いため，疾患に関する教育が必須である．

慢性・生涯性

　内分泌・代謝とも根治が困難な**慢性疾患**が多いため，生涯にわたり加療・ケアが必要となる．また，前述のように加齢による影響も大きいため，予防介入の継続性も重要である．高齢化社会の進展に伴い，内分泌・代謝疾患の重要性もいっそう増加していく．

チーム医療

　生活習慣病の管理・予防には医師のみならず看護師をはじめとする多くの職種スタッフによる介入が有効であることが実証されている．とくに心理的ケアにおける看護師の役割が大きい．患者および家族への支援も重要である．

他疾患治療の副作用としての内分泌・代謝疾患

　多くの疾患治療で用いる薬物の副作用には内分泌・代謝系疾患が少なくない．たとえば副腎皮質ステロイド薬による代表的な副作用として糖尿病，脂質異常症，肥満症，骨粗鬆症，クッシング（Cushing）症候群，副腎不全などがある．また，近年発売されたがん治療薬である免疫チェックポイント阻害薬は自己免疫が関与する内分泌・代謝疾患を引き起こすことが着目されている．

患者を診る

　内分泌・代謝疾患では検査所見によって診療方針が決まることが少なくない．しかし，医療看護の基本はあくまでも患者を診ることであり，検査所見だけでなく患者の臨床所見や意向も汲み取って協働し，判断しながら治療・看護にあたることが不可欠である．

（能登　洋）

2 　看護師の立場から

看護基礎教育課程で病態・治療論を学ぶ意義

　病と共に生きる人に対する医学的アプローチと看護によるアプローチの相違について，がん患者を例に考えてみよう．

　医学的アプローチでは，がんという疾患の病因，すなわち生物学的要因，物理学的要因，化学的要因の探究が基盤となる．そのうえで外科的治療，薬物療法，放射線療法，免疫療法など，がんの発生・増大・浸潤・転移の機序に則ったさまざまな治療法を開発し，臨床適用する．これらはがんを治すこと，あるいは増悪の予防を目的に行われる．

　一方，看護によるアプローチでは，患者の生活を基盤とし，日常生活の中で患者が望む状態が得られるよう援助することを目的とする．それはがん治療を確実に行うこと，がんそのもの，あるいはがん治療に伴うさまざまな苦痛症状をコントロールすること，心身の安寧を図り患者を取り巻く環境を調整することを意味する．そのために，患者の病態から顕在，潜在する症状，治療的介入による症状を見逃すことなくアセスメントできる能力が必要となる．したがってチーム医療を担う一員として，看護師には患者の身体的状態を正しく理解し，有効な治療的介入，ケアを遂行できるよう，病態と治療に関する知識を修得していることが求められる．

看護師が内分泌疾患，代謝疾患の病態・治療を学ぶ意義

　本書では甲状腺疾患，視床下部・下垂体疾患，副腎疾患，性腺疾患などの内分泌疾患と，糖尿病，脂質異常症などの糖・脂質代謝異常を呈する代謝疾患の病態と治療を取り扱う．内分泌疾患，代謝疾患はともに，疾患の進行によりさまざまな合併症をきたし，脳障害や心不全など致死的な状態にいたることもあることから，早期の診断と確実な治療，長期的なフォローアップが肝要である．また，これらの疾患により倦怠感，発熱などの全身症状，体型や顔貌の変化，性徴・性器症状が生じると，身体的な苦痛のみならずボディイメージあるいはセクシュアリティなど，自己概念の変容を余儀なくされることにもつながる．そのため，いま患者が疾患のどの病期にいるのか，どのような症状を呈しうるかを把握するとともに，病期の移行に伴う心身の変化に応じた心理的援助を的確に行うことが大切である．

　糖尿病を例に考えると，神経障害や腎症，網膜症などの自覚症状がない時期は，患者は疾患について深刻に捉えないことも多い．そのような場合，重篤な症状をきたしてようやく疾患と向き合うこととなる．糖尿病は食事療法，運動療法が薬物療法と同様にきわめて重要である．したがって，看護師は糖尿病の発症機序と病態，血糖コントロールの実際，薬物的治療と非薬物的治療の意義を理解し，疾患の慢性長期的な経過を理解しておくとともに，患者の日常生活にどのように治療的介入を組み込むことが可能か，生活の視点をもってかかわることが必要である．慢性長期的な経過をたどる内分泌疾患，代謝疾患について，看護師が病態と治療を正しく理解することは，患者のセルフマネジメント力を生かし自己効力感を高めるケアを提供するうえで不可欠である．

（林　直子）

第Ⅰ章 内分泌・代謝の機能と障害

1 内分泌とは，代謝とは

1 ホルモン

A 定義

　ホルモン（hormone）とは，特定の器官から血流中に放出され，血流を介してさまざまな細胞や器官の機能のバランスを調節する体内の化学的情報伝達物質（タンパク，アミン・アミノ酸誘導体，またはステロイド化合物）である．

B 作用機序

　ホルモンが作用する器官（細胞）を**標的器官（細胞）**といい，ホルモンは標的器官内の細胞の**受容体（レセプター）**に結合して作用を発揮する．ホルモンは化学的構造の点でタンパクホルモンやステロイドホルモンに分類され，それぞれの受容体の構造や所在が異なる．鍵穴と鍵の関係のように，ホルモン受容体はホルモン選択性（**特異性**）が高く，特有のホルモンとしか結合しない．そのため，体内で多くのホルモンが分泌されてもそれぞれの作用は独立して発揮される．

> **コラム　自動車の運転にたとえると…（その1）**
>
> ホルモンの分泌と作用は自動車の加速にたとえると理解しやすい．運転手（内分泌細胞）はまずアクセル（ホルモン）の踏み具合で速度を調節する．その踏み具合に応じてガソリン（受容体）がエンジン（標的器官）に流入して回転数を調節し速度（作用）を調節する．
>
>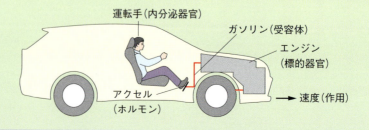

C ホルモン分泌パターン

ホルモンには，1日内でほぼ一定の量で分泌されるもの（甲状腺刺激ホルモン［TSH］など）や，日内・性周期内変動があるもの（副腎皮質刺激ホルモン［ACTH］，成長ホルモン［GH］，黄体形成ホルモン［LH］，卵胞刺激ホルモン［FSH］，コルチゾール，エストロゲン，プロゲステロンなど）や加齢によって変動するもの（LH，FSH，エストロゲン，プロゲステロン，テストステロン，インスリン様成長因子-1（IGF-1；ソマトメジンCなど）やパルス状に分泌されるもの（ACTH，性腺刺激ホルモン放出ホルモン（GnRH）など）がある．ホルモンを測定し評価する際には採血時の状況も勘案することが必要である．

TSH：thyroid-stimulating hormone
ACTH：adrenocorticotropic hormone
GH：growth hormone
LH：luteinizing hormone
FSH：follicle-stimulating hormone
IGF-1：insulin like growth factor-1
GnRH：gonadotropin-releasing hormone

パルス状
間欠泉のように突発的に脈打つように分泌される状態．

D 標的細胞

ホルモンには，全身の離れた標的細胞だけでなく分泌元の隣接細胞に影響するものもあれば（傍分泌作用），自己細胞に作用するものもある（自己分泌調節作用）．

E ホルモンと発病の関連

ホルモンと標的器官の機能は綿密に調節されているが，この調節系に以下のような異常が生じると疾患発症につながる．標的器官自体の機能異常（亢進・低下）による疾患を**原発性**，内分泌細胞の機能異常による標的器官の機能障害を**二次性**と呼ぶ．

ホルモン量の異常

一般に，分泌量の過剰状態では作用増加，不足状態では作用低下となる．ただし，受容体異常があれば分泌量とは関係のない作用異常が生じる．

コラム　自動車の運転にたとえると…（その2）

アクセル（ホルモン）が踏み込まれる（分泌過剰）とエンジン（標的器官）の回転数が上がり加速する（作用増加）．アクセル（ホルモン）が離される（分泌低下）とエンジン（標的器官）の回転数が下がり減速する（作用低下）．ただし，ガソリン（受容体）が欠乏すれば，アクセルを踏み込んでも（ホルモン過剰分泌），減速する（作用低下）．

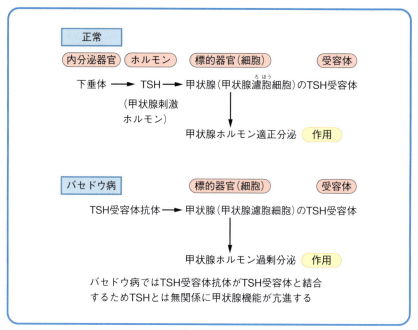

図Ⅰ-1-1　バセドウ病の発症機序

受容体の異常

受容体の発現量減少や機能低下はホルモン作用の低下につながる．ホルモン作用が低下すると代償的にホルモン分泌量は増加する．

> **コラム　自動車の運転にたとえると… （その3）**
>
> ガソリン（受容体）量の欠乏（発現量低下）や質の低下（機能低下）により，速度は落ちる（作用低下）．失速を回避するためにはアクセルを踏み込む（ホルモン分泌量増加）．

ホルモン以外の物質の影響

本来，ホルモン受容体はその特有ホルモンと1対1の関係にあるため，別のホルモンや物質とは結合しない．しかし，抗体や類似構造のホルモンとは結合して作用発現することがある．たとえば，バセドウ（Basedow）病ではTSH受容体抗体がTSH受容体と結合してしまうために甲状腺機能が亢進する（図Ⅰ-1-1）．

> **コラム　自動車の運転にたとえると…（その4）**
>
> 本来はアクセル（TSH）とガソリン（TSH受容体）が1対1で連動してエンジン（標的器官）が回転する仕組みだが，バセドウ病ではガソリンの短絡流入経路（TSH受容体抗体）ができてしまったためにアクセルの踏み込みとは無関係にエンジン（標的器官）回転数が上昇（機能亢進・甲状腺ホルモン高値）し高速度（機能亢進）となっている．

2 内分泌・代謝

A 内分泌

内分泌とは

　特定の内分泌細胞の集合体が**内分泌器官**（腺・臓器）であり，そこからホルモンが体内に分泌されることを**内分泌**という．また，ホルモンによって調節される生理機能・器官系も臨床的に**内分泌（系）**と呼ぶ（図Ⅰ-1-2，表Ⅰ-1-1）．近年では消化管や心臓や脂肪細胞や胎盤も内分泌器官として究明されてきている．

　一方，体外（消化管内を含む）に体液や消化酵素などが分泌されることを**外分泌**という（図Ⅰ-1-3）．

体内情報伝達機構

　生存に必要な体内情報伝達機構として，ホルモンを介する内分泌系と神経系がある．いずれも身体内外の環境の変化に対応して，体内環境の恒常性（ホメオスタシス）と生命の維持を司る．神経系による調節は迅速かつ一過性であるのに対し，内分泌系による調節は緩徐であるが，持続性がある．両方の特徴を兼ね備えた神経内分泌系もある（図Ⅰ-1-4）．

ホルモン系

　内分泌細胞・ホルモン・標的器官・作用発現の一連の経路をそれぞれの**ホルモン系**という．ホルモンには標的器官に直接作用するホルモンと，他のホルモン産生器官に作用して別のホルモン分泌を調整するホルモンがある．後者の場合，下流のホルモンが上流のホルモン分泌を増減調節（**フィードバック**）する仕組みが備わっていることが多い．分泌刺激に働く場合を正，抑制に働く場合を負のフィードバックという（図Ⅰ-1-5）．1つの系が他の系にフィードバックをかけるホルモン系もある．

　多くのフィードバックは負でありホルモン分泌が必要以上に過剰とならないようになっているが，正のフィードバックも存在する．たとえば，排卵に

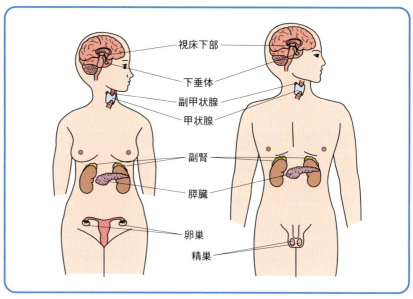

図 I-1-2　代表的な内分泌器官

表 I-1-1　内分泌器官とホルモン

器官		ホルモン（略語）
下垂体	前葉	副腎皮質刺激ホルモン（ACTH） 甲状腺刺激ホルモン（TSH） 成長ホルモン（GH） プロラクチン（PRL） 黄体形成ホルモン（LH） 卵胞刺激ホルモン（FSH）
	後葉	抗利尿ホルモン（ADH） オキシトシン
甲状腺		甲状腺ホルモン（T_4, T_3） カルシトニン
副甲状腺 （上皮小体）		副甲状腺ホルモン（PTH）
副腎	皮質	コルチゾール アルドステロン テストステロン，エストラジオール
	髄質	アドレナリン ノルアドレナリン ドパミン
卵巣		エストラジオール プロゲステロン
精巣		テストステロン

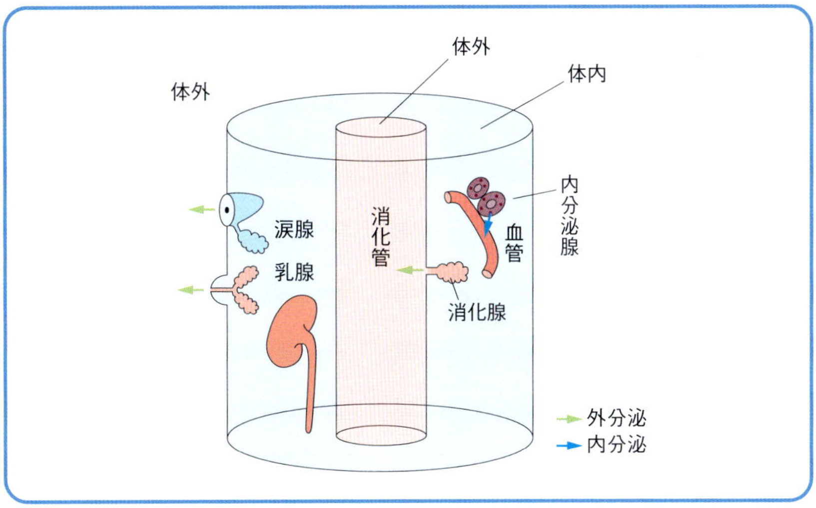

1 内分泌とは，代謝とは 11

図Ⅰ-1-3 内分泌と外分泌の違い
分泌腺には内分泌腺と外分泌腺が区別できる．ここにあげた涙腺，乳腺，消化腺はいずれも外分泌腺で，導管により体外に分泌を起こす（消化管内腔は体外と考えられる）．内分泌腺は導管をもたず血管に富んでいる．

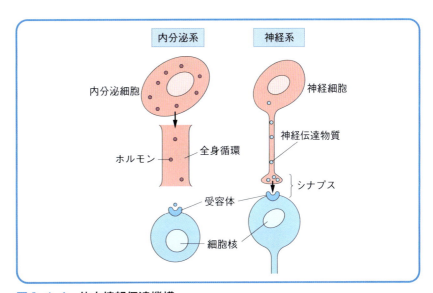

図Ⅰ-1-4 体内情報伝達機構
ホルモンの受容体は，図示した膜受容体のほかに，細胞核内に存在する（核内受容体）場合もある．

際してはLHがまず上昇し，FSHを増加させる．FSHは卵胞を成熟させエストロゲン分泌を誘発する．エストロゲンは視床下部に正のフィードバックをかけてGnRH分泌を促進し，その結果，下垂体前葉からのLHが急増加（LHサージという）し，排卵につながる．

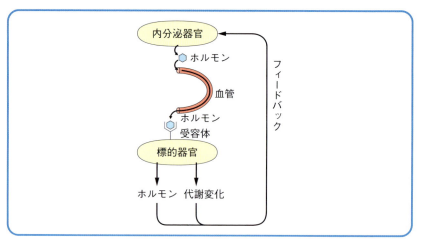

図Ⅰ-1-5　内分泌系と調節機構

　このようにホルモンを分泌する器官や神経が体内で調節ネットワークを構成しており，ホルモンの過不足によって体内の相互調節機能に障害が生じホメオスタシスが崩れるとさまざまな疾患が生じる．

> **コラム　自動車の運転にたとえると…（その5）**
>
> 甲状腺ホルモン系の自動車では，スピードを直接抑えるブレーキがないため，エンジン（標的器官）回転数が上昇（機能亢進・甲状腺ホルモン高値）しスピードが出過ぎると，それをみた運転手（視床下部）がアクセルを緩めて（TSH低下）エンジン回転数を下げようとする（負のフィードバック）．この調節機能が破綻すると自動車は暴走したり失速したりする．

B　代謝

　代謝とは，体内でのエネルギー消費や栄養バランスや物質変成などを意味する．主な臨床的代謝系疾患は生活習慣病（2型糖尿病，高血圧，脂質異常症など）や肥満である．代謝系疾患にもホルモンが関与し，内分泌疾患が代謝に直接影響することも多いため，内分泌と代謝は密に相互関与している．さらに，代謝系疾患には多くの酵素も関与する．

2 内分泌・代謝器官の構造と機能

1 視床下部・下垂体

A 構造（図Ⅰ-2-1）

視床下部（hypothalamus）・（脳）下垂体（pituitary）とも大脳深部に位置し，下垂体はトルコ鞍という脳底頭蓋骨の凹み内にありその直径は約1 cm，重量は約0.6 gである．両者は下垂体柄で連結しており視神経が両者の間で交叉している．トルコ鞍は蝶形骨洞に接していることを利用し，下垂体腫瘍摘出術法の1つとして経蝶形骨洞下垂体腺腫摘出術（ハーディ[Hardy]法）が用いられる（p.125，図Ⅲ-1-2参照）．

下垂体は発生解剖学的および機能的に前葉と後葉に分かれる．下垂体前葉ホルモンの分泌を調節する視床下部ホルモンは，視床下部から下垂体門脈を経て血流で下垂体前葉に届き作用する．一方，後葉へは視床下部の神経軸索内を経路として運ばれ神経末端から血中に分泌される．下垂体前葉ホルモンは前葉細胞で生成されるが，後葉ホルモンが生成されるのは視床下部であり後葉細胞ではない．そのため「下垂体機能異常」は一般には前葉の機能異常を指す．

下垂体へ血流供給する動脈は非常に細いため，下垂体卒中（梗塞）やシーハン（Sheehan）症候群などの虚血性疾患リスクも高い．

下垂体腫瘍や下垂体卒中（出血）は頭蓋内圧亢進や下垂体内および周辺臓器への圧迫を起こしやすい．前者の症状としては頭痛が多い．後者では下垂体機能低下症や隣接している視交叉圧迫による視野欠損（両耳側半盲）が典型的である（図Ⅰ-2-2）．

> **両耳側半盲**
> 視野の耳側（外側）半分が見えないこと．

B 機能と疾患

視床下部は多くのホルモン系において最上流に位置し，いわば総司令官の役割を司っている（p.119，図Ⅲ-1-1参照）．一般に視床下部は脳神経系として分類されるが，種々のホルモンを局所的に分泌して下垂体へ流入することで下垂体ホルモンおよびさらに下流のホルモンを調節する（図Ⅰ-2-3）．さ

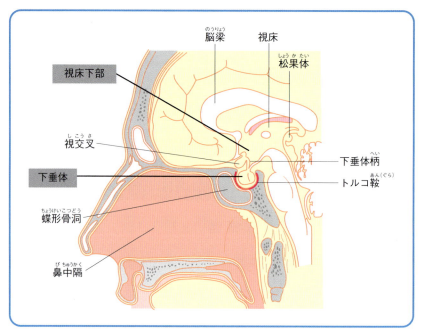

図Ⅰ-2-1　視床下部・下垂体の構造

らに，視床下部・下垂体のホルモン分泌には**フィードバック機構**がある．

　視床下部自体の機能は究明されていない点が多く，また局所的である視床下部ホルモンを血液で測定できないため，臨床的には血中の下垂体ホルモン測定値を重視する．下垂体ホルモン系の測定および解釈において注意すべき点は，ACTH，LH，FSH はパルス状に分泌されること，ACHT，GH には日内変動があり早朝に高値，深夜に低値になること，女性では LH は月経周期内変動があることである．疾患や加齢によってもこれらのホルモン値や分泌パターンも変化してくる．

　下垂体機能異常は視床下部や下垂体やそれらの周辺部位に発生するさまざまな疾患により生じる（**表Ⅰ-2-1**）．その結果，視床下部・下垂体そのものに関連した症状や各ホルモン過剰症または欠損症が生じる（p.119，**表Ⅲ-1-1** 参照）．

腫瘍性疾患

　下垂体の腫瘍の大多数は腺腫である．1cm 以上の腺腫を**マクロアデノーマ**（macroadenoma），1cm 未満の腺腫を**ミクロアデノーマ**（microadenoma）と呼ぶ．下垂体原発のがんはまれであるが，下垂体へのがん転移は少なくない．

　ホルモンを過剰分泌する腺腫を**機能性腺腫**，ホルモン分泌をしない腺腫を**非機能性腺腫**という．機能性腺腫は，過剰分泌するホルモンに応じて ACTH

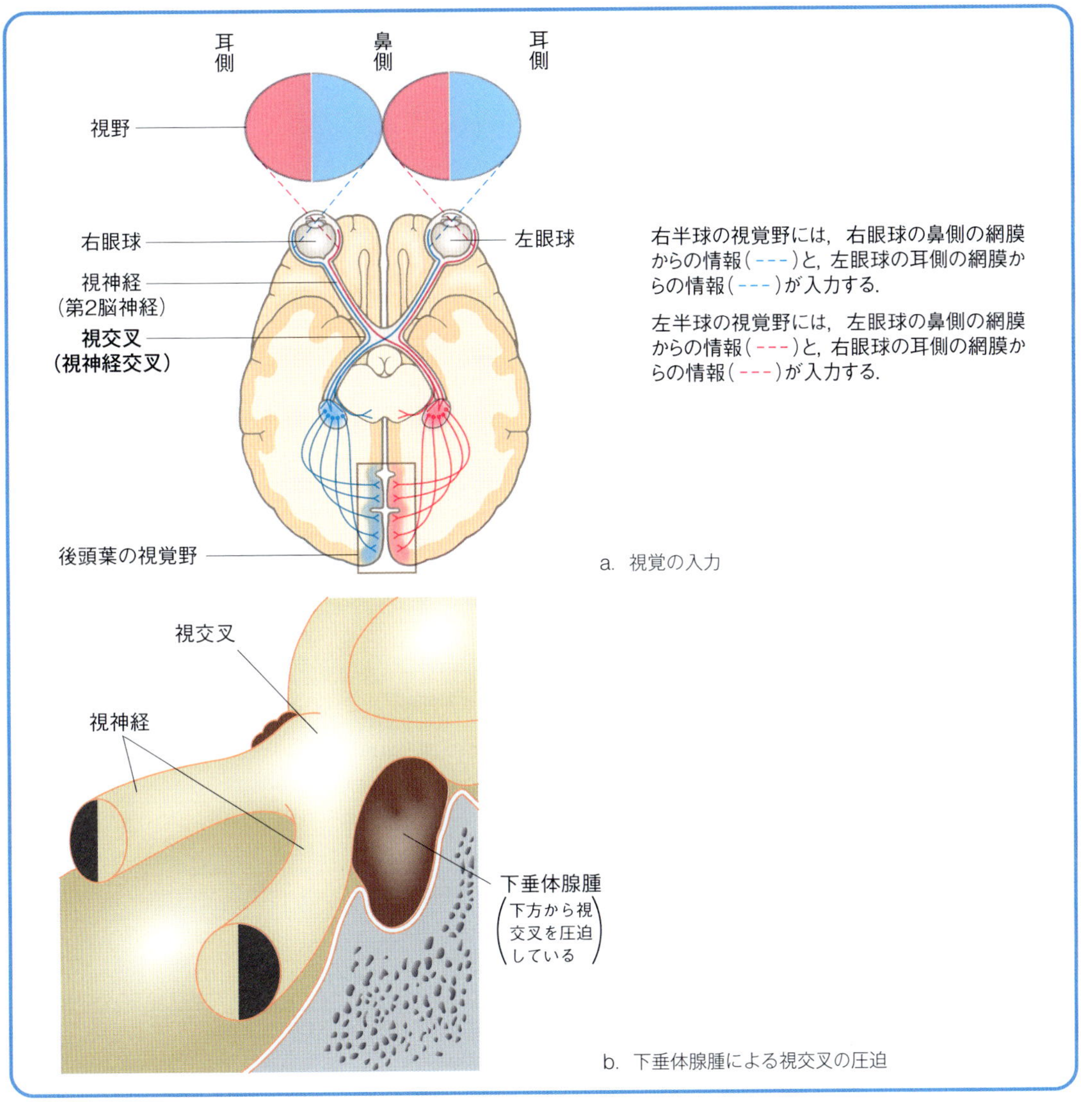

図 I-2-2 正常な視覚の入力（a）と下垂体腺腫による視交叉の圧迫（b）

a に示すように，左右の眼の耳側の視野からの視覚情報は視神経を通って視交叉で交差し，後頭葉の視覚野に到達する（左眼の耳側からの情報は脳の右半球の視覚野に，右眼の耳側からの情報は左半球の視覚野に到達する）．一方，鼻側の視野からの視覚情報は左右ともに視交叉を経ずに同半球の視覚野に到達する．

腫瘍の圧迫などにより視交叉が障害されると（b），耳側の視野からの情報は視覚野に到達しなくなるが，鼻側からの情報は届く．そのため左右とも耳側の視野が障害される両耳側半盲となる．

PRL：prolactin

産生腫瘍（クッシング［Cushing］病），GH 産生腫瘍（先端巨大症），プロラクチン（PRL）産生腫瘍（プロラクチノーマ），TSH 産生腫瘍，ゴナドトロピン（LH，FSH）産生腫瘍と呼び，それぞれのホルモン過剰症状が発生する．中には複数のホルモンを分泌する腺腫もある．非機能性腫瘍は画像診断の普及に伴って偶発的に発見されることが多く，**偶発腫**（インシデンタロー

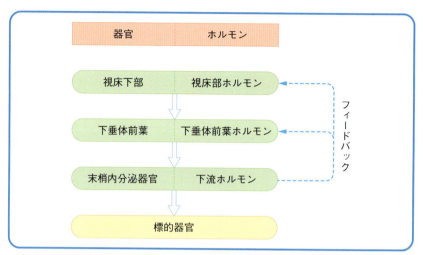

図Ⅰ-2-3 下垂体ホルモン系

表Ⅰ-2-1 下垂体疾患

腫瘍性疾患	下垂体腺腫（機能性・非機能性） 下垂体へのがん転移
血管性疾患	下垂体卒中（梗塞・出血） シーハン症候群
器質性疾患	外傷・手術・放射線療法後 エンプティ・セラ
炎症性・浸潤性・感染性疾患	リンパ球性下垂体炎 IgG4関連下垂体炎 サルコイドーシス 結核
機能性疾患	腫瘍による圧迫 特発性下垂体機能低下症（各種前葉ホルモン分泌低下）・尿崩症 薬剤性ホルモン分泌異常 視床下部性・ストレス性ホルモン分泌低下

マ）とも呼ばれる．

　下垂体腫瘍は下垂体内外に物理的影響をもたらすことがある．下垂体上部への腫瘍進展があれば視交叉を圧迫し視野欠損（両耳側半盲）が発生する（図Ⅰ-2-2）．また，下垂体正常部を圧迫することで下垂体機能低下症につながったり，頭痛などの頭蓋内圧亢進症状が引き起こされたりもする．

血管性疾患

　下垂体出血により激しい頭痛と下垂体機能低下症が引き起こされる．とくにACTH分泌低下による二次性副腎不全はショック・意識障害をきたすた

め緊急事態であり迅速な対処が求められる．**下垂体梗塞**と**シーハン症候群**はいずれも虚血性変化で，各種下垂体機能低下症を引き起こす．

器質性疾患

外傷・手術・放射線療法により下垂体への血流低下や組織障害が生じると下垂体機能低下症や尿崩症が起こる．頭部外傷では下垂体柄が断絶することがある．

エンプティ・セラ（empty sella）は下垂体が萎縮し，トルコ鞍に脳脊髄液が貯留している状態である．先天性や炎症性などの変化に伴うものであるが，必ずしも下垂体機能は低下しておらず，中には機能性腺腫が潜在していることもある（p.132参照）．

炎症性・浸潤性・感染性疾患

発熱・頭痛などの症状はまれだが下垂体機能低下症が効率に合併する．可逆的なこともあるが慢性的なこともある．**リンパ球性下垂体炎**と**IgG4関連下垂体炎**は自己免疫性下垂体炎として近年着目されてきている．

機能性疾患

上記各種の下垂体基礎疾患によって下垂体ホルモンの分泌は低下するが，原因不明の場合や**遺伝子**レベルでの機能低下症もある．また，下垂体上流の視床下部疾患によっても下垂体機能は低下する．また，**薬剤**や**ストレス・精神状態**の影響でも（おそらく視床下部レベルで）下垂体機能低下症が引き起こされることもある．下垂体機能は年齢や妊娠の影響でも変動するため，下垂体機能を評価する際にはそのような状況も勘案する必要がある．

C 視床下部・下垂体ホルモン系

GH-IGF-1（ソマトメジンC）系

IGF-1は主に筋・骨格系の成長促進に関与するホルモン系である．GHは肝臓に作用してIGF-1の分泌を促進するが，GH自体はインスリン拮抗作用やタンパク同化作用ももつ．GHは視床下部から分泌されるGRHの作用で下垂体前葉から分泌が促進され，ソマトスタチンの作用で分泌が抑制される．IGF-1の過剰はソマトスタチンの分泌を刺激するため，GH分泌が抑制される（**負のフィードバック**）（図Ⅰ-2-4）．一般に，GH分泌は低血糖・運動などによって促進され，高血糖によって抑制される．また，日内変動（夜間〜早朝に増加）や年齢の影響もある．

GH-IGF-1系は成長に欠かせないホルモン系で，骨の長軸方向の成長・臓器の増大・脂肪の減少・筋肉量の増加などを促進するが，その過剰状態は小児期発症だと**巨人症**，骨端線閉鎖以後の成人発症では**先端巨大症**（**末端肥大症**）や高血糖・内臓細胞の増殖の原因となる（表Ⅰ-2-2）．逆に欠乏は低身長や低血糖・倦怠感の原因となる（表Ⅰ-2-2，図Ⅰ-2-5）．

メモ

ACTH-コルチゾール系
　p.28 ④副腎を参照
TSH-甲状腺ホルモン系
　p.21 ②甲状腺を参照
ゴナドトロピン-性ホルモン系
　p.33 ⑤性腺を参照

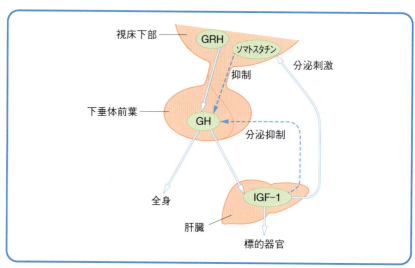

図Ⅰ-2-4　GH-IGF-1系

表Ⅰ-2-2　GH過剰・欠乏による主な症状・所見

GH過剰	GH欠乏
●全身状態：巨人症（小児発症），先端巨大症（成人発症） ●顔貌：前額部膨隆，巨大舌，鼻肥大，下顎突出 ●循環器症状：高血圧，心肥大 ●消化器症状：大腸がん ●骨・筋症状：手掌肥厚，踵肥大 ●血液検査：高血糖	●全身状態：低身長，小人症，倦怠感 ●血液検査：低血糖

PRL系，オキシトシン系

　下垂体前葉から生成・分泌されるPRL（プロラクチン）は乳腺の発育・乳汁の生成にかかわり，視床下部で生成され下垂体後葉から分泌されるオキシトシンは乳汁の分泌を促進する（**図Ⅰ-2-6**）．PRLの分泌は視床下部からの甲状腺刺激ホルモン放出ホルモン（TRH）や卵巣からのエストロゲンで刺激され，ドパミンによって抑制される．乳頭吸引刺激や乳汁分泌は視床下部においてドパミン分泌を抑制し（負のフィードバック），最終的にPRL分泌促進につながる（二重の負のフィードバック＝正のフィードバック）．また，下垂体腫瘍による圧迫によって視床下部からのドパミン到達量が減っても同様にPRL分泌は増加する．オキシトシンは精神・神経系の刺激・ストレスでも分泌が調節されると考えられている．

　PRLは妊娠中から産褥期にかけて**エストロゲン**の影響で高値となる．

TRH：thyrotropin releasing hormon

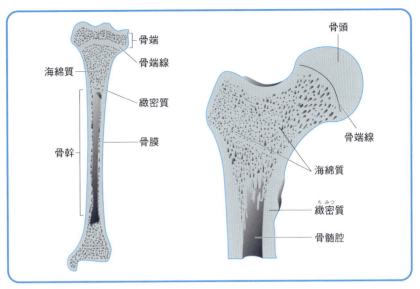

図 I-2-5　骨の構造

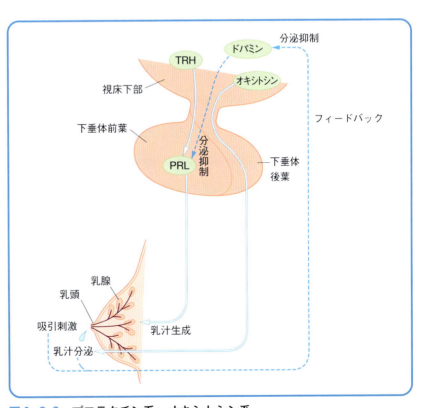

図 I-2-6　プロラクチン系・オキシトシン系

表Ⅰ-2-3 PRL過剰・欠乏による主な症状・所見

PRL過剰	PRL欠乏
●全身状態：無月経・男性機能低下 ●乳房症状：乳汁分泌・女性化乳房 ●血液検査：性ホルモン低下	●乳房症状：乳汁分泌低下・乳腺発育不全

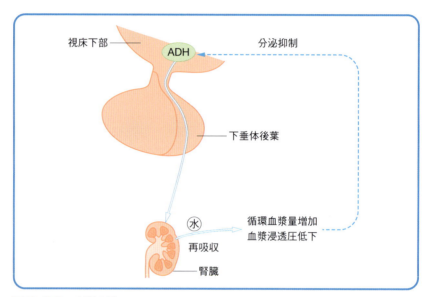

図Ⅰ-2-7 ADH系

PRLには性ホルモン分泌低下作用があるため，授乳中（上記機序によりPRL分泌過剰状態）は月経は再開しにくい．ミルクよりも母乳授乳の場合のほうが月経再開が一般に遅いのはこのためである．

下垂体疾患（プロラクチノーマや下垂体柄疾患）・薬剤・肝疾患・腎機能低下などでもPRLは高値となる．TRH分泌は原発性（甲状腺そのものに起因する）甲状腺機能低下症でも促進されるため，甲状腺機能低下症では高PRL血症をきたし，PRL過剰に関連した症状・所見も発症することがある（表Ⅰ-2-3）．

妊娠中はPRL産生量を増加するために下垂体細胞は腫大し，下垂体は虚血傾向である．分娩時に大量出血を合併すると下垂体は虚血・壊死を起こし機能が低下する．これがシーハン症候群である（表Ⅰ-2-3）．非妊娠時の下垂体は虚血状態ではないため大量出血で下垂体機能が低下することはない．

ADH：antidiuretic hormone

ADH系

抗利尿ホルモン（ADH）（バソプレシン）は，視床下部で生成され，下垂体後葉から貯蔵分泌されるホルモンである．腎臓に作用して水再吸収を促進

表Ⅰ-2-4 ADH過剰・欠乏による主な症状・所見

ADH過剰	ADH欠乏
●全身状態：乏尿（バソプレシン過剰投与） ●血液検査：血漿浸透圧低下・低ナトリウム血症	●全身状態：多尿 ●血液検査：血漿浸透圧上昇・高ナトリウム血症・ヘマトクリット高値

する．体内の水分量の調整にかかわり，尿量低下・尿濃縮・循環血漿量増加・血漿浸透圧低下をもたらす（図Ⅰ-2-7）．循環血漿量は頸動脈洞・大動脈弓などに分布する圧受容体によって感知され，迷走神経などを経由して視床下部に刺激が伝導される．血漿浸透圧は視床下部の圧受容体で感知される．循環血漿量増加と血漿浸透圧低下はADHの分泌を抑制し（負のフィードバック），前者の低下と後者の上昇はADHの分泌を促進する．ADHの分泌は嘔吐・呼吸疾患・頭蓋内疾患などでも影響される．

循環血漿量が適度（浮腫なし）であるにもかかわらずADH分泌過剰が続いて血漿浸透圧低下・低ナトリウム血症・高ナトリウム尿症となるのが抗利尿ホルモン不適合分泌症候群（**SIADH**）である（**表Ⅰ-2-4**）．この場合は，基礎疾患と呼吸器疾患・頭蓋内病変などの精査とその治療が必要である．

逆に，ADHの作用が減弱すると腎での水再吸収が低下し，循環血漿量低下・血漿浸透圧上昇・尿希釈にもかかわらず尿量増加が持続する**尿崩症**となる（**表Ⅰ-2-4**）．ADHの作用が減弱する機序としては，視床下部からの分泌が低下する**中枢性尿崩症**と腎でのADH作用が低下する**腎性尿崩症**の2通りがある．

SIADH：syndrome of inappropriate secretion of antidiuretic hormone

2 甲状腺

A 構造（図Ⅰ-2-8）

甲状腺（thyroid）は，右葉・左葉（それぞれ約4×2×2 cm，約10 g）と両者をつなぐ峡部からなり，輪状軟骨・甲状軟骨の下方の前頸部に位置する．腫大していなくても視診・触診で確認できることもあるが，男性の場合は甲状軟骨が発達しているため確認困難である．甲状腺内には濾胞上皮細胞と濾胞腔からなる多数の**濾胞**が存在し，濾胞腔内は**サイログロブリン**というタンパクを主体としたコロイドで満たされている．

甲状腺が腫大すると前方突出だけでなく後方にも圧排症状を起こすことがある．甲状腺周辺には神経が密に走行しているため，摘出術後には**反回神経麻痺**などの後遺症が起きやすい．また，**副甲状腺**が甲状腺の裏面に密着し

甲状軟骨
いわゆる「のどぼとけ」

甲状腺腫大の後方への圧排症状
気道圧迫による呼吸困難など

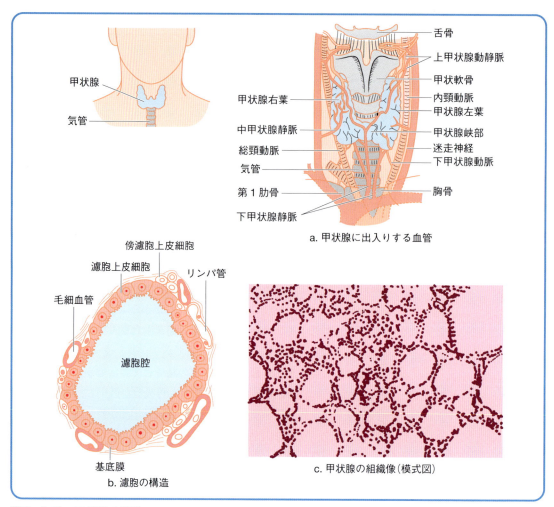

図 I-2-8　甲状腺の構造

ているため，甲状腺摘出時に副甲状腺も摘出されてしまうこともある．

B 機能と疾患

TSH-甲状腺ホルモン系

　甲状腺疾患はホルモン異常をきたす疾患ときたさない疾患に分類できる（表 I-2-5）．一般に，甲状腺がんはホルモンを産生しない．
　甲状腺ホルモン（T_4, T_3）は身体のエネルギー消費，酸素消費，心肺機能，糖代謝，タンパク代謝，コレステロールなどの脂質代謝など，代謝全般を調節するホルモンであり，甲状腺濾胞細胞内に貯留されているサイログロブリンからペルオキシダーゼという酵素の働きで生成される．また，成長や

表Ⅰ-2-5 甲状腺疾患の分類

ホルモン異常をきたす疾患	ホルモン異常をきたさない疾患
●甲状腺中毒症 　甲状腺機能亢進症（原発性・二次性） 　甲状腺炎 ●甲状腺機能低下症 ●非甲状腺疾患	●非機能性結節 ●がん

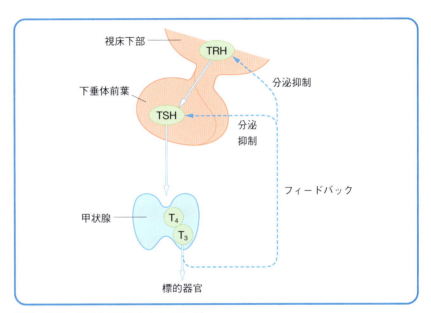

図Ⅰ-2-9 TSH-甲状腺ホルモン系

発育にも不可欠である．視床下部から分泌されるTRHによって下垂体前葉からTSHが分泌され，その刺激によって甲状腺から主にT_4が分泌される．T_4は末梢組織においてT_3に変換され作用を発揮する．TRH・TSHの分泌は身体的ストレスや妊娠状態によって左右され，T_4・T_3の過剰によってその分泌が抑制される（**負のフィードバック**）（**図Ⅰ-2-9**）．一般に，甲状腺ホルモンはT_4，T_3のことを指し，T_4もT_3も多くは甲状腺ホルモン結合タンパクと呼ばれる物質に結合して血液中を流れ，実際にホルモン活性を発揮する主なものは，結合タンパクから離れている遊離T_4（**FT_4**），遊離T_3（**FT_3**）である．通常はホルモン活性を反映するFT_4，FT_3を測定する．

甲状腺ホルモン過剰状態を**甲状腺中毒症**という．その病態には**甲状腺機能亢進症**（甲状腺ホルモンの生産と分泌の亢進）と**甲状腺炎**（甲状腺ホルモンの生産は低下しているが甲状腺組織の破壊により貯留ホルモンの分泌が亢進している）がある．甲状腺機能亢進症の代表的疾患は**バセドウ病**であり，甲

表Ⅰ-2-6　甲状腺ホルモン過剰による主な症状・所見

- 全身状態：全身倦怠感，易疲労感，体重低下，食欲増進，体温上昇
- 顔貌：眼球突出，眼球結膜充血
- 精神症状：不穏，いらつき
- 循環器症状：頻脈，動悸，心房細動，心不全
- 消化器症状：下痢
- 皮膚症状：多汗，脱毛
- 骨・筋症状：骨粗鬆症，振戦，四肢麻痺
- 月経：稀発月経，無月経
- 血液検査：高血糖，LDL-コレステロール低下，ALP 高値，CPK 低値

TRAb：TSH receptor antibody

状腺機能亢進症＝バセドウ病として扱われることが日常的に多い．バセドウ病は抗 TSH 受容体抗体（TRAb）による刺激で自律的に甲状腺機能が亢進している疾患であり，TSH 分泌は T_4・T_3 による負のフィードバックで低下しているが甲状腺ホルモン T_4・T_3 は過剰分泌が持続する（TRAb にはフィードバック機構がない）．甲状腺炎による甲状腺中毒症には**亜急性甲状腺炎**や**無痛性甲状腺炎**がある．TSH，甲状腺ホルモンはバセドウ病と同じパターンである．一方，**TSH 産生下垂体腫瘍**による二次性甲状腺機能亢進症では TSH は高値である．甲状腺ホルモン過剰状態では代謝やエネルギー産生が亢進するため，体温上昇，発汗，体重減少，動悸，月経異常などが生じる（**表Ⅰ-2-6**）．

もう少しくわしく　潜在性甲状腺機能亢進症，潜在性甲状腺機能低下症

甲状腺ホルモンは正常でありながら TSH のみが低値である状態を潜在性甲状腺機能亢進症，TSH のみが高値である状態を潜在性甲状腺機能低下症という．いずれも甲状腺機能亢進症・低下症の初期変化であることが多い．自動車の比喩でいえば前者はエンジンの機能がやや低下しているために運転手がアクセルを過度に踏み込んで適正スピードを出している状態で，後者はエンジンが暴走しがちなのでアクセルの踏み込みを少し緩めて適正スピードを維持している状態である．「潜在性」と名付けられているが，有症状・有所見のこともあり治療によって改善を認めることもある．

甲状腺ホルモン欠乏（**甲状腺機能低下症**）をきたす代表的疾患に**橋本病**（**慢性甲状腺炎**）がある．橋本病では甲状腺ホルモン産生機能が低下しているため，TSH は**代償的**に高値となる．一方，**下垂体機能低下症**による二次性甲状腺機能低下症では TSH，甲状腺ホルモンとも低値となる．甲状腺ホルモン欠乏状態では代謝が低下するため，低体温，耐寒能低下，浮腫，月経異常などが生じる（**表Ⅰ-2-7**）．

表 I-2-7　甲状腺ホルモン欠乏による主な症状・所見

- 全身状態：全身倦怠感，体重増加，食思不振，動作緩慢，嗄声，意識障害
- 顔貌：浮腫
- 精神症状：うつ，認知症，無気力，不眠
- 循環器症状：徐脈，高血圧
- 消化器症状：便秘
- 皮膚症状：浮腫，脱毛，乾燥
- 骨・筋症状：脱力感，筋力低下
- 月経：月経過多，無月経
- 血液検査：貧血，LDL-コレステロール高値，ナトリウム低値，CK高値

　ショック状態や飢餓状態や精神的ストレス下では，カテコラミン分泌亢進などの影響を受けてTSHの分泌は低下し甲状腺ホルモン（とくにT_3）も低値となることがある．

　妊娠中は，初期には胎盤から母胎へ流入するヒト絨毛性ゴナドトロピン（hCG）が構造上類似しているTSHの作用を発現するために，下垂体からのTSH分泌はそれに応じて低下する．甲状腺ホルモンは正常範囲のことが多いが，まれに甲状腺機能亢進症となることもある．

hCG：human chorionic gonadotropin

カルシトニン系

　甲状腺濾胞細胞の近傍には**傍濾胞細胞（C細胞）**があり，カルシトニンを分泌する．カルシトニンは骨に作用してカルシウム溶出を抑えるがヒトではその臨床的作用は小さい．

3　副甲状腺

A　構造（図I-2-10）

　副甲状腺（上皮小体，parathyroid）は4つあり（各約30 mg），いずれも甲状腺裏面の左右上下部位に密接する．まれに縦隔内など異所性のこともある．甲状腺とは発生学的に異なり，上皮小体と呼ばれることもある（保険上の病名として現存する）．4腺過形成の手術療法として全腺摘出後に1腺の半分を前腕皮下に埋め込むこともある．

B　機能と疾患

PTH系（図I-2-11）

　PTHは，ビタミンDなどと協同してカルシウムの代謝を調節するホルモンである．PTHは骨や腎臓に作用して血清カルシウム濃度を上昇させ，血清

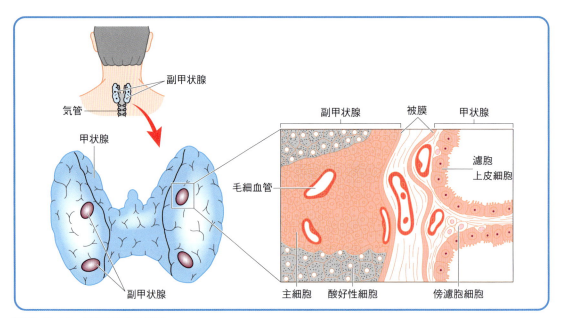

図 I-2-10　副甲状腺の構造

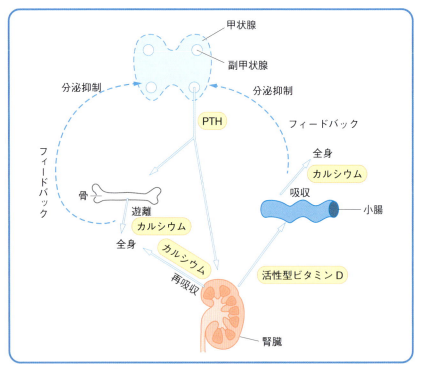

図 I-2-11　PTH系

リン濃度を低下させる．また，腸からのカルシウムの吸収を促す活性型ビタミンDの量を増やす作用がある．

副甲状腺はホルモン調節系も甲状腺と異なり，下垂体からのホルモン調節を受けずに血中カルシウム濃度に応じて単独で機能する．血液検査では，カルシウムやリンの濃度と同時に測定して評価する．腎機能低下ではPTHの腎での作用が低下するためカルシウム濃度が低下しやすくなり，代償的（**正のフィードバック**）にPTHが上昇する（二次性副甲状腺機能亢進症）．また，ビタミンDが不足してもカルシウム濃度が低下しやすくなり，PTHが上昇する（**正のフィードバック**）．一方，血中カルシウム濃度が高くなるとPTHの分泌は抑制される（**負のフィードバック**）．

PTHの作用が自律的に過剰（**原発性副甲状腺機能亢進症**）となると標的器官（骨・腎・小腸）から血中へのカルシウム流入が増え，高カルシウム血症とその関連疾患が引き起こされる（**表Ⅰ-2-8**，**表Ⅰ-2-9**）．

PTHの作用低下機序としてPTH分泌量が低下する病態（副甲状腺機能低下症や副甲状腺摘出後）と標的器官でのPTHの効きが低下する病態（**二次性副甲状腺機能亢進症**や**偽性副甲状腺機能低下症**）があり，いずれも低カルシウム血症をきたす（**表Ⅰ-2-9**）．前者ではPTH低値とカルシウム低値を認めるが，後者ではカルシウム低値に対する反応として代償的にPTHは高値となる．「偽性」というのは，PTHの作用が低下しているが副甲状腺機能自体は低下していないという意味である（**表Ⅰ-2-8**）．

表Ⅰ-2-8 副甲状腺疾患の分類

PTH高値をきたす疾患	PTH低値をきたす疾患
●原発性副甲状腺機能亢進症（過形成・腺腫・がん） ●二次性副甲状腺機能亢進症 ●偽性副甲状腺機能低下症	●副甲状腺機能低下症 ●副甲状腺摘出後

表Ⅰ-2-9 PTH作用過剰・低下による主な症状・所見

PTH作用過剰	PTH作用低下
●全身状態：体重減少 ●循環器症状：脱水・頻脈 ●骨：骨粗鬆症 ●腎：腎結石，腎機能低下 ●血液検査：高カルシウム血症，低リン血症	●循環器：不整脈 ●神経：テタニー ●血液検査：低カルシウム血症，高リン血症

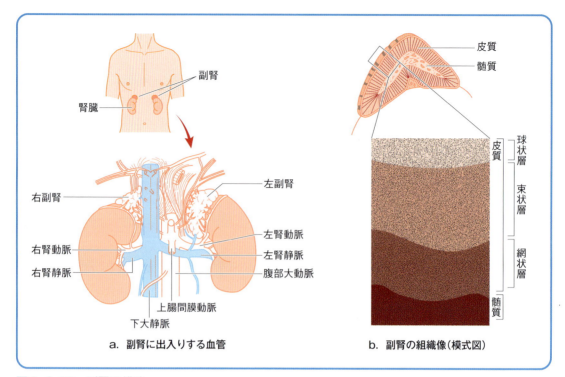

図Ⅰ-2-12　副腎の構造

PTH-rP：parathyroid hormone-related protein

　PTHと構造的・機能的に類似した物質として**PTH-rP**（副甲状腺ホルモン関連タンパク）がある．これは一部の悪性腫瘍から分泌される物質で，構造上PTHに似ているためPTHとほぼ同様の作用をもつ．ただし，フィードバック機構はなく，高カルシウム血症が持続・進行する．

4　副腎

A　構造（図Ⅰ-2-12）

　副腎（adrenal gland）は腎臓の上方に隣接する（約4g）．**皮質**と**髄質**から構成されるが，発生学的・組織的・機能的に皮質と髄質はまったく異なる．副腎皮質は中胚葉由来であり，副腎髄質は中枢神経系と同様に外胚葉由来である．副腎皮質は3層構造からなり，外層から球状層（**鉱質コルチコイド**を生成），束状層（**糖質コルチコイド**を生成），網状層（**性ホルモン**を生成）という．副腎髄質は神経細胞同様に**カテコラミン**を生成する．

表Ⅰ-2-10　副腎疾患の分類

ホルモン異常をきたす疾患	ホルモン異常をきたさない疾患
●ホルモン産生過剰 　クッシング症候群（副腎結節・クッシング病・異所性ACTH産生腫瘍） 　原発性アルドステロン症 　褐色細胞腫 　先天性副腎過形成 ●ホルモン産生欠乏 　副腎不全（原発性・二次性） 　副腎出血 　先天性副腎過形成	●非機能性副腎腫瘍 ●副腎結核

B 機能と疾患

副腎疾患はホルモン異常をきたす疾患ときたさない疾患に分類できる．さらに，それぞれ良性・悪性（がん）に分類される（表Ⅰ-2-10）．

副腎皮質ホルモン

1）ACTH-コルチゾール系（図Ⅰ-2-13）

血圧・体液量・血糖・酸塩基などのバイタル要素を調節するホルモン系である．抗炎症作用もある．最下流ホルモンである**コルチゾール（糖質コルチコイド）**は副腎皮質から分泌され，下垂体前葉から分泌されるACTHにより調節される．ACTHは視床下部から分泌される副腎皮質刺激ホルモン放出ホルモン（CRH）の影響で分泌が刺激される．CRH分泌は心身的ストレス・疼痛などによって亢進し血中コルチゾール濃度も上昇する一方，血中コルチゾール過剰によって分泌が抑制される（**負のフィードバック**）．副腎皮質ステロイド薬投与によってこの一連のホルモン系は抑制される．平常状態ではACTH-コルチゾール系には，早朝にホルモン分泌が増加し夜間になると減少するという日内変動がある．

コルチゾール過剰の主な疾患は**クッシング（Cushing）症候群**である．クッシング症候群には**下垂体腺腫（クッシング病）・副腎腺腫・異所性ACTH産生腫瘍・薬剤性**などがある．コルチゾールには脂肪合成・血糖上昇・骨格筋萎縮・インスリン拮抗・抗炎症・結合組織産生抑制・骨量低下などの作用があるため，コルチゾール過剰状態では各標的器官の作用・障害が亢進する（表Ⅰ-2-11）．クッシング病では下垂体からACTHが自律的に過剰分泌されるが，副腎腺腫（コルチゾールの自律的過剰分泌）や異所性ACTH産生腫瘍や副腎皮質ステロイド薬による場合は下垂体前葉からのACTH分泌は**負のフィードバック**で抑制される．長期間ACTHが抑制された場合，下垂体からのACTH分泌機能回復には時間がかかる．そのため，副腎腺腫・異

CRH：corticotropin releasing hormone

副腎性サブクリニカルクッシング症候群

副腎偶発腫からコルチゾールが自律的に分泌されている病態で，文字通り臨床的にはクッシング症候群に特有の身体所見を認めない．将来的に顕性化するリスクが高いため，早期摘出が推奨される．

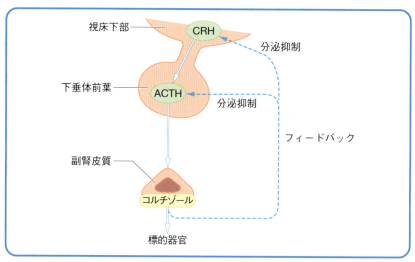

図Ⅰ-2-13　ACTH-コルチゾール系

表Ⅰ-2-11　コルチゾール過剰・低下による主な症状・所見

コルチゾール過剰	コルチゾール低下
●全身状態：体重増加，中心性肥満，水牛様脂肪沈着，易感染，精神症状 ●顔貌：赤ら顔，痤瘡，満月様顔貌 ●循環器症状：高血圧 ●皮膚症状：腹壁皮膚線条（幅広・ピンク～紫），易出血，多毛，創部治癒遅延 ●骨・筋症状：近位筋力低下，骨粗鬆症 ●月経：無月経，男性化徴候 ●血液検査：高血糖，低カリウム血症，高ナトリウム血症	●全身状態：全身倦怠感，体重低下，食思不振，精神症状，意識障害 ●顔貌：浮腫 ●循環器症状：低血圧，ショック ●消化器症状：腹痛 ●皮膚症状：浮腫，色素沈着（原発性副腎不全の場合），体毛脱落 ●骨・筋症状：脱力感，筋力低下，関節痛 ●月経：周期短縮 ●血液検査：低血糖，低ナトリウム血症，高カリウム血症（原発性副腎不全の場合）

　異所性 ACTH 産生腫瘍を摘出した直後や長期に使用していた副腎皮質ステロイド薬を急激に中止した直後は副腎不全をきたしやすい．このような場合は術後に副腎皮質ステロイド薬を補充・漸減したり副腎皮質ステロイド薬を長期にわたって漸減・中止したりすることが重要である．ただし，副腎が萎縮した場合は副腎皮質ステロイド薬補充を生涯継続することが必要となる．

　コルチゾール分泌低下の主な疾患は**副腎不全**であり，副腎そのものの機能低下を**原発性副腎不全**，下垂体機能低下（ACTH 分泌低下）によるものを**二次性（続発性・中枢性）副腎不全**という．原発性では**正のフィードバック**で ACTH 分泌は亢進している．コルチゾール低下状態では低血圧（ショック）・低血糖・電解質異常・意識障害などが生じる（**表Ⅰ-2-11**）．

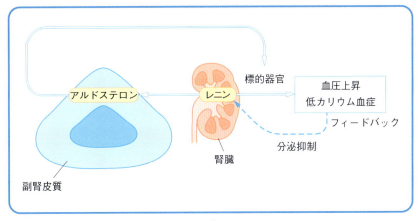

図 I-2-14　レニン-アルドステロン系

2）レニン-アルドステロン系（図 I-2-14）

　血圧・体液量・酸塩基などのバイタル要素を調節するホルモン系である．最下流ホルモンである**アルドステロン（鉱質コルチコイド）**は副腎皮質から分泌され，下垂体前葉から分泌される ACTH によっても調節されるが主に**レニン**によって調節される．レニンは血圧・循環血漿量・血中カリウム値などの影響を受ける腎から分泌される．レニンは肝臓から分泌されるアンジオテンシノゲンをアンジオテンシン I に変換し，アンジオテンシン I は続いて肺にてアンジオテンシン変換酵素によってアンジオテンシン II になる．アンジオテンシン II は副腎皮質に作用してアルドステロン生成促進に働く．

　血圧低下・循環血漿量低下・血中カリウム値低下などによってレニン分泌が増加すると，アンジオテンシンの分泌が増加して血管に作用して血圧を上昇させるとともに，アルドステロンの分泌が促進される．アルドステロンは腎臓に働き，塩分・水分貯留が促進され，結果として体液量の増加や血圧の上昇をもたらす．このホルモン系による血圧調節の特徴は迅速かつ持続的であることで，たとえば起立や姿勢変化に伴う血圧の変動にも迅速に血圧が維持できる．

　原発性アルドステロン症では自律的にアルドステロンが過剰分泌され血圧上昇・低カリウム血症を生じているため（**表 I-2-12**），レニンの分泌は抑制されている（**負のフィードバック**）．コルチゾールなどの糖質コルチコイドの過剰状態（クッシング症候群や副腎皮質ステロイド薬治療など）では糖質コルチコイドによる負のフィードバック機構によってレニンの分泌が抑制されアルドステロンの分泌も抑制される．

　原発性副腎不全ではアルドステロン生成が低下しているため原発性アルドステロン症とは逆の血圧低下・高カリウム血症を呈する（**表 I-2-12**）．一

表Ⅰ-2-12　アルドステロン過剰・欠乏による主な症状・所見

アルドステロン過剰	アルドステロン欠乏
●循環器症状：高血圧 ●血液検査：低カリウム血症	●循環器症状：低血圧，ショック ●血液検査：高カリウム血症

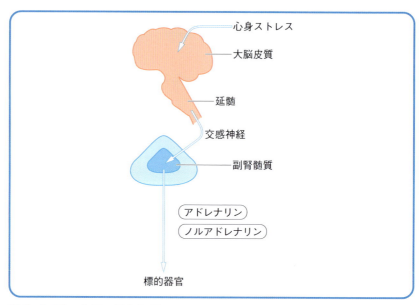

図Ⅰ-2-15　カテコラミン系

方，**二次性副腎不全**ではACTH-コルチゾール系は失活しているがレニン-アルドステロン系は下垂体とは独立しているため活性が維持され，高カリウム血症は呈しない．

副腎髄質ホルモン

1) **カテコラミン系**（図Ⅰ-2-15）

　カテコラミンは主に**副腎髄質**から分泌され，血圧，糖代謝，発汗などに作用するホルモンの総称で，**アドレナリン，ノルアドレナリン，ドパミン**の3種類がある．カテコラミンの代謝物にメタネフリン，ノルメタネフリン，バニリルマンデル酸がある．ストレスに対抗するホルモンで，姿勢・運動・その他の身体ストレスに応じて**交感神経**によって分泌が調節される（図Ⅰ-2-16）．この点において，カテコラミン系は内分泌系と神経系伝達機構の両方の性質を備えている（p.11，図Ⅰ-1-4参照）．

　また，ACTH-コルチゾール系を活性化させる視床下部ホルモンのCRHも交感神経を介してカテコラミン分泌促進に関与する．

メモ
米国ではアドレナリンを「エピネフリン」，ノルアドレナリンを「ノルエピネフリン」と呼ぶ．

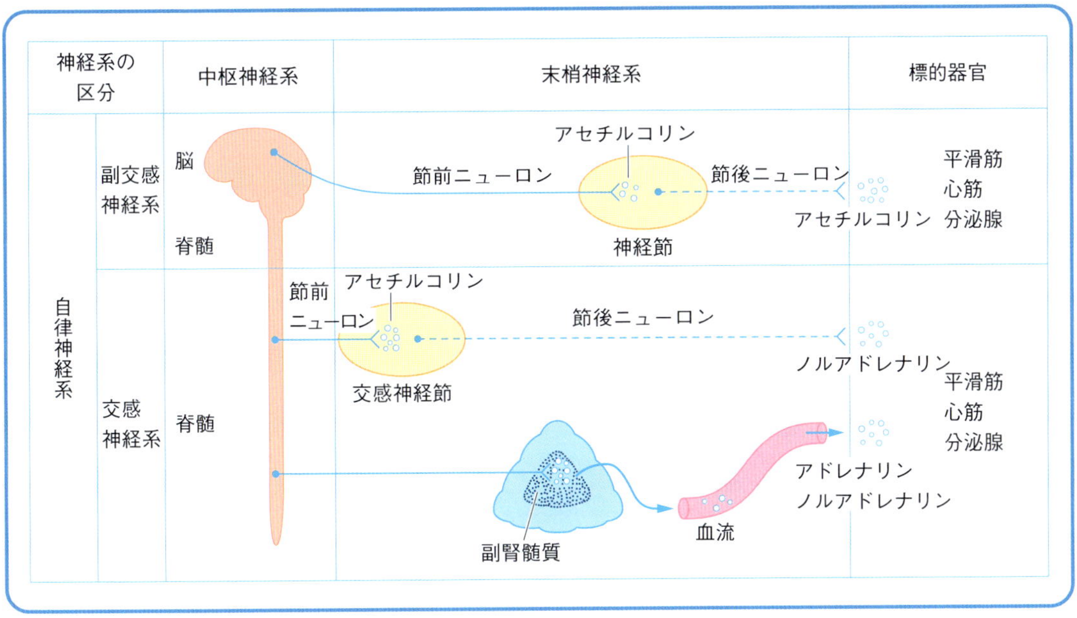

図Ⅰ-2-16　カテコラミン系の分泌調節

表Ⅰ-2-13　カテコラミン過剰による主な症状・所見

- 全身状態：頭痛，体温上昇，代謝亢進
- 循環器症状：高血圧
- 皮膚症状：多汗
- 血液検査：高血糖

褐色細胞腫ではカテコラミンが自律的に過剰分泌され，交感神経が過剰刺激された病態となる（**表Ⅰ-2-13**）．褐色細胞腫は副腎外の部位に発生することもある．一方，両側副腎全摘などで副腎髄質の機能が低下・欠損しても他の自律神経系器官（**図Ⅰ-2-16**）でカテコラミンは産生されるため疾患は発生しない．

5　性腺

A　構造

性腺（gonad）とは**卵巣**と**精巣**のことである．両者は発生学的・内分泌的に同類であり，下垂体から分泌されるゴナドトロピン（性ホルモン分泌刺激

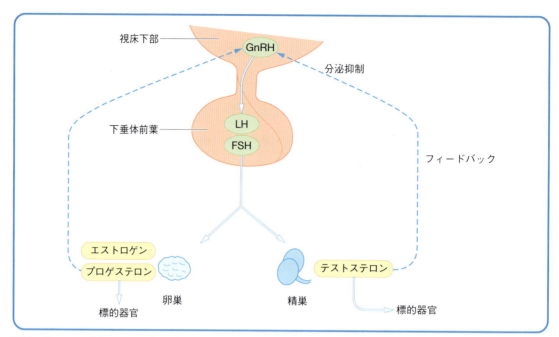

図Ⅰ-2-17　ゴナドトロピン-性ホルモン系

ホルモンであるLH，FSH）の標的器官である．卵巣は触診不可能だが，精巣のサイズは触診で睾丸サイズモデルを使用して評価する（日本人成人の基準値は15～20 mL）．

B　機能と疾患

ゴナドトロピン-性ホルモン系（図Ⅰ-2-17）

　一般に，女性ホルモンは**エストロゲン（エストラジオール）**と**プロゲステロン**を，男性ホルモンは**テストステロン**を指す．いずれもコレステロールから多種の酵素による変化を経て性腺にて生成される．性ホルモンは副腎からも一部分泌される．女性においてエストロゲンは主に卵巣から分泌され，女性生殖器の発育・卵巣の発育・子宮内膜の増殖に関与する（**図Ⅰ-2-18**）．エストロゲンはテストステロンから**アロマターゼ**という酵素によって生成される．実際，エストロゲン感受性の乳がんの治療ではアロマターゼ阻害薬を使用してエストロゲンを低下させる．プロゲステロンは排卵後に卵巣の黄体から分泌され，子宮内膜を受精卵が着床しやすい状態に整え，さらに妊娠後に妊娠を正常に維持したり乳腺を発達させたりする役割がある．妊娠中は黄体は妊娠黄体として維持されるが，妊娠しなかった場合は萎縮してプロゲステロンの分泌が低下する．この低下に伴って，増殖した子宮内膜は虚血・壊

2 内分泌・代謝器官の構造と機能

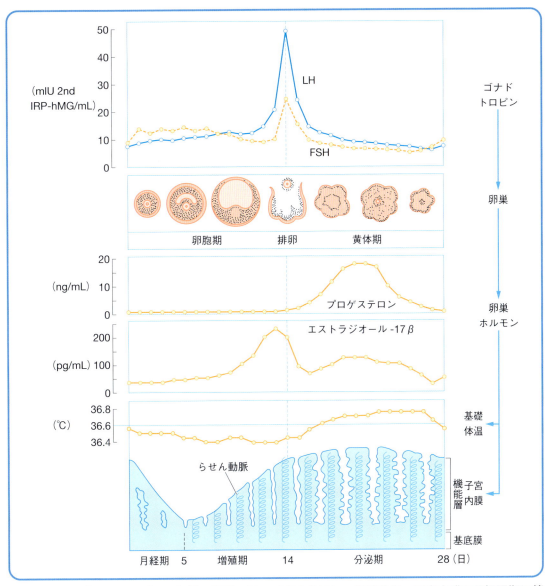

図Ⅰ-2-18 ゴナドトロピン，卵巣，卵巣ステロイドホルモン，基礎体温，子宮内膜の月経周期に伴う変化

> **メモ**
> 女性では副腎由来が主体である．

死・脱落し，月経が生じる．男性においてテストステロンはほとんど精巣から分泌され，男性器発達や機能の維持を担うほか，男女において筋肉や骨格の成長や骨端線の閉鎖や陰毛・腋毛の増殖に関与する．なお，男性の血中にもエストロゲン・プロゲステロンとも存在する．

エストロゲン・テストステロンとも性徴・性機能だけでなく活力や筋代謝（タンパク同化作用）や骨密度の増加などにもかかわる．近年ではホルモン感

表Ⅰ-2-14　性ホルモン過剰・低下による主な症状・所見

性ホルモン過剰	性ホルモン低下
●全身状態：性欲亢進，男性化徴候，無月経 ●皮膚症状：多毛 ●筋症状：筋肉量増加 ●血液検査：多血症，脂質異常症	●全身状態：全身倦怠感，活力低下，無月経，更年期障害，高身長（思春期前発症），女性化乳房 ●皮膚症状：体毛脱落 ●骨・筋症状：骨粗鬆症，筋力低下 ●血液検査：貧血

受性のあるがんに対する治療にも広く応用されている．性ホルモンは骨に対しては骨端線閉鎖（p.19，図Ⅰ-2-5参照）と骨量増加の作用をもつ．そのため，性ホルモンが急増する思春期には骨の伸長が止まるため身長の伸びも止まる．逆に性腺機能低下者は骨端線閉鎖が遅れるため高身長になる傾向にある．高齢者では生理的に性ホルモンが低下するため骨量低下・骨粗鬆症のリスクが増加する．

卵巣においてはLHとFSHの協調によって**排卵**が促される（図Ⅰ-2-18）．精巣においてはLHはテストステロン産生，FSHは**精子形成**の作用をする．このホルモン系は年齢や心身的ストレスの影響で調節される．月経周期や妊娠状態によってエストロゲンやプロゲステロンは変動する．閉経後には卵巣機能低下によってFSHが高値となる．男性のテストステロンは日内変動があり，早朝に高値となる．

性ホルモン過剰状態では**思春期早発症**，脂質異常症，多毛が起こる（表Ⅰ-2-14）．女性では月経異常や男性化徴候が出現することもある．先天性副腎過形成・卵巣腫瘍・精巣腫瘍・副腎がん・薬剤が代表的な原因である．

性ホルモン低下状態では**思春期遅発症**，**性腺機能低下症**が生じる（表Ⅰ-2-14）．先天的な場合は外性器異常もきたす．また，男性では女性化乳房も合併する．そのほか，活力低下や骨粗鬆症，筋肉量低下にもつながる．病因としては先天性疾患のほか，高PRL血症や副腎皮質ステロイド薬（とくに糖質コルチコイド）投与が多い．

テストステロン不応症では，染色体は男性型（性染色体：XY）でありながら標的器官のテストステロン受容体が欠損しているためにテストステロンの作用が発現せず，外見上は女性型となる．この病態では代償的にテストステロンは高値である．

> **メモ**
> 去勢したイヌやネコが巨体化するのもこのためである．

2 | 内分泌・代謝器官の構造と機能　37

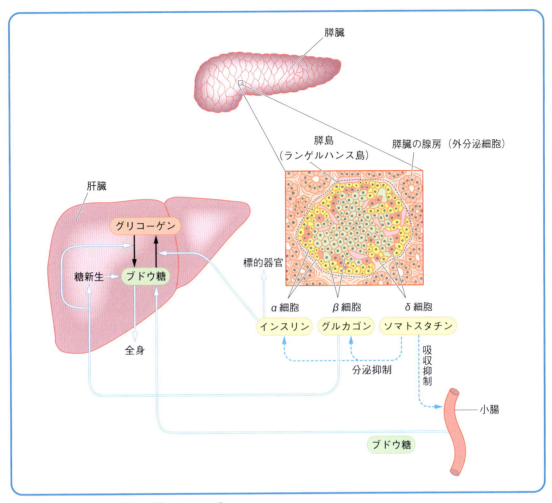

図 I-2-19　膵臓の構造と膵ホルモン系

6　膵臓・消化管

A　構造（図 I-2-19）

　膵臓（pancreas）内ではホルモン分泌細胞（α細胞，β細胞，δ細胞）は集結して小塊を構成しており，膵島またはランゲルハンス島（直径約0.1 mm，膵臓全体で100万〜200万個）と呼ばれている．膵島で分泌されたホルモンは門脈を経由して肝臓に運ばれ，肝臓から全身の標的器官に血流を介して到達する．

B 機能と疾患（図Ⅰ-2-19）

膵臓

1）インスリン

膵臓β細胞にてプロインスリンがまず生成され，それが**インスリン**と**C-ペプチド**に切断されて血中に分泌される．体内で血糖値を下げる唯一のホルモンである．インスリンは血糖値に応じて分泌され，肝臓においてはブドウ糖からのグリコーゲン合成を促進する．また，末梢器官においてはとくに筋細胞でブドウ糖を取り込ませる．このようにインスリンは肝臓と末梢器官に作用して血糖値を下げる作用を発揮する．

インスリンが過剰分泌されると本来は低血糖を呈するが，2型糖尿病のようにインスリン感受性が低下（**インスリン抵抗性**）している場合には代償的なインスリン過剰分泌・高血糖となる．1型糖尿病や膵性糖尿病はインスリン分泌が低下して高血糖が持続している病態で，分泌が完全に欠乏すると体内細胞はブドウ糖をエネルギー源として利用できなくなるため**ケトン体**が生成され，**糖尿病ケトアシドーシス**を呈する．2型糖尿病も進行するとインスリン分泌能が低下し，1型糖尿病同様のインスリン依存状態となる．

2）グルカゴン

膵臓α細胞から分泌される．肝臓でグリコーゲンを分解して糖新生を促進し，血糖を上昇させる．グルカゴノーマではグルカゴンが自律的に過剰分泌される．膵臓摘出後などでグルカゴン分泌が欠乏すると低血糖を起こしやすくなる．

3）ソマトスタチン

主に**膵臓δ細胞**から分泌される．ガストリン・インクレチン・グルカゴン・インスリンなどの分泌を抑制する．神経内分泌腫瘍などの治療薬として実用化されている．また，小腸からのブドウ糖吸収を抑制する作用もある．ソマトスタチノーマではソマトスタチンが自律的に過剰分泌される．

消化管

摂食や消化・吸収に関連して消化管からさまざまなホルモンが分泌され，食欲調節にも関与している．とくに**インクレチン**は糖尿病治療の標的として治療薬が次々と登場してきている．

1）インクレチン（図Ⅰ-2-20）

摂食時に主に小腸から血液中に分泌されるホルモンの一種であり，食後高血糖を低下させるために膵臓β細胞からのインスリン分泌を増加させたり，膵臓α細胞からのグルカゴン分泌を抑制したりする．食欲抑制や胃から腸管への食物排出抑制作用もある．血糖依存的に分泌され，血糖値が高くないときには分泌は抑えられる．インクレチンは分泌後に**DPP-4**（ジペプチジルペプチダーゼ-4）いう酵素により分解され，活性を失う．

主な消化管ホルモン
- インクレチン（GLP-1, GIP）
- ソマトスタチン
- ガストリン
- セクレチン
- コレシストキニン
- 血管作動性腸管ポリペプチド（VIP）
- モチリン
- サブスタンスP

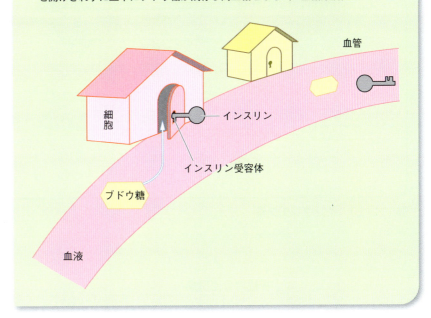

GLP-1：glucagon-like peptide-1

GLP-1（グルカゴン様ペプチド-1）は小腸下部のL細胞から分泌される．GLP-1受容体作動薬はGLP-1同様の作用をもつ合成薬剤（注射薬）で，糖尿病治療や肥満症治療に用いられている．また，GLP-1を分解するDPP-4を抑制することでGLP-1の作用・活性を持続させて血糖値を降下させるDPP-4阻害薬（経口薬）も普及している．

GIP：gastric inhibitory polypeptide

GIP（消化管抑制ペプチド）は小腸上部から分泌される．インスリン分泌を促進する働きはGLP-1のほうが数倍強い．

2）ガストリン

胃粘膜内のG細胞から分泌され，胃液分泌を促進する作用がある．胃切除後や胃底腺ポリープにて分泌が低下し，ゾリンジャー・エリソン（Zollinger-Ellison）症候群，悪性貧血，萎縮性胃炎，**ガストリノーマ**などで分泌が増加している．なお，ガストリノーマは多くの場合，膵臓や十二指腸に発生する．

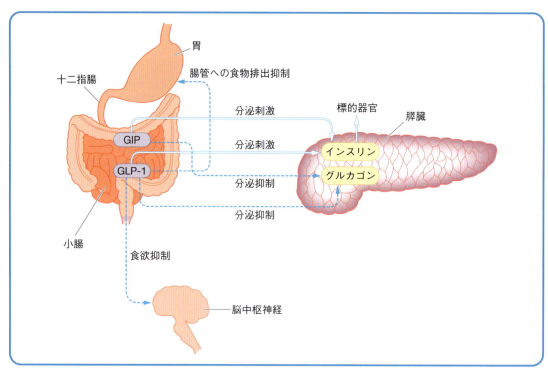

図 I-2-20 インクレチン系

神経内分泌腫瘍

NEN：neuroendocrine neoplasm

　神経内分泌腫瘍（NEN）は全身に分布する神経内分泌細胞から発生した腫瘍の総称である（p.119参照）．消化管・肺に発生した腫瘍は以前は**カルチノイド**（症候群）と呼ばれていた．好発部位は肺・気管支，直腸，小腸，胃，虫垂，十二指腸であるが，膵臓に発生することもある．非機能性腫瘍と，下記のホルモン産生腫瘍がある．ホルモン以外にもセロトニンやヒスタミンも分泌されて紅潮などをきたすこともある．

1）インスリノーマ
　腫瘍からのインスリン過剰分泌により低血糖をきたす．良性が多い．

2）ガストリノーマ（ゾリンジャー・エリソン症候群）
　膵臓や十二指腸に好発し，ガストリン過剰分泌により難治性の多発性潰瘍を起こす．

3）グルカゴノーマ
　グルカゴン過剰分泌により耐糖能異常をきたす．壊死性遊走性紅斑を生じる．

WDHA：watery diarrhea, hypokalemia and achlorhydria
VIP：vasoactive intestinal peptide

4) **VIPoma**（VIP 産生腫瘍，水様下痢低カリウム血症無胃酸症（WDHA）症候群）

血管作動性腸管ペプチド（VIP）過剰分泌により大量の水様下痢とそれに伴う低カリウム血症，低クロール血症，代謝性アシドーシスなどを呈する．

5) **ソマトスタチノーマ**

まれな疾患で，ソマトスタチン過剰分泌により耐糖能異常・胆石・下痢をきたす．

7 心臓・脂肪組織・胎盤

7-1 心臓

A 構造（図Ⅰ-2-21）

心臓（heart）は血液循環におけるポンプの役割だけでなく，心室で脳性ナトリウム利尿ペプチド（**BNP**），心房で心房性ナトリウム利尿ペプチド（**ANP**）を生成し分泌することが数十年前に判明した．

BNP：brain natriuretic peptide
ANP：atrial natriuretic peptide

B 機能と疾患

BNP

BNP には利尿作用があり，機序の究明が進められている．また，心不全の重症度評価や予後判定のマーカーとして利用されている．ただし，腎機能低下では高値となることに注意する．

ANP

末梢血管を拡張させて血管抵抗を下げることで心臓の負荷を低下させる作用をもつ．また，利尿作用をもち，循環血液量を減らすことでも心臓の負荷を軽減させる．両機序によって血圧降下作用も有する．現在，急性心不全の治療薬として開発されている．

> BNP の基準値
> 18.4 pg/mL 以下

7-2 脂肪組織

A 構造

脂肪細胞の集合塊が**脂肪組織**（fat tissue）で，主に皮膚の下に位置するが，内臓の周囲にも蓄積する．内臓脂肪はメタボリックシンドロームやさまざまな代謝疾患を引き起こす要因として注目されている．**皮下脂肪**と**内臓脂肪**を含む全身の脂肪の総称が体脂肪である．

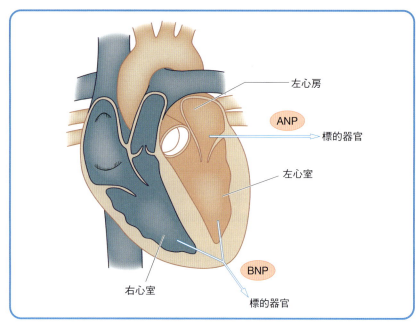

図Ⅰ-2-21 心臓ホルモン系

B 機能と疾患

　脂肪組織の主要な機能は脂肪としてエネルギーを貯蓄することだが，さまざまなホルモンを分泌することが判明してきた．エストロゲン以外の脂肪細胞から分泌されるホルモンを**アディポサイトカイン**と呼ぶこともある．

　エストロゲンは主に性腺（卵巣・精巣）と副腎においてテストステロンからアロマターゼという酵素によって生成されるが，脂肪組織にもアロマターゼがありテストステロンを基質としてエストロゲンが生成・分泌される．

　代表的なアディポサイトカインとして，**レプチン**は脂肪組織にエネルギーが貯蔵されたことを脳に伝達することで食欲抑制・交感神経を活性化する作用をもち，**アディポネクチン**はインスリン抵抗性改善・動脈硬化抑制の作用をもつと想定されている．

> **脂肪細胞から分泌される主なアディポサイトカイン**
> ・レプチン
> ・アディポネクチン
> ・PAI-1（plasminogen activator inhibitor-1）
> ・TNF-α（tumor necrosis factor-α）

7-3 胎盤

A 構造

　胎盤（placenta）は母体由来の基底脱落膜と胎児由来の絨毛膜有毛部から構成されている．母体の血液と胎児の血液は直接混合しない．

B 機能と疾患

胎盤は妊娠維持と出産後授乳のために種々のホルモンを分泌する．hCG（非妊娠時基準値 2.7 mIU/mL）は黄体維持のために必要で，妊娠初期にピークとなる．構造的に TSH に類似し，TSH の作用を発揮するため，この時期は母体の TSH は抑制される（p.21 の 2．甲状腺を参照）．妊娠の進行に伴い hCG が低下してくると TSH は上昇してくる．ヒト胎盤ラクトゲンは乳腺を刺激する作用をもつがインスリン抵抗性を惹起するため，妊娠糖尿病の一因となる．胎盤由来の GH も妊娠糖尿病の一因となる．プロゲステロンは妊娠維持に関与し，エストロゲンは子宮や乳腺の発育に関与する．エストロゲン増加に伴い，妊娠中は中性脂肪値も上昇する．また，甲状腺ホルモン結合グロブリンが増加するため，甲状腺機能低下の妊婦は FT_4 が低下しないように甲状腺ホルモン補充量を増量する必要がある．

> **胎盤で生成されるホルモン**
> ・hCG
> ・ヒト胎盤ラクトゲン
> ・プロゲステロン
> ・エストロゲン

8 肝臓・腎臓（代謝）

A 構造

食事由来および体内由来の多くの栄養素（炭水化物・脂質・タンパク質を3大栄養素という）や生化学物質は肝臓（liver）や腎臓（kidney）によって代謝・排泄される．肝臓への流入路は門脈，流出路は胆管と肝静脈である．腎臓への流入路は腎動脈，流出路は尿管と腎静脈である．

B 機能と疾患

炭水化物（図Ⅰ-2-22）

食物中の炭水化物は消化酵素によって単糖のブドウ糖にまで分解され，小腸で吸収される．最終分解段階の麦芽糖からブドウ糖に分解する酵素がα-グルコシダーゼ（マルターゼ）であるが，この酵素の阻害薬によって食後高血糖が抑えられるため糖尿病治療薬として使用されている．

小腸から吸収されたブドウ糖は門脈を経由して肝臓に運ばれ，調節されながら血糖として全身に運ばれる．

腎臓では，糸球体で血中のブドウ糖はすべて濾過されて尿中へいったん排出され，近位尿細管のナトリウム・グルコース共役輸送体-1, 2（SGLT2 および SGLT1）というチャネルで再吸収されるが，血糖値が約 170 mg/dL 以上では再吸収しきれず尿糖陽性となる．この機序を利用した治療薬が SGLT2 阻害薬で，余分な血糖を尿糖として体外へ排出させることで血糖値

> **メモ**
> p.37，⑥膵臓・消化管を参照

SGLT：sodium glucose cotransporter

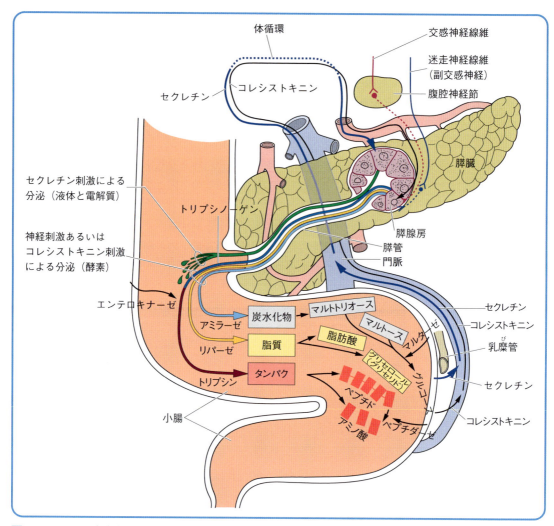

図 I-2-22 3大栄養素の吸収経路

を降下させる作用をもつ.

高血糖が持続する病態が糖尿病であり、多くの合併症をもたらす. 低血糖は意識障害など重篤な症状をきたすほか、動脈硬化や認知症と関連性がある.

脂質（図 I-2-22, 図 I-2-23）

脂質はリパーゼで分解されて小腸で吸収される. 吸収後はカイロミクロンとして門脈経由で肝臓に運ばれ貯蔵される. また、肝臓では脂質の分解や生成もされる. 肝臓からコレステロールは胆汁酸によって腸管に排泄されたり、超低比重リポタンパク（VLDL）（VLDLは中間比重リポタンパク[IDL]、続いて低比重リポタンパク[LDL]に代謝される）によって全身に運ばれた

VLDL：very low density lipoprotein
IDL：intermediate density lipoprotein
LDL：low density lipoprotein

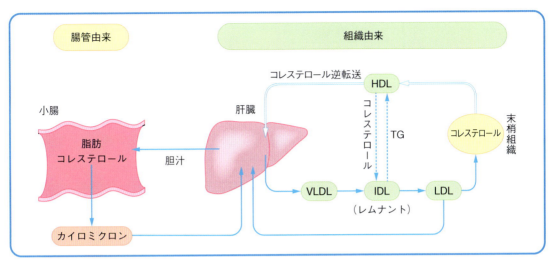

図Ⅰ-2-23　脂質代謝

HDL：high density lipoprotein
TG：triglyceride

LDL-C：LDL-cholesterol
HDL-C：high density lipoprotein-cholesterol

メモ

高LDL-C血症，低HDL-C血症，高TG血症

りする．また，末梢組織での余分なコレステロールはHDLによって肝臓へ輸送される（これを**コレステロール逆転送**という）．なお，脂質の体内運搬役となるカイロミクロン・VLDL・IDL・LDL・高比重リポタンパク（HDL）をリポタンパクといい，コレステロール・中性脂肪（トリグリセリド［TG］）・アポタンパクから構成される（p.221，**図Ⅳ-1-3参照**）LDLコレステロール（LDL-C），HDLコレステロール（HDL-C）とは，LDLとHDLに含まれるコレステロール量のことである．

血中の脂質は**LDL-C，HDL-C，TG**の3要素で測定される．各要素が異常である状態を脂質異常症といい，冠動脈疾患（狭心症，心筋梗塞）や脳梗塞などを引き起こす動脈硬化の原因となる．とくにLDL-Cは動脈壁内において動脈硬化を直接惹起するため「悪玉」コレステロールと呼ばれる．しかし，副腎や性腺でホルモンを生成するための基質となるコレステロールを運ぶため，完全な悪ではなく「必要悪」である．一方，HDL-Cは動脈硬化巣からコレステロールを引き抜き動脈硬化の予防作用があるため「善玉」コレステロールという．TGにも動脈硬化促進作用があるがLDL-Cよりもその影響度はずっと低い．

LDL-CとTGは低値であっても支障はないが，がん・栄養失調・甲状腺中毒症などの基礎疾患が潜んでいる可能性がある．HDL-Cは高値であるほど動脈硬化のリスクは低下するが，90〜100 mg/dL以上では追加効果はあまりない．

タンパク質（図Ⅰ-2-22）

タンパク質は分解されて小腸から**アミノ酸**として吸収される．体内のタン

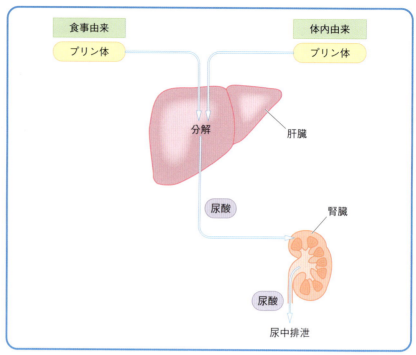

図Ⅰ-2-24　尿酸代謝

パク質のほとんどは肝臓で合成・分解される．アミノ酸は肝臓において**糖新生**にも利用される．過剰なアミノ酸は代謝されて尿素として腎臓から尿中へ排泄される．

尿 酸

1）構造

核酸の骨格を構成するアデニンやグアニンを中心としたプリンを部分構造としてもつ化学産物を総称して**プリン体**と呼ぶ．尿酸は肝臓で代謝されたプリン体の代謝の最終産物である．

2）機能と疾患（図Ⅰ-2-24）

プリン体は食事由来のものと体内由来のものがある．体内ではプリン体は細胞内の核酸の構成成分として存在する．細胞が死滅するときに核酸も分解され，核酸を構成していたプリン体は肝臓で代謝されて最終的に尿酸になる．尿酸は腎で尿中に排泄される．

尿酸値は平均で，男性約 5.5 mg/dL，女性約 4.5 mg/dL であり一般に男性のほうが高値である．尿酸が血液に溶ける限度は約 7.0 mg/dL までで，それ以上の濃度では溶けきらない尿酸が結晶として体内に蓄積される．尿酸の濃度が高い状態を**高尿酸血症**と呼び，主に関節や腎に結晶*を生じて疾患を起こす．尿中では酸性で尿酸結晶および**尿酸結石**が生成されやすくなる（表Ⅰ-

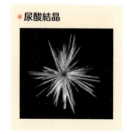

*尿酸結晶

2-15).

　尿酸値上昇の原因には，①尿酸の産生亢進，②尿酸排泄低下，③尿酸の産生亢進と排泄低下の混合がある（表Ⅰ-2-16）．尿酸値低下の原因にはSIADHがあるが低尿酸血症そのものは無害である．

表Ⅰ-2-15　高尿酸血症による主な症状・所見

- 関節：痛風発作
- 腎：腎結石，尿路結石，腎機能低下
- 皮膚：痛風結節

表Ⅰ-2-16　高尿酸血症の原因

- 尿酸の産生亢進：プリン体摂取過多，白血病，腫瘍崩壊，横紋筋融解症，遺伝性代謝疾患
- 尿酸排泄低下：腎機能低下，利尿薬
- 尿酸の産生亢進と排泄低下の混合：肥満，飲酒，運動負荷，熱傷，ニコチン酸

第Ⅱ章 内分泌・代謝疾患の診断・治療

1 症状・徴候からの診断過程

　内分泌・代謝疾患の症状・徴候は全身性・慢性的であることが少なくない．さまざまな疾患の基礎疾患として潜在していることもある．特異的な臨床症状や身体所見を呈しないことも多く（とくに高齢者），偶発的に発見されることもあるため，内分泌・代謝疾患を見逃さないように肝に銘じておく必要がある．

　内分泌・代謝疾患の診断や治療評価には検査を頻用するが，検査値だけで片付くものではない．他の領域の疾患と同様に，診断の第一歩は診察による病歴（既往歴・薬剤・生活習慣・家族歴も含む）・症状・身体所見の評価からはじまる．大半の疾患はそれらだけで診断がかなり絞れるが，検査に振り回されると診断の方向性を失ったり誤診が増加したりして的確な診療ができなくなる．

　内分泌・代謝疾患が疑われたら，まずは病歴・症状・身体所見や一般検査などで除外診断をし，可能性の高そうな内分泌疾患の鑑別診断に絞りこんだうえで内分泌的検査をすることが検査結果の的中度を高め適切な診断方針を決めるうえで重要である．

> **内分泌・代謝疾患を疑うべき症状・疾患**
> 不特定愁訴
> 糖代謝異常
> 電解質異常
> 骨粗鬆症
> 生活習慣病

診断手順の注意点
・検査は臨床的文脈の中ではじめて解釈可能で意味をもつ
・病歴・症状・身体所見で鑑別診断を絞ったうえで内分泌・代謝的検査が必要となる
・内分泌・代謝検査を系統的に実施すると的確な侵襲検査を選択でき，リスクを最小限にできる

問診（病歴）

　内分泌・代謝疾患は年齢や性別によって頻度や特徴が異なるため，病歴の第一歩はここからはじまる．以下にあげる**鑑別診断**を想起して病歴聴取を進める．とくに女性では月経歴や妊娠歴も重要となる．幼少期からの身長や体重が疑われたら成長曲線も参考にする．また，遺伝性疾患も少なくないため，家族歴も必ず聴取する．

　食生活・飲酒・喫煙も内分泌・代謝疾患の発症や進展にかかわるため，正

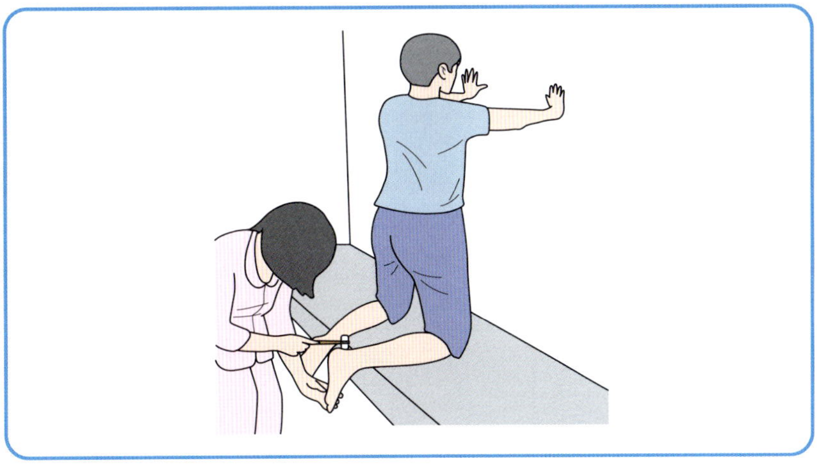

図Ⅱ-1-1　アキレス腱反射のとり方
壁のそばに置いた椅子またはベッド上で壁に向かって膝立位をとり，足部を外縁から出す．両腕を伸展し壁にあて，安定した姿勢をとり，体の重心が膝にかかるように配慮する．足関節がリラックスしていることを確認し，足底を軽く押してアキレス腱を伸展し，打腱ハンマーを振り下ろす．

確に聞き出す必要がある．

診察

　意識・活力は問診の段階でも評価できる．続いて内分泌・代謝疾患に特徴的な所見を念頭に全身状態・全体像の視診からはじめ，見落としがないように系統立てて（通常は頭部から末端へ）身体所見をとる．内診や特殊な診察は各専門科に適宜依頼する．

- 視診：全身状態・顔貌・体型・皮膚・体毛の所見をとくに重視する．
- 触診：甲状腺は大きさだけでなく，腫大している場合はびまん性か結節性かも判定する．甲状腺を触知しにくい場合は，患者の背後から両手の第2〜5指を前頸部を覆うようにして触診し，唾を飲んでもらうと評価しやすい．乳汁漏出がある場合は乳汁の色なども確認する．男性で性腺機能低下が疑われたら睾丸（精巣）の触診をし，大きさや硬さを確認する．四肢については，下肢浮腫の特徴（圧痕が残るかどうか）やアキレス腱肥厚や手足軟部組織の肥大を評価する．
- 聴診：バセドウ病が疑われたら甲状腺内血流増加によるbruit（血管雑音）が聴取できるか確認する．上腹部のbruit（腎血管性高血圧）は二次性高血圧の鑑別に役立つ．
- 打診：糖尿病神経障害や甲状腺機能低下症では腱反射低下を生じるが，とくにアキレス腱の打診で判定しやすい（図Ⅱ-1-1）．低カルシウム血症では耳下腺前の頬部を打腱ハンマーで叩くと顔面神経が刺激されて口輪筋の攣縮（クボステック［Chvostek］徴候）を生じる．

　以下，代表的な内分泌・代謝疾患に特徴的な症状・徴候をあげる．

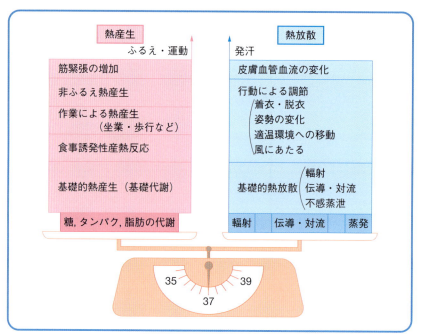

図Ⅱ-1-2　熱平衡
熱産生と熱放散のバランスで体温が決まる．

1 全身性の症状・徴候

A 発熱・多汗

　内分泌疾患によりエネルギーの**基礎代謝**が亢進すると体温が上昇する（図Ⅱ-1-2）．また，代償的に多汗にもなる．心拍数上昇や振戦・意気高揚を伴うことも多い．女性ホルモンの急速な低下によっても引き起こされる．

B 低体温・耐寒能低下

　内分泌疾患によりエネルギー基礎代謝の低下によって引き起こされる（図Ⅱ-1-2）．心拍数低下や精神活動の低下も伴うことが多い．

C 易疲労感・倦怠感

　ホルモン異常そのものの影響だけでなく，それに伴う精神症状から引き起こされることも多い．

発熱・多汗の主な原疾患

機序	内分泌・代謝疾患	鑑別診断
甲状腺ホルモン分泌亢進	甲状腺中毒症	薬剤性
カテコラミン分泌亢進	褐色細胞腫 低血糖	敗血症 薬剤性
糖質コルチコイド分泌亢進	クッシング症候群	薬剤性
性ホルモン分泌異常	（閉経期） （妊娠）	薬剤性
成長ホルモン（GH）分泌亢進	先端巨大症	

GH：growth hormone

低体温・耐寒能低下の主な原疾患

機序	内分泌・代謝疾患	鑑別診断
甲状腺ホルモン分泌低下	甲状腺機能低下症	
糖質コルチコイド分泌低下	副腎不全	敗血症

易疲労感・倦怠感の主な原疾患

機序	内分泌・代謝疾患	鑑別診断
甲状腺ホルモン異常	甲状腺機能低下症 甲状腺中毒症	薬剤性
糖質コルチコイド分泌低下	副腎不全	
性ホルモン分泌低下	性腺機能低下症（男性）	
成長ホルモン分泌低下	下垂体機能低下症（GH分泌不全症）	
体液量減少	糖尿病 高カルシウム血症（副甲状腺機能亢進症・甲状腺中毒症・ビタミンD過剰） 副腎不全 尿崩症	悪性腫瘍 消化器疾患 腎疾患 発汗 薬剤性
代謝異常（異化亢進）	糖尿病	
低ナトリウム血症	抗利尿ホルモン不適合分泌症候群（SIADH） 副腎不全 甲状腺機能低下症	ナトリウム喪失

SIADH：syndrome of inappropriate secretion of antidiuretic hormone

2 体型上の症状・徴候

A 肥満・体重増加

　エネルギー摂取量よりエネルギー消費量のほうが少ないとエネルギーバランスが正になり脂肪が蓄積し体重が増加する（**表Ⅱ-1-1**）．低血糖では空腹感増強のために食欲が亢進して摂食過多・体重増加になることがあるため，低血糖症状の有無や使用薬剤についての情報を得ることが重要である．

　浮腫など体液量増加でも体重は増加する．急速な体液量増加の場合は，心不全や腎不全によるものでないか緊急に精査する必要がある．

肥満・体重増加の主な原疾患

機序	内分泌・代謝疾患	鑑別診断
エネルギー摂取過多・脂肪蓄積増加	クッシング症候群（中心性肥満・満月様顔貌） インスリノーマ 多嚢胞性卵巣症候群	過食・アルコール多飲（単純性肥満） 薬剤性
エネルギー消費低下（代謝低下）	甲状腺機能低下症	運動不足
体液量増加・浮腫	クッシング症候群 甲状腺機能低下症 糖尿病腎症	循環器疾患 消化器疾患 腎疾患 薬剤性

B るい瘦（やせ）・体重減少

　エネルギー摂取・吸収量よりエネルギー喪失量（消費・漏出）のほうが多いとエネルギーバランスが負になり体重が減少する（**表Ⅱ-1-1**）．また，脱水など体液量減少でも体重は減少する．とくに糖尿病で著明な体重減少を認めたら，悪性腫瘍の併発を疑う．

表Ⅱ-1-1 基礎代謝量基準値

性別	男性			女性		
年齢（歳）	基礎代謝量 (kcal/kg体重/日)	参照体重 (kg)	参照体重の場合の基礎代謝量基準値 (kcal/日)	基礎代謝量 (kcal/kg体重/日)	参照体重 (kg)	参照体重の場合の基礎代謝量基準値 (kcal/日)
1〜2	61.0	11.5	700	59.7	11.0	660
3〜5	54.8	16.5	900	52.2	16.1	840
6〜7	44.3	22.2	980	41.9	21.9	920
8〜9	40.8	28.0	1,140	38.3	27.4	1,050
10〜11	37.4	35.6	1,330	34.8	36.3	1,260
12〜14	31.0	49.0	1,520	29.6	47.5	1,410
15〜17	27.0	59.7	1,610	25.3	51.9	1,310
18〜29	23.7	63.0	1,490	22.1	51.0	1,130
30〜49	22.5	70.0	1,570	21.9	53.3	1,170
50〜64	21.8	69.1	1,510	20.7	54.0	1,120
65〜74	21.6	64.4	1,390	20.7	52.6	1,090
75以上	21.5	61.0	1,310	20.7	49.3	1,020

［厚生労働省：日本人の食事摂取基準2025年版, p.66より引用］

るい痩（やせ）・体重減少の主な原疾患

機序	内分泌・代謝疾患	鑑別診断
エネルギー摂取不足（食思不振・摂食量低下）	副腎不全 副甲状腺機能亢進症	精神疾患 消化器疾患 節食
エネルギー消費増加（代謝亢進）	甲状腺中毒症 褐色細胞腫	悪性腫瘍 感染症 膠原病 運動
エネルギー漏出	糖尿病	消化器疾患
体液量減少	糖尿病 副腎不全 尿崩症	消化器疾患 腎疾患 発汗 薬剤性

C 高身長

骨端線が閉鎖する思春期以前の GH 分泌過剰によって生じる．思春期の性腺機能低下症によっても GH 分泌抑制が消失するために高身長が引き起こされる．

高身長の主な原疾患

機序	内分泌・代謝疾患	鑑別診断
GH 分泌過剰	巨人症	薬剤性
GH 分泌抑制の低下（骨端線が閉鎖遅延）	性腺機能低下症	
骨・軟骨病変		マルファン症候群

D 低身長

思春期以前の骨成長不足によって生じる．骨成長には GH だけでなく甲状腺ホルモンや糖質コルチコイドも影響する．

低身長の主な原疾患

機序	内分泌・代謝疾患	鑑別診断
GH 分泌・作用低下	小人症・下垂体機能低下症	薬剤性
骨成長因子低下	甲状腺機能低下症 クッシング症候群	薬剤性
骨・軟骨病変	ターナー症候群	軟骨無形成症 先天性成長遅延

3 頭頸部の症状・徴候

A 頭骨肥大・突出，顔貌変化

　思春期以降の下垂体腺腫からの GH 分泌過剰による先端巨大症が主因である．口唇肥厚・歯間拡大・巨大舌も合併する．顔貌変化は緩徐なので本人や家族に気づかれにくいこともあるため，昔の写真を持参してもらい比較する．

B 視野・眼球変化

　視野障害は下垂体腫瘍による視神経圧迫によって起こされ，両耳側半盲となる．視力障害は糖尿病網膜症で生じるが，糖尿病では白内障の頻度も増加する．バセドウ病では眼窩内組織や外眼筋の腫脹・炎症により眼球突出・眼球可動域低下・複視をきたす．糖尿病では動眼神経・滑車神経・外転神経の麻痺が生じる．

視野・眼球変化の主な原疾患

機序	内分泌・代謝疾患	鑑別診断
視神経圧迫	下垂体腫瘍	脳神経疾患
視力低下	糖尿病	眼科疾患 薬剤性
眼球突出	バセドウ病	眼科疾患
眼球運動障害	糖尿病 バセドウ病	脳神経疾患 眼科疾患

C 甲状腺腫大

　甲状腺は腫大していなくてもやせた女性では視診・触診上腫大している印象を受けることがあるため，甲状腺超音波検査で甲状腺のサイズや内部を客観的に評価する．腫大している場合は，全般的に腫大するびまん性甲状腺腫と一部が瘤のように膨れる結節性甲状腺腫がある．前者には橋本病やバセドウ病がある．後者には甲状腺腺腫・甲状腺嚢胞・甲状腺がんがある．甲状腺ホルモンを産生する場合を中毒性というが，甲状腺のサイズと甲状腺ホルモン値とは必ずしも関連しない．

甲状腺腫大の主な疾患

機序	中毒性	非中毒性
びまん性腫大	バセドウ病 二次性甲状腺機能亢進症	単純性甲状腺腫 橋本病
結節性腫大	プランマー病	甲状腺腺腫 甲状腺嚢胞 甲状腺がん

4 循環器系の症状・徴候

A 高血圧

　高血圧の大半は**本態性**だが，二次性高血圧の基礎疾患には内分泌・代謝疾患が多い．

高血圧の主な原疾患

機序	内分泌・代謝疾患	鑑別診断
コルチコイド分泌過剰	原発性アルドステロン症 クッシング症候群	腎疾患 薬剤性
カテコラミン分泌過剰	褐色細胞腫	薬剤性
カテコラミン感受性亢進	甲状腺中毒症	薬剤性
甲状腺ホルモン分泌低下	甲状腺機能低下症	

B 低血圧

　副腎不全による血圧低下はショックへの進展のリスクが高い．ショックにいたった状態を**副腎クリーゼ**という．

C 徐脈・頻脈

　甲状腺ホルモン異常ではカテコラミンの感受性が影響を受けて頻脈や徐脈をきたす．褐色細胞腫ではカテコラミンの分泌過剰によって頻脈をきたす．

徐脈・頻脈の主な原疾患

症状・所見	機序	内分泌・代謝疾患	鑑別診断
頻脈	カテコラミン分泌過剰	褐色細胞腫	薬剤性
頻脈	カテコラミン感受性亢進	甲状腺中毒症	薬剤性
徐脈	カテコラミン感受性低下	甲状腺機能低下症	薬剤性

D 冠動脈疾患

　甲状腺中毒症や褐色細胞腫では，心筋の酸素需要量増加やカテコラミンによる障害によって冠動脈疾患（心筋梗塞や狭心症）のリスクが増加する．糖尿病・脂質異常症・高血圧は動脈硬化を惹起・促進することで冠動脈疾患を引き起こす．

冠動脈疾患の主な原疾患

機序	内分泌・代謝疾患	鑑別診断
カテコラミン感受性亢進（頻脈）	甲状腺中毒症	薬剤性
カテコラミン分泌過剰	褐色細胞腫	
動脈硬化	糖尿病 脂質異常症 二次性高血圧 肥満	加齢 男性 家族歴 喫煙 運動不足 本態性高血圧

E 心不全

　甲状腺ホルモン異常は機械的に心不全を起こし，ヘモクロマトーシスは心筋障害によって心不全を起こす．

心不全の主な原疾患

機序	内分泌・代謝疾患	鑑別診断
高拍出性機能低下	甲状腺中毒症	不整脈 薬剤性
心嚢水貯留	甲状腺機能低下症	膠原病 感染症 循環器疾患
心筋症	ビタミンB_1欠乏	循環器疾患 アルコール多飲 ヘモクロマトーシス アミロイドーシス サルコイドーシス

5 腹部・消化器系の症状・徴候

A 腹痛

　腹痛はさまざまな臓器障害で生じるが，内分泌・代謝疾患が基礎疾患となっていることも少なくない．

腹痛の主な原疾患

機序	内分泌・代謝疾患	鑑別診断
消化性潰瘍	副甲状腺機能亢進症 ガストリノーマ	消化器疾患 薬剤性
腸管蠕動運動亢進	甲状腺中毒症	
尿管結石	副甲状腺機能亢進症 高尿酸血症	腎疾患
膵炎	副甲状腺機能亢進症 高トリグリセリド血症	アルコール多飲 胆石 内視鏡的逆行性胆管膵管造影（ERCP） 薬剤性
非特異性	糖尿病(ケトアシドーシス) 副腎不全	

B 悪心・嘔吐

　器質的な疾患以外でも，内分泌・代謝的な機能障害によって悪心・嘔吐は引き起こされる．

悪心・嘔吐の主な原疾患

機序	内分泌・代謝疾患	鑑別診断
コルチゾール分泌低下	副腎不全	
消化管蠕動低下	糖尿病（胃腸症・ケトアシドーシス）	消化器疾患 薬剤性
高カルシウム血症	副甲状腺機能亢進症 甲状腺中毒症 ビタミンD過剰	悪性腫瘍 薬剤性
低ナトリウム血症	副腎不全 SIADH 甲状腺機能低下症	薬剤性

C 便通異常

　種々のホルモン異常が消化管蠕動や吸収に影響を及ぼし下痢や便秘をきたす．糖尿病では神経障害によって下痢・便秘の両方を起こしうる．

便通異常の主な原疾患

症状・所見	機序	内分泌・代謝疾患	鑑別診断
下痢・軟便	消化管蠕動亢進	甲状腺中毒症 糖尿病	薬剤性
便秘	消化管蠕動低下	甲状腺機能低下症 糖尿病	消化器疾患 薬剤性
下痢	血管作動性腸管ペプチド（VIP）分泌過剰	VIP産生腫瘍	
下痢	胃酸過剰	ガストリノーマ	

VIP：vasoactive intestinal peptide

6 四肢の症状・徴候

A 関節痛

　内分泌代謝疾患性炎症によって引き起こされるほか，副腎皮質ステロイド薬低下による抗炎症作用低下によっても発症する．

関節痛の主な原疾患

機序	内分泌・代謝疾患	鑑別診断
炎症	痛風 副甲状腺機能亢進症	偽痛風 整形外科的疾患（糖尿病との関連性あり） 薬剤性
副腎皮質ステロイドホルモン低下	副腎不全	
甲状腺ホルモン低下	甲状腺機能低下症	

B 浮腫

体液量増加・血漿膠質浸透圧低下によって引き起こされる．甲状腺機能低下症ではムコポリサッカライドによる**非圧痕性浮腫**（non-pitting edema）が特徴である．

浮腫の主な原疾患

機序	内分泌・代謝疾患	鑑別診断
体液量増加・血漿膠質浸透圧低下	クッシング症候群 甲状腺機能低下症 糖尿病腎症	循環器疾患 消化器疾患 腎疾患 薬剤性

C 末端肥大

思春期以降の，下垂体腺腫からのGH分泌過剰による先端巨大症（末端肥大症）が主因である．頭部や四肢末端の骨・軟部組織が肥大化する．具体的には指輪や靴のサイズ変化を尋ねるとよい．先端巨大症の治療後にも所見は残存する．

7 皮膚の症状・徴候

A 多毛・脱毛

性ホルモンの分泌量やバランスの変化によって多毛・脱毛が生じる．甲状腺ホルモン異常も性ホルモン作用に影響して多毛・脱毛を起こすことがある．女性ではテストステロンの約5割が卵巣で生成され，残りの約5割が副

腎で生成されるため，副腎不全によってもとくに腋毛・陰毛が疎となる．

多毛・脱毛の主な原疾患

機序	内分泌・代謝疾患	鑑別診断
性ホルモンの分泌量・作用やバランスの変化	クッシング症候群（多毛） 性腺機能低下（脱毛） 下垂体機能低下症（脱毛） 多嚢胞性卵巣症候群（多毛） 副腎不全（女性の腋毛・陰毛脱落） 妊娠（多毛または脱毛） 性ホルモン産生腫瘍（多毛） 先天性副腎過形成（多毛または脱毛）	薬剤性（多毛または脱毛）
甲状腺ホルモンの分泌量やバランスの変化	甲状腺機能低下症（脱毛） 甲状腺中毒症（脱毛）	薬剤性（多毛または脱毛）

B 皮膚変化

内分泌・代謝疾患では皮膚色だけではなく湿潤度や質感も変化する．

ACTH：adrenocorticotropic hormone

皮膚変化の主な原疾患

症状・所見	機序	内分泌・代謝疾患	鑑別診断
色素沈着	コルチゾール分泌低下	原発性副腎不全副腎皮質刺激ホルモン（ACTH）過剰分泌の結果，色素細胞が刺激される）	
赤色皮膚線条・易出血	コルチゾール分泌過剰	クッシング症候群（糖質コルチコイドにより皮膚が菲薄化・脆弱化する）	薬剤性
皮膚乾燥	甲状腺ホルモン分泌低下	甲状腺機能低下症	
多汗・搔痒感	甲状腺ホルモン分泌過剰	甲状腺中毒症	薬剤性
多汗	カテコラミン分泌過剰	褐色細胞腫	敗血症
肥厚・湿潤	GH分泌過剰	先端巨大症	
乾燥	GH分泌低下	GH分泌不全症	
多汗・皮膚乾燥	発汗調節異常	糖尿病	
黒色表皮症	インスリン抵抗性	糖尿病	

8 尿・性器の症状・徴候

A 多尿・頻尿

　飲水量過多の場合，まずは心因性多飲症を鑑別することが重要である．一般に，心因性多飲症では冷水を好む．

多尿・頻尿の主な原疾患

機序	内分泌・代謝疾患	鑑別診断
浸透圧利尿	糖尿病	薬剤性
抗利尿ホルモン分泌低下	尿崩症（中枢性）	アルコール
抗利尿作用低下	尿崩症（腎性） 低カリウム血症 高カルシウム血症	カフェイン 薬剤性

B 女性化乳房

　男性において，乳腺が過剰増殖した病態であり，乳汁漏出を伴うこともある．脂肪沈着による乳房肥大や乳がんとの鑑別が重要である．血中PRL濃度が増加したり，エストロゲン対テストステロンの比が上昇したりすると生じる．

女性化乳房の主な原疾患

機序	内分泌・代謝疾患	鑑別診断
性ホルモンの分泌量やバランスの変化	プロラクチノーマ（高PRLの直接作用のほか，二次性性腺機能低下症にもよる） 性腺機能低下症 下垂体機能低下症 性ホルモン産生腫瘍 甲状腺中毒症 肝硬変 クッシング症候群 クラインフェルター症候群	薬剤性 生理的（思春期）

C 月経異常

　無月経の場合は，まず妊娠の除外をすることが必須である．授乳期初期・プロラクチノーマではPRL高値のため排卵が抑制されて無月経となる．一般

に，甲状腺中毒症では月経周期が延長し，甲状腺機能低下症では短縮するが，重度の甲状腺機能低下症では無月経となる．心身的ストレスでは視床下部性無排卵・無月経となる．

月経異常の主な原疾患

機序	内分泌・代謝疾患	鑑別診断
性ホルモン分泌量・作用変化	妊娠（無月経） 多嚢胞性卵巣症候群（無月経） 性ホルモン産生腫瘍（無月経） プロラクチノーマ（無月経） 先端巨大症（無月経） 下垂体機能低下症（無月経） 性腺機能低下症（無月経） 性ホルモン産生腫瘍（無月経） クッシング症候群（無月経） 先天性副腎過形成（無月経） 早発閉経（無月経） ターナー症候群（無月経）	薬剤性（無月経または過多月経） ストレス性（無月経） 精神疾患（無月経）
甲状腺ホルモン異常	甲状腺中毒症（稀発月経） 甲状腺機能低下症（過多月経または無月経）	薬剤性（無月経または過多月経）

> **もう少しくわしく　カテコラミンとコルチコイド**
>
> カテコラミンは副腎髄質や交感神経などから分泌されるアドレナリン・ノルアドレナリン・ドパミンを指す．
> コルチコイドは副腎皮質から分泌される糖質（グルコ）コルチコイド・鉱質（ミネラル）コルチコイドを指す．代表的な糖質コルチコイドと鉱質コルチコイドは，それぞれコルチゾールとアルドステロンである．

9 神経・精神の症状・徴候

A 意識障害

　意識障害は多くの疾患によって引き起こされる緊急病態であるが，内分泌・代謝疾患の診断も迅速な治療を行ううえで重要である．

意識障害の主な原疾患

機序	内分泌・代謝疾患	鑑別診断
低血糖	インスリノーマ 反応性低血糖 インスリン自己抗体症候群 副腎不全 甲状腺疾患	敗血症 ダンピング症候群 肝疾患 アルコール多飲 薬剤性
高血糖	糖尿病（高血糖高浸透圧症候群）	
糖質コルチコイド分泌低下	副腎不全	
甲状腺ホルモン分泌過剰	甲状腺中毒症（クリーゼ）	薬剤性
甲状腺ホルモン分泌不足	甲状腺機能低下症（粘液水腫昏睡）	
高ナトリウム血症	尿崩症	薬剤性 脱水
低ナトリウム血症	副腎不全 SIADH 甲状腺機能低下症	薬剤性
高カルシウム血症	副甲状腺機能亢進症 甲状腺中毒症 ビタミンD過剰	悪性腫瘍 薬剤性
代謝性	糖尿病（ケトアシドーシス） ビタミンB_1欠乏症	低酸素血症 尿毒症 肝疾患 感染症 ショック 脳神経疾患 低体温 薬剤性

B 精神症状

内分泌疾患によって不安・幻覚・錯乱・易興奮性・うつなどの精神疾患が引き起こされることが少なくない．高齢者では非典型的な症状（たとえば，甲状腺中毒症で無気力など）を呈することもある．糖尿病と認知症の関連も判明してきている．

精神症状の主な原疾患

症状・所見	機序	内分泌・代謝疾患	鑑別診断
抑うつ・躁	コルチゾール分泌過剰	クッシング症候群	薬剤性
いらつき・不穏	甲状腺ホルモン分泌過剰	甲状腺中毒症	薬剤性
うつ	甲状腺ホルモン分泌不足	甲状腺機能低下症	
いらつき・錯乱・昏迷	高カルシウム血症	副甲状腺機能亢進症 甲状腺中毒症 ビタミンD過剰	悪性腫瘍 薬剤性
いらつき・不穏・昏迷	低血糖	インスリノーマ 反応性低血糖 インスリン自己抗体症候群 副腎不全 甲状腺疾患	敗血症 ダンピング症候群 肝疾患 アルコール多飲 薬剤性
	低ナトリウム血症	副腎不全 SIADH 甲状腺機能低下症	薬剤性
抑うつ・無気力	GH分泌不足	GH分泌不全症	

C 頭痛

内分泌・代謝関連頭痛は，低血糖や高血圧によって直接誘発される場合と，腫瘍による圧迫や出血による内圧亢進によって引き起こされる場合がある．

頭痛の主な原疾患

機序	内分泌・代謝疾患	鑑別診断
低血糖	インスリノーマ 反応性低血糖 インスリン自己抗体症候群 副腎不全 甲状腺疾患	敗血症 ダンピング症候群 肝疾患 アルコール多飲 薬剤性
高血圧	褐色細胞腫 原発性アルドステロン症 クッシング症候群 甲状腺機能低下症	本態性高血圧 他の二次性高血圧
腫瘍による圧迫	下垂体腺腫	他の脳神経疾患
出血による内圧亢進	下垂体卒中（出血）	他の脳神経疾患

D けいれん*・テタニー*・筋攣縮*

主に電解質異常や糖尿病で引き起こされる．部位や随伴症状と併せて鑑別をする．

*けいれん
筋肉が不随意に激しく収縮すること

*テタニー
手足の筋が強く拘縮すること

*筋攣縮
筋肉が不随意に単回収縮すること

けいれん・テタニー・筋攣縮の主な原疾患

機序	内分泌・代謝疾患	鑑別診断
低血糖	インスリノーマ 反応性低血糖 インスリン自己抗体症候群 副腎不全 甲状腺疾患	敗血症 ダンピング症候群 肝疾患 アルコール多飲 薬剤性
高血糖	糖尿病	
低カルシウム血症	副甲状腺機能低下症 偽性副甲状腺機能低下症 ビタミンD欠乏	腎疾患 過換気症候群（イオン化カルシウム低値） 敗血症 急性膵炎 輸血 薬剤性
低ナトリウム血症	副腎不全 SIADH 甲状腺機能低下症	薬剤性
体液量減少	糖尿病 副腎不全 尿崩症	消化器疾患 腎疾患 発汗 薬剤性

E 麻痺・筋力低下

　内分泌・代謝疾患では両側性のことが多い．クッシング症候群では近位筋の筋力低下，糖尿病では近位筋と遠位筋の筋力低下をきたす．糖尿病では動眼神経など片側の脳神経麻痺を起こすこともある．副甲状腺機能亢進症や甲状腺機能低下症でも筋力低下は生じる．

麻痺・筋力低下の主な原疾患

機序	内分泌・代謝疾患	鑑別診断
コルチゾール分泌過剰	クッシング症候群	薬剤性
高血糖	糖尿病	
低カリウム血症	バセドウ病 インスリン投与 原発性アルドステロン症	消化器疾患 薬剤性
筋量減少	GH分泌不全症	

F 振戦*

＊振戦
不随意にふるえること

　甲状腺中毒症や褐色脂肪腫では交感神経作用亢進のため手指の振戦を生じる（上肢を伸ばし指を広げさせると観察しやすい）．

G 感覚異常・しびれ

　糖尿病神経障害ではしびれのほか感覚鈍麻もきたしやすい．亜鉛欠乏症では味覚障害を生じる．

2 検査

1 どのように検査をしていくか

　どんな検査も，臨床的文脈のなかではじめて解釈可能で意味をもつ．**病歴・症状・身体所見・一般検査**で**鑑別診断**を絞ったうえで内分泌的血液・尿検査をし，適宜画像診断へ駒を進めるのが王道である．内分泌・代謝疾患は複数同時併発のこともあったり，高齢者は典型的な症状を呈さなかったりするため，見落とさないようにすることが重要である．また，ホルモン調節系全体を把握する必要もある．

　内分泌疾患の確定診断検査はカテーテル検査など侵襲的であることが少なくない．診断の確実性と安全性を追求するためには，まずは血液検査を段階順に行い，診断を確定してから的確な画像検査で疾患局在を同定することが望ましい．

2 どのような検査があるか

血液・尿検査

　ホルモンは血液中に分泌されるので，主に血液検査によって，各種ホルモンの量が必要以上に多いのか，あるいは少ないのかを調べる．また，ホルモンは1日の間に量の変動があったり身体活動によって変動したりするものが多いため（表Ⅱ-2-1），基本的には早朝空腹時30分以上**安静臥床**後を標準として採血するが，深夜に測定して変動を確認したり血液から腎臓を介して尿に出てくるホルモンを測定することで1日のホルモン量を推定したりすることもある．検査結果を解釈する際は測定条件とあわせて判断することが必須である．また，各ホルモンの上流あるいは下流のホルモンも同時に測定し，ホルモン調節系全体として評価する．

　検査で病気が疑われた場合に，ホルモンやその他薬物を与えてホルモンの分泌反応をみる負荷試験を行う．負荷試験によって疾患の有無だけでなく病原巣も判明する検査もある．ホルモンには必要性が増せば基準値を超えて分泌されたり，短時間で分泌量が大きく変化したりするものもあり，時系列で

表 II-2-1　ホルモン基礎値に影響を与える因子

- 日内変動：ACTH，コルチゾール
- ストレス：ACTH，GH，PRL，コルチゾール，カテコラミン
- 睡眠：GH，PRL
- 性差，性周期，妊娠：LH，FSH，エストロゲン，プロゲステロン，テストステロン，DHEA，DHEA-S，hCG
- 加齢：LH，FSH，エストロゲン，プロゲステロン，テストステロン，DHEA，DHEA-S，hCG，IGF-1（ソマトメジンC）
- 体位：レニン，アルドステロン
- 飲水，塩分摂取：レニン，アルドステロン，ADH

［小田桐恵美：最新　内分泌検査マニュアル．第3版，髙野加寿恵（監修），日本医事新報社，p.6，2010を参考に作成］

結果を評価して診断することも多い．

　負荷試験はホルモン分泌系やフィードバックを利用し，刺激物質または抑制物質投与後のホルモンの変動から疾患の有無や病巣の局在を診断する．基本的には機能亢進症が疑われる場合には抑制試験を行い，機能低下症が疑われる場合には刺激試験を行う．

内分泌負荷試験の基本原理と解釈
- **機能亢進症**：抑制物質を負荷してもホルモン分泌が減少しない（自律性分泌）
- **機能低下症**：刺激物質を負荷してもホルモン分泌が増加しない（分泌予備能低下）

　負荷試験に際しては，事前に患者に指導（飲食や服薬の指示や起こりうる症状の説明など）を行い，薬剤・器具などを準備し採取した検体は適切な処理を速やかに行う．とくにACTH測定検体は特定の容器に採血し，よく混和させ，低温（4℃）で血漿分離し血漿は必ず凍結保存する．また，薬剤負荷中や負荷後に起こりうる症状について確認し，負荷試験終了後まで医療者は必ずベッドサイドに常駐しなければならない．

画像検査

　疾患の局在・進展・病因の解明につながる．CT，X線，MRI，超音波，PET，シンチグラフィーを部位や疾患によって使い分ける．下垂体はCTでの描出が低質である．CT，X線，一部のPET・シンチグラフィーは被曝のリスクがあるため禁忌対象者や臓器保護処置に留意する必要がある．

　画像検査の普及により，内分泌器官に偶然に腫瘍がみつかることも多い．その多くは非機能性・良性であるが定期的な再検査が必要な場合もある．

> **メモ**
> 偶発腫・インシデンタローマと呼ぶ．

3 内分泌・代謝検査の解釈 (表Ⅱ-2-2)

A ACTH-コルチゾール系

　ACTHとコルチゾール両者を同時評価することで病巣の推測も可能となる．両者とも高値であれば**クッシング（Cushing）病（下垂体腺腫）**か**異所性 ACTH 産生腫瘍**が疑われる．コルチゾールが高値で ACTH が低値であれば**副腎性クッシング症候群**が疑われる（p.29, 177参照）．また，両者とも低値であれば下垂体機能低下症または副腎皮質ステロイド薬服用（両者の鑑別には臨床的判断が重要），ACTH 高値・コルチゾール低値であれば原発性副腎不全が疑われる．

ACTH
- 基準値　7.2〜63.3 pg/mL
- 基準値をはずれたとき考えられる主な病気
  - ＜高値＞クッシング病，異所性 ACTH 産生腫瘍，アジソン（Addison）病，身体的・精神的にストレスの加わった状態など
  - ＜低値＞下垂体機能低下症，クッシング症候群（副腎性），副腎皮質ステロイド薬の投与など

コルチゾール
- 基準値　6.2〜19.4 μg/dL
- 基準値をはずれたとき考えられる主な病気
  - ＜高値＞クッシング病，クッシング症候群（副腎性），ストレスの加わった状態など
  - ＜低値＞アジソン病などの副腎不全（副腎機能低下症），下垂体性副腎不全（副腎皮質機能低下症），副腎皮質ステロイド薬の投与，先天性副腎過形成など

> **メモ**
> いずれも基礎値だけではコルチゾール過剰分泌の証明ができないため日内変動チェックや負荷試験にて自律性分泌を確認することが必要．

負荷試験

- 分泌抑制試験（図Ⅱ-2-1）
  - デキサメタゾン（1 mg）抑制試験：クッシング症候群（コルチゾール分泌が自律的に亢進している）では翌朝のコルチゾールが抑制されない．
  - デキサメタゾン（8 mg）抑制試験：クッシング病では翌朝のコルチゾールが抑制されるが，副腎腺腫や異所性 ACTH 産生腫瘍では抑制されない．
- 分泌刺激試験（図Ⅱ-2-2）
  - CRH 負荷試験：下垂体機能低下症では ACTH・コルチゾールとも低反応．原発性副腎不全では ACTH 正常反応・コルチゾール低反応
  - 迅速 ACTH 負荷試験：下垂体機能低下症・原発性副腎不全でコルチゾール低反応

表Ⅱ-2-2 糖尿病・内分泌関連の主要な機能検査一覧

試験名	負荷薬剤	測定項目	判定基準
糖代謝に関する負荷試験			
75g経口ブドウ糖負荷試験（75g OGTT）	ブドウ糖75g（トレーラン® G75）を内服	血糖：0, 30, 60, (90), 120分 IRI：0, 30, (60), (90), (120)分 尿糖：0, 60, 120分	■糖代謝異常の判定基準 ・正常型 　空腹時値＜110 mg/dL かつ2時間値＜140 mg/dL ・糖尿病型 　空腹時値≧126 mg/dL または2時間値≧200 mg/dL ・正常型にも糖尿病型にも属さないものを境界型とする ■妊娠糖尿病の診断基準 　空腹時≧92 mg/dL 　1時間値≧180 mg/dL 　2時間値≧153 mg/dL 以上のうち、1点以上を満たすものを妊娠糖尿病とする
グルカゴン負荷試験	グルカゴン1mgを静注	血糖, CPR：0, 6分	低反応：血清CPRの増加量＜1.0 ng/mL
視床下部・下垂体・副腎系機能検査			
インスリン低血糖試験	速効型インスリン0.1 U/kgを静注 ※下垂体機能低下症や副腎皮質機能低下症が疑われる場合、試験前の血糖値が60 mg/dLの場合は0.05 U/kgに減量	血糖値：0, 30, 60, 90, 120分	50 mg/dL以下で有効刺激と判定 ※重篤な低血糖症状が出現した場合には、速やかにホルモン採血を行ってから検査を中止し、ブドウ糖を静注する
		GH：0, 30, 60, 90, 120分	重症成人GH分泌不全症：頂値1.8 ng/mL以下 中等度成人GH分泌不全症：頂値3 ng/mL以下
		ACTH, コルチゾール：0, 30, 60, 90, 120分	正常反応：ACTHは頂値が前値の2倍以上に上昇、コルチゾールは頂値が前値の2倍以上（15～30 μg/dL）に上昇
GHRP-2負荷試験	GHRP（注射用GHRP 100 μg）1アンプルを静注	GH：0, 15, 30, 45, 60分	重症成人GH分泌不全症：頂値9 ng/mL以下
アルギニン負荷試験	10%アルギニン液（アルギニン点滴静注30 g）300 mLを30分かけて点滴静注	GH：0, 30, 60, 90, 120分	重症成人GH分泌不全症：頂値1.8 ng/mL以下 中等度成人GH分泌不全症：頂値3 ng/mL以下
グルカゴン負荷試験	グルカゴン1mgを静注	GH：0, 30, 60, 90, 120, 180分	重症成人GH分泌不全症：頂値1.8 ng/mL以下 中等度成人GH分泌不全症：頂値3 ng/mL以下
GRH負荷試験	GRH（注射用GRF 100 μg）1アンプルを静注	GH：0, 30, 60, 90, 120分	低反応：頂値3 ng/mL以下 ※加齢や肥満により健常人でも低反応となる

（次頁に続く）

表Ⅱ-2-2 （続き）

試験名	負荷薬剤	測定項目	判定基準
グルコース負荷試験	グルコース（トレーラン® G75）75gを内服	GH：0, 30, 60, 90, 120分	先端巨大症：GHが0.4 ng/mL以下に抑制されない
TRH負荷試験	TRH（ヒルトニン® 0.5 mg注射液）1アンプルを静注 ※巨大下垂体腫瘍では下垂体卒中の可能性があるため0.4アンプル(0.2 mg)に	TSH：0, 30, 60, 90, 120分	正常反応：30分後に頂値6 μU/mL以上
		PRL：0, 30, 60, 90, 120分	正常反応：頂値が前値の2倍以上
LHRH負荷試験	LHRH（LH-RH注0.1 mg）1アンプルを静注	LH, FSH：0, 30, 60, 90, 120分	正常反応：LHの頂値は前値の5～10倍、FSHの頂値は前値の1.5～2.5倍に増加
CRH負荷試験	CRH（ヒトCRH静注用100 μg）1アンプルを静注	ACTH, コルチゾール：0, 30, 60, 90, 120分	正常反応：ACTHの頂値は前値の2倍以上、コルチゾールの頂値は前値の1.5倍または15 μg/dL以上に増加 クッシング病：ACTHの頂値は前値の1.5倍以上
DDAVP負荷試験	DDAVP（デスモプレシン注4 μg）1アンプルを静注	ACTH, コルチゾール：0, 30, 60, 90分	クッシング病：ACTH, コルチゾールの頂値が前値の1.5倍以上に増加
迅速ACTH負荷試験	合成1-24ACTH製剤（コートロシン®注射用0.25 mg）1アンプルを静注	コルチゾール：0, 30, 60分	正常反応：頂値が18 μg/dL以上、あるいは60分での増加量が5 μg/dL以上
デキサメタゾン抑制試験（overnight法）	①少量1 mg（0.5 mg）：デキサメタゾン（デカドロン®錠0.5 mg）2錠（1錠）を23時に内服	ACTH, コルチゾール：翌朝8～9時	正常反応：コルチゾール3 μg/dL未満に抑制 クッシング症候群：コルチゾール5 μg/dL以上 サブクリニカルクッシング症候群：コルチゾール3 μg/dL以上
	②大量8 mg：デキサメタゾン（デカドロン®錠0.5 mg）16錠を23時に内服	ACTH, コルチゾール：翌朝8～9時	正常反応：コルチゾール1 μg/dL未満に抑制 クッシング症候群：コルチゾール5 μg/dL以上 サブクリニカルクッシング症候群：コルチゾール1 μg/dL以上 クッシング病・サブクリニカルクッシング病：コルチゾールが前値の1/2以下に抑制
下垂体後葉系機能検査			
5%高張食塩水負荷試験	5%食塩水を0.05 mL/kg/分で120分かけて点滴静注 ※10%食塩水（20 mL/A）を220 mL/11Aと0.9%生理食塩水270 mLで5%食塩水490 mLになる	血清Na, 血漿バソプレシン濃度：0, 30, 60, 120分	中枢性尿崩症：血清Na値に対し血漿バソプレシン濃度が相対的低値を示す ※尿崩症の項目の血中Na濃度と血漿バソプレシン濃度の関係図を参照： Na 144 mEq/Lの時にAVP＜1.5 pg/mL Na 146 mEq/Lの時にAVP＜2.5 pg/mL Na 148 mEq/Lの時にAVP＜4.0 pg/mL Na 150 mEq/Lの時にAVP＜6.0 pg/mL

（次頁に続く）

表Ⅱ-2-2　（続き）

試験名	負荷薬剤	測定項目	判定基準
DDAVP負荷試験	DDAVP（デスモプレシン点鼻液0.01%）10 μgを点鼻	尿量，尿浸透圧：−120，−60，0，60，120，(180)，(240)分	正常者，中枢性尿崩症患者，心因性多飲者：尿量減少および尿浸透圧≧300 mOsm/kg 腎性尿崩症患者：反応なし
副甲状腺系機能検査			
エルスワース・ホワード（Ellsworth-Howard）試験	①9時に200 mL飲水し，10時に完全排尿後，200 mL飲水 ②以後1時間ごとに採尿，200 mL飲水 ③13時の採尿後に採血（血清Ca, P, Cr, Alb） ④合成ヒトPTH（テリパラチド酢酸塩）100単位を3分以上かけて静注 ⑤200 mL飲水し，1時間ごとの採尿，200 mL飲水を反復，16時の採尿で終了	尿量, P, Cr, cAMP：〔(10〜11時(U1)〕，11〜12時(U2)，12〜13時(U3)，13〜14時(U4)，14〜15時(U5)，〔15〜16時(U6)〕	P反応＝(U4+U5)−(U2+U3) cAMP反応＝U4−U3およびU4/U3として， 偽性副甲状腺機能低下症Ⅰ型：P反応＜35 mg/2時間，cAMP反応＜1 μmol/時間および＜10倍 偽性副甲状腺機能低下症Ⅱ型：P反応＜35 mg/2時間，cAMP反応≧1 μmol/時間および≧10倍 ただし，P反応の判定にあたっては ・検査時低Ca高P血症の状態 ・PTH投与前の尿中P排泄量≧10 mg/2時間 ・PTH投与前後2時間の尿中Cr排泄比0.8〜1.2 ・PTH投与前2回の尿中P排泄差＜17.5 mg/時間 である必要がある
レニン-アンジオテンシン-アルドステロン系機能検査			
フロセミド立位負荷試験	ラシックス® 40 mgを静注後，2時間立位保持	PRA, PAC：0, 120分	原発性アルドステロン症：PRAが120分後に2.0 ng/mL/時間未満
生理食塩水負荷試験	生理食塩水2Lを4時間かけて点滴静注	PRA, PAC：0, 240分	原発性アルドステロン症：PACが240分後＞60 pg/mL
カプトプリル負荷試験	カプトプリル（カプトリル®）50 mgを内服	PRA, PAC：0, 60, 90分	原発性アルドステロン症：ARR（PAC/PRA, PAC単位：pg/mL）が60または90分後に200より大（またはPACが120より大）
副腎髄質系機能検査			
クロニジン負荷試験	クロニジン（カタプレス®）0.15または0.3 mgを内服	血漿アドレナリン（A），ノルアドレナリン（NA）：0, 180分	褐色細胞腫：(180分のA+NA)≧0.5×(0分のA+NA)，または(180分のA+NA)≧500 pg/mLであれば示唆

［野田光彦（監修）：レジデントのための糖尿病・代謝・内分泌内科ポケットブック，第2版，中山書店，p.397-401, 2018より許諾を得て転載］

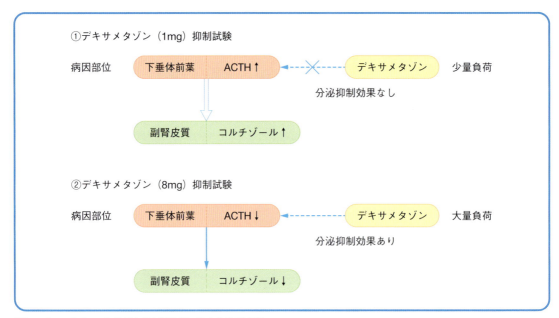

図Ⅱ-2-1（1） ACTH分泌過剰（下垂体腺腫）

> **注意**
> 低血糖を誘発することでホルモン分泌反応を評価する検査であるため，けいれんや冠動脈疾患の既往がある場合は禁忌である．

・インスリン負荷試験：下垂体機能低下症ではACTH・コルチゾールとも低反応．原発性副腎不全ではACTH正常反応・コルチゾール低反応

B TSH-甲状腺ホルモン系

　甲状腺ホルモンの過不足の状態は，FT_4やFT_3が基準値内にあるかどうかだけではなく，TSHが適切な値にあるか，すなわち脳下垂体の反応がどうかもあわせて判断する必要がある．

　TSHが低値で，FT_4やFT_3が高いときには，甲状腺自体の疾患による甲状腺機能中毒症が疑われる．TSHが高値で，かつFT_4やFT_3が高いときには **TSH産生下垂体腺腫**が疑われる．TSHが低値で，かつFT_4やFT_3も低値であるときには，**中枢性甲状腺機能低下症**が疑われる．TSHが高値でFT_4やFT_3が低いときには，甲状腺自体の疾患による**甲状腺機能低下症**で，甲状腺ホルモン分泌を増やそうとするフィードバックで下垂体からTSHが過剰に分泌されている．

　TSH・FT_4・FT_3については，判定に問題となるほどの日内変動はなく，空腹時に採血する必要はない．妊娠や婦人科系疾患では，hCGの影響で甲状腺が刺激され甲状腺機能亢進状態となることがある．また，薬剤や精神的ストレスによってこのホルモン系が変動することもある．

図Ⅱ-2-1（2） ACTH 分泌過剰（異所性 ACTH 産生腫瘍）

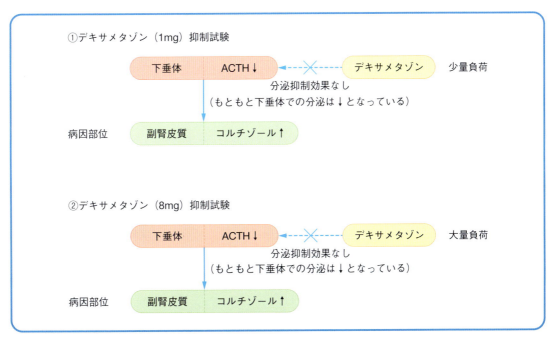

図Ⅱ-2-1（3） コルチゾール分泌過剰（副腎腺腫）

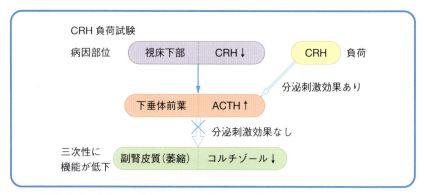

図Ⅱ-2-2（1） ACTH 分泌低下（視床下部性）

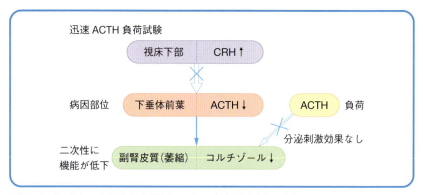

図Ⅱ-2-2（2） ACTH 分泌低下（下垂体機能低下症）

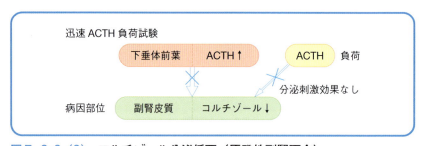

図Ⅱ-2-2（3） コルチゾール分泌低下（原発性副腎不全）

TSH

- 基準値

  0.500〜5.00 μIU/mL

- 基準値をはずれたとき考えられる主な病気

＜高値＞甲状腺機能低下症（慢性甲状腺炎［橋本病］，甲状腺切除後，アイ
　　　　　　ソトープ治療後など），甲状腺ホルモン不応症，TSH 産生下垂体
　　　　　　腺腫など
　　　＜低値＞甲状腺機能亢進症（バセドウ病，プランマー病），亜急性甲状腺
　　　　　　炎，無痛性甲状腺炎，中枢性甲状腺機能低下症，妊娠など

甲状腺ホルモン

- 基準値
  FT$_4$　0.90～1.70 ng/dL
  FT$_3$　2.30～4.30 pg/mL
- 基準値をはずれたとき考えられる主な病気
  ＜高値＞甲状腺機能亢進症（バセドウ病，プランマー病），TSH 産生下垂
  　　　　体腺腫，甲状腺ホルモン過剰服用など
  ＜低値＞甲状腺機能低下症など

抗体

・抗 TSH 受容体抗体（TRAb）：バセドウ病で陽性
・抗 TPO 抗体・抗サイログロブリン抗体：慢性甲状腺炎（橋本病）・無痛性甲状腺炎で陽性

負荷試験

- 分泌刺激試験（図Ⅱ-2-3）
・TRH 負荷試験：下垂体機能低下症で TSH は低反応
- 分泌抑制試験（図Ⅱ-2-4）：存在しない

C　ゴナドトロピン-性ホルモン系

　LH・FSH には**日内変動・月経周期性変動・性差・年齢差・妊娠**による影響があるため，採血時の条件に加えて下流ホルモンのテストステロン・エストロゲン（エストラジオール）・プロゲステロンとセットで評価することが重要である．とくにテストステロンが正常下限値であった場合は，計3日にわたって早朝に採血する必要がある．

　中枢性疾患ではゴナドトロピンと性ホルモンは同方向に異常値となるが，原発性性腺機能異常では負のフィードバック機構のために逆方向の異常値となる．とくに閉経後は FSH の上昇が著しい．

　テストステロンは，二次性徴発現の異常や性機能不全のある場合や，女性では男性化徴候のある場合に測定する．エストロゲン，プロゲステロンは，卵巣機能不全が疑われる場合や無月経の場合に測定する．さらに染色体分析も鑑別診断に利用する．

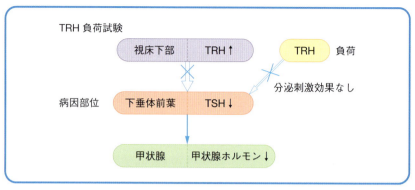

図Ⅱ-2-3　TSH 分泌低下（下垂体機能低下症）

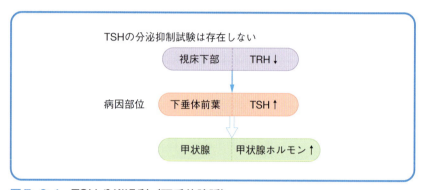

図Ⅱ-2-4　TSH 分泌過剰（下垂体腺腫）

LH・FSH

● 基準値　　　　　　　　　　　　　　　単位：mIU/mL

		LH	FSH
男性		0.79〜5.72	2.00〜8.30
女性	卵胞期	1.76〜10.24	3.01〜14.72
	排卵期	2.19〜88.33	3.21〜16.60
	黄体期	1.13〜14.22	1.47〜8.49
	閉経後	5.72〜64.31	157.79 以下

● 基準値をはずれたとき考えられる主な病気
　＜高値＞原発性性腺機能低下症，多囊胞性卵巣症候群，閉経後など
　＜低値＞下垂体機能低下症，神経性食欲不振症，男性・女性ホルモン薬服
　　　　　用など

テストステロン

- 基準値
  - ＜男性＞1.31〜8.71 ng/mL
  - ＜女性＞0.11〜0.47 ng/mL
- 基準値をはずれたとき考えられる主な病気
  - ＜高値＞思春期早発症，男性ホルモン産生腫瘍，多囊胞性卵巣症候群，先天性副腎過形成の一部など
  - ＜低値＞男性の性腺機能低下症，思春期遅発症，クラインフェルター症候群，先天性副腎過形成の一部など

エストロゲン（エストラジオール）

- 基準値

単位：pg/mL

非妊婦	女性	卵胞期	前期	20〜85
			後期	25〜350
		排卵期		50〜550
		黄体期		45〜300
		閉経後		21以下
	男性			15〜35
妊婦	10週未満			600〜3,600
	10〜15週			800〜5,500
	16〜20週			3,200〜20,000
	21〜25週			8,900〜27,000
	26〜30週			7,900〜35,000
	31週以上			11,000〜49,000

- 基準値をはずれたとき考えられる主な病気
  - ＜高値＞肝硬変，多胎妊娠，エストロゲン産生腫瘍，思春期早発症など
  - ＜低値＞閉経，卵巣機能低下症など

プロゲステロン

● 基準値

単位：ng/mL

非妊婦	女性	卵 胞 期	0.92 以下
		排 卵 期	2.36 以下
		黄 体 期	1.28～29.6
		閉 経 後	0.44 以下
	男　　　性		0.88 以下
妊婦	～20 週（妊娠前期）		13.8～51.1
	21～30 週（妊娠中期）		42.2～128
	31 週～　（妊娠後期）		65.2～221

● 基準値をはずれたとき考えられる主な病気
　＜高値＞妊娠，黄体期，先天性副腎過形成の一部など
　＜低値＞無月経，排卵障害，卵巣機能低下症，閉経，黄体機能不全など

負荷試験

● 分泌負荷試験（図Ⅱ-2-5）
・LHRH 負荷試験：下垂体機能低下症で LH・FSH は低反応
● 分泌抑制試験：なし（GnRH 産生腫瘍はきわめてまれ）

D　GH-IGF-1（ソマトメジン C）系

　GH は，その下流ホルモンである IGF-1 と合わせて判定する．両者とも高値であれば下垂体腺腫による GH 過剰分泌（巨人症・先端巨大症），両者とも低値であれば下垂体機能低下症（GH 分泌不全性低身長・GH 分泌不全症）が疑われる．成長曲線とも併せて判断することが重要である．GH 分泌不全症では複数の下垂体ホルモンの分泌低下を合併することが多い．神経性食欲不振症や低栄養では肝での IGF-1 の合成が低下するため，代償的（正のフィードバック）に GH が高値となる．

　IGF-1 は年齢・性別の影響が大きく，GH は日内変動や年齢の影響が大きい．

GH

● 基準値
　＜男性＞2.47 ng/mL 以下
　＜女性＞0.13～9.88 ng/mL
● 基準値をはずれたとき考えられる主な病気
　＜高値＞巨人症，先端巨大症，神経性食欲不振症，低栄養など
　＜低値＞GH 分泌不全性低身長，下垂体機能低下症など

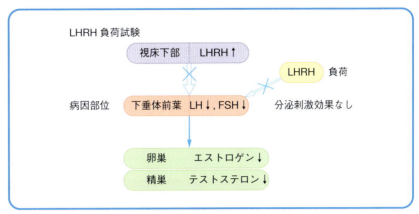

図Ⅱ-2-5 LH・FSH分泌低下（下垂体機能低下症）

IGF-1（表Ⅱ-2-3）

- 基準値をはずれたとき考えられる主な病気
  - ＜高値＞巨人症，先端巨大症など
  - ＜低値＞GH分泌不全性低身長，下垂体機能低下症，低栄養，肝疾患など

負荷試験

- 分泌抑制試験（図Ⅱ-2-6）
- グルコース負荷試験（75g経口ブドウ糖負荷試験）：GH産生下垂体腺腫では自律的にGHが分泌されフィードバックがかからないため，GHが1 ng/mLに抑制されない．
- 分泌刺激試験（図Ⅱ-2-7）
- GRH負荷試験，GHRP-2負荷試験：GH分泌不全症では，下垂体からのGH分泌を刺激するGRHやGHRP-2を投与してもGH値は低反応
- インスリン負荷試験＊：インスリンを静注して低血糖を誘発してもGH分泌は低反応
- その他（表Ⅱ-2-2）

> **注意**
> 低血糖を誘発することでホルモン分泌反応を評価する検査であるため，けいれんや冠動脈疾患の既往がある場合は禁忌である．

E PRL系・オキシトシン系

　PRLは乳汁分泌症状の原因の推定，無月経の原因検索，男性機能低下の原因検索に用いられる．薬剤性高血症が多いため病歴聴取が重要である．被疑薬は3日間休薬してから測定することが望ましい．下垂体腺腫（**プロラクチノーマ**）による過剰分泌の場合，血中PRL濃度と腺腫サイズは比例し，PRL≧200 ng/mL持続の場合はプロラクチノーマの診断はほぼ確定する．PRLは乳汁分泌低下症の精査時にも測定する．

　なお，臨床上はオキシトシン血中濃度は測定しない．

表 II-2-3 血中 IGF-I 濃度基準範囲

男性				女性			
年齢	−2 SD〜+2 SD	年齢	−2 SD〜+2 SD	年齢	−2 SD〜+2 SD	年齢	−2 SD〜+2 SD
0	11〜149	16	142〜543	0	15〜154	16	192〜611
1	14〜148	17	142〜540	1	23〜186	17	191〜599
2	18〜154	18	142〜526	2	32〜213	18	188〜574
3	24〜164	19	143〜501	3	40〜227	19	182〜539
4	32〜176	20	142〜470	4	48〜238	20	175〜499
5	44〜193	25	125〜337	5	56〜252	25	147〜358
6	55〜215	30	109〜303	6	69〜287	30	129〜304
7	63〜247	35	100〜279	7	89〜357	35	112〜271
8	72〜292	40	94〜263	8	111〜438	40	98〜245
9	84〜350	45	91〜253	9	133〜517	45	87〜226
10	99〜423	50	87〜245	10	155〜588	50	80〜216
11	113〜499	55	84〜238	11	175〜638	55	75〜210
12	125〜557	60	79〜232	12	188〜654	60	70〜201
13	133〜579	65	72〜221	13	193〜643	65	64〜188
14	138〜570	70	63〜206	14	193〜625	70	57〜175
15	141〜552	75	52〜185	15	192〜614	75	52〜163

[Isojima T et al：Standardized centile curves and reference intervals of serum insulin-like growth factor-I (IGF-I) levels in a normal Japanese population using the LMS method. Endocr J **59**：771-780, 2012 より引用]

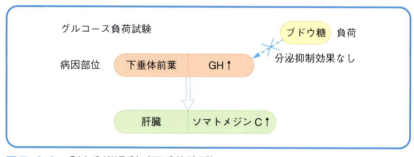

図 II-2-6 GH 分泌過剰（下垂体腺腫）

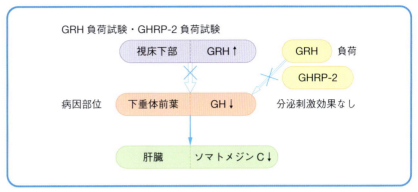

図Ⅱ-2-7　GH分泌低下（下垂体機能低下症）

PRL

- 基準値
    - ＜男性＞4.29〜13.69 ng/mL
    - ＜女性＞（閉経前）4.91〜29.32 ng/mL
    - 　　　　（閉経後）3.12〜15.39 ng/mL
- 基準値をはずれたとき考えられる主な病気
    - ＜高値＞PRL産生腫瘍（プロラクチノーマ），薬剤性高PRL血症（**表Ⅱ-2-4**），下垂体柄病変甲状腺機能低下症，妊娠・産褥期，腎不全，肝硬変，胸壁疾患など
    - ＜低値＞下垂体機能低下症など

負荷試験

- 分泌刺激試験（**図Ⅱ-2-8**）
- ・TRH刺激試験：下垂体機能低下症でPRLは低反応
- 分泌抑制試験（**図Ⅱ-2-9**）：存在しない

F　ADH系

　ADHは低ナトリウム血症や尿崩症の精査時に測定するが，血中ナトリウム値・血漿浸透圧・尿浸透圧などとセットで評価する必要がある．とくにSIADHの場合は原疾患の精査も必要である．

　尿崩症ではADHの実薬であるデスモプレシン（DDAVP）投与による尿量・尿浸透圧の反応をみて病巣（中枢性か腎性か）鑑別する（DDAVP負荷試験）．

表Ⅱ-2-4　高 PRL 血症をきたす代表的薬剤

- 制吐薬：メトクロプラミド，ドンペリドン，スルピリドなど
- 降圧薬：レセルピン，メチルドパなど
- 向精神薬：フェノチアジン，ハロペリドール，イミプラミンなど
- エストロゲン製剤

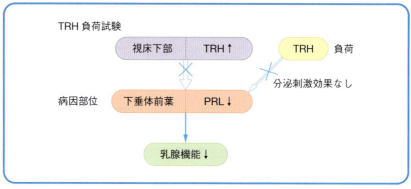

図Ⅱ-2-8　PRL 分泌低下（下垂体機能低下症）

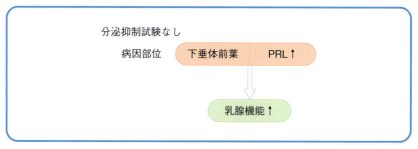

図Ⅱ-2-9　PRL 分泌過剰（下垂体腺腫）

ADH

- 基準値

  3.8 pg/mL 以下

- 基準値をはずれたとき考えられる主な病気

  ＜高値＞腎性尿崩症，SIADH など

  ＜低値＞中枢性尿崩症，心因性多飲症など

負荷試験

- 分泌刺激試験
- 5%高張食塩水負荷試験：中枢性尿崩症では血中ナトリウム値に対し血漿ADH濃度が相対的に低値である．
- 水制限試験：尿崩症では尿量の減少や尿浸透圧の上昇を認めない．
- 分泌抑制試験：なし
- ADH反応判定試験（DDAVP負荷試験）
- 中枢性尿崩症：ADH量が低下している病態であるためDDAVP投与による尿濃縮・尿量低下は正常
- 腎性尿崩症：ADH作用が低下している病態であるためDDAVP投与しても尿濃縮・尿量低下は起こらず低張尿・多尿が持続

> **中枢性尿崩症**
> 腎のADHに対する反応は正常だがADHの分泌が低下．

> **腎性尿崩症**
> ADHの分泌は正常だが腎のADHに対する反応が低下．

G　PTH系

　カルシウム代謝や骨代謝に異常をきたす疾患の精査に用いられる．リンや腎機能も同時に測定し，セットにして評価する．測定可能なPTHは数種類あるが，一般にintact PTHを測定する．

　原発性副甲状腺機能亢進症ではPTH高値，カルシウム高値，リン低値となるが腎機能低下に伴う**二次性副甲状腺機能亢進症**ではPTH高値，カルシウム低値，リン高値となる．**悪性腫瘍**による高カルシウム血症ではPTHは低値となる．**ビタミンD**が不足するとカルシウム濃度が低下してPTHが高値になり，逆にビタミンDの過剰摂取でカルシウム濃度が高くなるとPTHは低値になる．

intact PTH

- 基準値
  10〜65 pg/mL
- 基準値をはずれたとき考えられる主な病気
  ＜高値＞副甲状腺機能亢進症，慢性腎不全，ビタミンD欠乏症，偽性副甲状腺機能低下症など
  ＜低値＞副甲状腺機能低下症，ビタミンD中毒症など

負荷試験

　偽性副甲状腺機能低下症の鑑別目的にエルスワース・ホワード試験がある．

H　レニン-アルドステロン系

　血圧や電解質・腎機能などと合わせて評価する．早朝安静（30分程度）・臥床・空腹状態で測定し，ホルモン値に影響を与える降圧薬は事前に中止しておく必要がある．目的によっては立位で測定する．

> **メモ**
> スピロノラクトン・エプレレノンは6週間，アンジオテンシン変換酵素阻害薬・アンジオテンシンⅡ受容体拮抗薬は2週間の休薬が必要である．

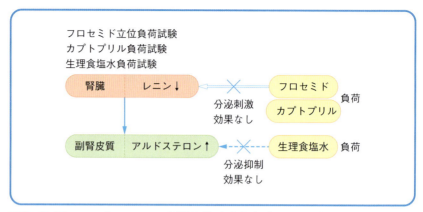

図Ⅱ-2-10　アルドステロン分泌過剰（副腎腺腫，過形成）

　近年，**二次性高血圧**の原疾患として**原発性アルドステロン症**が重視されてきているため，このホルモン系の測定とその解釈も重要性を増している．

レニン

- 基準値
  0.3～2.9 ng/mL/時（早朝安静時，臥位）
  0.3～5.4 ng/mL/時（早朝安静時，立位）
- 基準値をはずれたとき考えられる主な病気
  ＜高値＞腎血管性高血圧，バーター症候群，体液量減少，利尿薬など
  ＜低値＞原発性アルドステロン症，塩分過剰摂取，体液量増加など

アルドステロン

- 基準値
  29.9～159 pg/mL（早朝安静時，臥位）
  38.9～307 pg/mL（早朝安静時，立位）
- 基準値をはずれたとき考えられる主な病気
  ＜高値＞原発性アルドステロン症，腎血管性高血圧，バーター症候群，体液量減少，利尿薬など
  ＜低値＞ステロイドの投与，クッシング症候群，先天性副腎過形成など

負荷試験

- アルドステロン分泌刺激試験：なし
- アルドステロン分泌抑制試験（**図Ⅱ-2-10**）
  ・生理食塩水負荷試験：原発性アルドステロン症では自律的にアルドステロンが分泌されフィードバックがかからないため，アルドステロン分泌抑制されない．
- レニン分泌刺激試験（**図Ⅱ-2-10**）

- カプトプリル負荷試験：正常ではカプトプリルによってアルドステロンの生成が低下しフィードバックでレニンが上昇するが，原発性アルドステロン症では負荷後もアルドステロンの自律的分泌過剰が持続しレニン分泌は負のフィードバックがかかったままのためレニンは増加しない．
- フロセミド立位負荷試験：正常ではレニン分泌量が増加するが，原発性アルドステロン症では負荷後もアルドステロンの自律的分泌過剰が持続しレニン分泌は負のフィードバックがかかったままのためレニンは増加しない．
● レニン分泌抑制試験：なし

I カテコラミン系

<u>二次性高血圧</u>の精査時に測定する．血液中の値は変動が大きいため，尿中測定値を重視する．<u>褐色細胞腫</u>の疑いがある場合にはさらに尿中のメタネフリン分画も測定する．褐色細胞腫では測定値が正常上限の数倍以上増加する．カテコラミンの低値は臨床上ほとんど問題ない．

カテコラミン
● 基準値

血漿カテコラミン3分画	単位：pg/mL
アドレナリン	100 以下
ノルアドレナリン	100〜450
ドパミン	20 以下

尿中カテコラミン3分画	単位：µg/日
アドレナリン	3.4〜26.9
ノルアドレナリン	48.6〜168.4
ドパミン	365.0〜961.5

● 基準値をはずれたとき考えられる主な病気
　＜高値＞褐色細胞腫，神経芽細胞腫，高血圧症，一部の抗うつ薬の影響など
　＜低値＞自律神経失調症の一部，起立性低血圧症の一部など

負荷試験
● カテコラミン分泌刺激試験：なし
● アルドステロン分泌抑制試験
- クロニジン負荷試験：褐色細胞腫ではカテコラミンが自律的に過剰分泌されるため，負荷後カテコラミン分泌は抑制されない．

> **注意**
> 以前はグルカゴン負荷試験が行われていたが，高血圧緊急症を誘発するリスクが高いため禁忌である．

J 糖代謝系

<u>インスリン</u>は<u>血糖</u>と併せて測定し同時評価する．1日の分泌量を測定する場合は，化学的に安定している蓄尿中C-ペプチドを測定してインスリン分

泌量の代用とする．インスリン治療中の場合は血中インスリン濃度は内因性と注射由来の外因性の区別ができないため，血中 C-ペプチドでインスリン分泌量を評価する．インスリンの分泌量は血糖値やインスリン抵抗性で変動するため「異常値」・「正常値」を規定することは困難であり，血糖値の補助データとして使用する．なお，グルカゴンやソマトスタチンは通常は測定しない．

　HbA1c は，赤血球の中に存在し体内に酸素を運ぶヘモグロビンがブドウ糖と結合してできたもので，血糖値に応じて量が多くなる．HbA1c が作られた割合（％）は過去数ヵ月間の血糖値の平均に相関することが知られているため，血糖値の平均値の指標となる．たとえば HbA1c 6.0％，8.0％はそれぞれ平均血糖値 126 mg/dL，183 mg/dL に相当する．肝臓で作られるアルブミンにブドウ糖が結合した物を**グリコアルブミン**という．これも血糖値が高いほどその割合が増えるがヘモグロビンよりもアルブミンのほうが体内での寿命が短く，グリコアルブミンの割合は過去1～2週間の血糖値の平均に関連する．

　血糖は食事や運動の前後で検査結果が変動するが，HbA1c もグリコアルブミンもこれらの短期的な影響を受けず安定している．HbA1c のほうが血糖コントロールの指標として使われてきた歴史が長く，血糖コントロールの目標値として確立されている．一方，短期間に血糖コントロール状態の変化しやすい不安定な糖尿病や，妊娠糖尿病などではグリコアルブミンの測定が有意義である．慢性肝疾患や慢性腎不全など HbA1c が偽低値になりやすい病気での血糖コントロール目標にも用いられる．両者とも血糖コントロールという点に関しては万能ではないので，血糖値を測定することも重要である．

> **HbA1c**
> 「ヘモグロビンエーワンシー」と呼ぶ．

インスリン

- 基準値

　　1.84～12.2 μIU/mL　　（負荷前）

- 基準値をはずれたとき考えられる主な病気

　　＜高値＞高血糖（インスリン抵抗性）：2型糖尿病，副腎皮質ステロイド薬使用，肝硬変など
　　　　　　低血糖：インスリノーマ，スルホニル尿素薬使用，グリニド薬使用，インスリン注射使用など
　　＜低値＞高血糖（インスリン分泌能低下）：糖尿病ケトアシドーシス，高血糖高浸透圧症候群，1型糖尿病，糖毒性など
　　　　　　低血糖：副腎不全，敗血症など

血糖

- 基準値　70～109 mg/dL

- 基準値をはずれたとき考えられる主な病気

　　＜高値＞糖尿病，耐糖能異常，肝炎，慢性膵炎，クッシング症候群・褐色

細胞腫・先端巨大症などの内分泌疾患，ストレスなど
＜低値＞インスリノーマ，糖尿病治療薬性，副腎不全，敗血症，反応性低血糖，胃切除後，インスリン自己免疫症候群，肝硬変，腎不全など

> **低血糖，重症低血糖**
> 一般に，血糖値 70 mg/dL 未満を「低血糖」，50 mg/dL 未満を「重症低血糖」という．

> **臨床で役立つ知識　血糖自己測定（SMBG）**
> 指先や耳介を穿刺して得られた少量末梢血中の血糖値を簡易器で測定するシステム．5 秒程度で測定完了する．病棟で広く普及しているほか，インスリン自己注射患者などに保険適用がある．果物を食べたあとに手を洗わずに測定すると果汁中の糖まで測定されてしまうことに注意が必要である．血糖そのものではないが，皮下間質液中のブドウ糖濃度を血糖値の代用として持続的にモニターする簡易装置もある．

HbA1c
- 基準値　4.6〜6.2％
- 基準値をはずれたとき考えられる主な病気
　＜高値＞糖尿病，耐糖能異常，肝炎，慢性膵炎，クッシング症候群・褐色細胞腫・先端巨大症などの内分泌疾患，ストレスなど
　＜低値＞貧血，慢性腎不全，肝硬変，インスリノーマなどの慢性低血糖を生じる病気，異常ヘモグロビン血症など

グリコアルブミン
- 基準値　12.4〜16.3％
- 基準値をはずれたとき考えられる主な病気
　＜高値＞糖尿病，糖尿病予備群状態（境界型），肝炎，慢性膵炎，クッシング症候群などホルモンの病気，甲状腺機能低下症など
　＜低値＞低アルブミン血症，ネフローゼ症候群，甲状腺機能亢進症，低栄養など

抗体
- 抗 GAD 抗体・抗 ICA 抗体・抗 IA-2 抗体：1 型糖尿病・緩徐進行 1 型糖尿病で陽性

負荷試験
- インスリン分泌刺激試験
- グルカゴン負荷試験：インスリン分泌予備能が低下していると，インスリン分泌を刺激するグルカゴンを投与しても C-ペプチドの増加量は低値である．

> **もう少しくわしく** そのほかの糖代謝系の検査
>
> ● HOMA-IR（インスリン抵抗性）指数
> 空腹時血糖値（mg/dL）×空腹時インスリン値（μU/mL）÷405 で算出され，1.6 未満は正常，2.5 以上でインスリン抵抗性ありと判定する．ただし，インスリン療法中は使用できず，軽度～中等度の糖尿病でないと評価不可能である．
> ● 蓄尿中 C-ペプチド量
> プロインスリンが分解されて 1：1 の量でインスリンと C-ペプチドが血中に膵臓 β 細胞から分泌される．C-ペプチドは分解されずに安定して尿中に排出されるため，24 時間蓄尿中の C-ペプチド量を測定するとインスリン分泌予備能が予測できる．一般に，20 μg/日未満であればインスリン分泌能が低下していてインスリン依存状態であると判定する．
> ● 尿糖
> 血糖は腎糸球体で全量濾過されたあと，近位尿細管で 100％再吸収され尿糖は陰性になるが，血糖値が 170 mg/dL を超えると再吸収しきれず尿糖陽性となる．コントロール良好の糖尿病では尿糖は陰性のことが多いが，糖尿病が治癒したわけではない．また，糖尿病治療薬である SGLT2 阻害薬は尿細管での糖再吸収を抑制し尿糖を陽性にすることで血糖を降下させる作用をもつため，血糖コントロールはよくなるが尿糖は増加するという現象が起こる．

- インスリン分泌抑制試験
  - 絶食試験：インスリノーマでは低血糖発症時にもインスリン分泌が自律的に持続するためフィードバックがかからず，インスリン分泌量が抑制されない．
- 75 g 経口ブドウ糖負荷試験（OGTT）（図Ⅱ-2-11）

耐糖能異常・糖尿病では血糖高値，インスリン分泌上昇の遅延を認めることも多い．耐糖能異常・糖尿病の診断上は負荷前と負荷後 2 時間の血糖値を測定すれば十分だが，インスリン抵抗性やインスリン分泌能の病態を把握するために 30 分・60 分・90 分の血糖値・インスリン値も測定することが多い．
反応性低血糖では負荷後 3～6 時間して低血糖をきたす．

> **臨床で役立つ知識** 耐糖能異常
>
> 血糖上昇は炭水化物摂取・糖質コルチコイド・グルカゴン・GH など多くの要因によって生じるが，血糖値を下げる作用があるホルモンはインスリンだけである．これらの因子によって血糖変動域を正常にコントロールする機能を「耐糖能」という．インスリンの作用不足や分泌低下によって血糖降下機能が低下し，高血糖が持続する病態を耐糖能低下（耐糖能異常）と呼ぶ．初期は食後高血糖が特徴だが，進行すると空腹時高血糖も生じる．

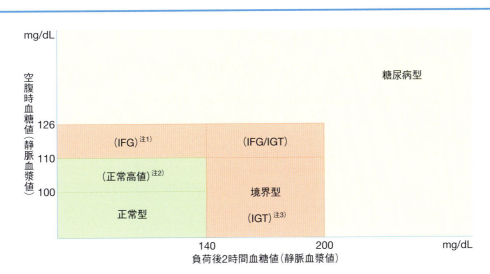

図 Ⅱ-2-11　空腹時血糖値および 75gOGTT による判定区分
[日本糖尿病学会編・著：糖尿病治療ガイド 2024，文光堂，p.18，2024 より転載]
空腹時（負荷前）血糖値 126 mg/dL 以上または負荷後 2 時間血糖値 200 mg/dL 以上が糖尿病型である．

K　脂質代謝系

以前は総コレステロール値を利用していたが，現在では **LDL-C**，**HDL-C**，**中性脂肪**（**トリグリセリド**，**TG**）の 3 要素それぞれを評価することが重要となっている．TG が 400 mg/dL 未満では，LDL-C は下記式にて推算するが，それ以外では実測する．

推算 LDL-C ＝総コレステロール－HDL-C－（TG÷5）

いずれも生活習慣の聴取や原疾患の追究も重要である．

LDL-C

- 基準値　70〜139 mg/dL
- 基準値をはずれたとき考えられる主な病気
  <高値>原発性脂質異常症，甲状腺機能低下症，ネフローゼ症候群，副腎皮質ステロイド薬など
  <低値>甲状腺中毒症，肝硬変，悪性腫瘍，低栄養など

> **採血のタイミング**
> TG は食後に上昇するため，空腹時に採血をする．

HDL-C

- 基準値
  男性 40〜86 mg/dL
  女性 40〜96 mg/dL
- 基準値をはずれたとき考えられる主な病気
  ＜高値＞原発性胆汁性胆管炎，CETP 欠損症，アルコール多飲，エストロゲン補充など
  ＜低値＞肥満，喫煙など

TG

- 基準値　50〜149 mg/dL
- 基準値をはずれたとき考えられる主な病気
  ＜高値＞肥満，糖尿病，飲酒，副腎皮質ステロイド薬，サイアザイド薬，エストロゲン補充など
  ＜低値＞低栄養など

L　尿酸代謝系

　尿酸値は男性のほうが一般に高値である．尿酸値上昇の機序には，①尿酸の産生亢進，②尿酸排泄の低下の2つがあり，尿中尿酸排泄量も適宜測定して鑑別する．

尿 酸

- 基準値
  男性 3.7〜7.0 mg/dL
  女性 2.5〜7.0 mg/dL
- 基準値をはずれたとき考えられる主な病気
  ＜高値＞尿酸産生亢進型：遺伝性疾患，腫瘍細胞崩壊など
  　　　　尿酸排泄低下型：腎不全，利尿薬
  　　　　混合型：肥満，飲酒，運動負荷，ニコチン酸など
  ＜低値＞SIADH など

3 治療

1 内分泌・代謝疾患の治療法

　内分泌・代謝疾患の治療には生活習慣改善（食事療法・運動療法・禁煙・節酒・肥満是正）・薬物療法・手術療法・放射線療法（外照射・内照射）がある．二次性・薬剤性の場合は，原疾患の治療や誘因薬剤変更が優先される．

A　手術療法

目的，適応，考え方

　ホルモン産生腫瘍性疾患治療の根治療法である．薬物療法や放射線療法と併用することも多い．腫瘍による圧迫症状がある場合にも減圧術の適応がある．

侵襲性，副作用，リスク，注意点

　疼痛・出血・感染などのリスクのほか，多臓器損傷や合併症・後遺症のリスクもある．褐色細胞腫は術前に薬物療法を強化しておかないと術中に**クリーゼ**が誘発されるリスクがある．

B　薬物療法

目的，適応，考え方

- **ホルモン作用増強治療**：ホルモン低下症ではホルモンを産生を増量させる薬物を投与する．その治療が困難または不可能の場合は，低下しているホルモンの補充や標的器官での産生物質の補充を行う．
- **ホルモン作用低下治療**：ホルモン分泌過剰疾患では，ホルモン合成量やホルモン作用を低下させる治療を行う．ホルモン合成量低下治療としては，ホルモン合成阻害薬・ホルモン分泌抑制薬などがある．また，対症療法としてホルモン作用を低下させる薬物を投与する．

侵襲性，副作用，リスク，注意点

　手術療法と比較して一般に侵襲性は低いが，全身性の副作用リスクは小さくない．無症状でも，副作用出現の可能性がないか問診や検査で適宜確認す

る必要がある．

C 放射線療法

目的，適応，考え方
　下垂体腫瘍切除術後に放射線照射を適宜併用して残存腫瘍崩壊や機能低下を図る．奏効するまで半年以上かかることが多い．バセドウ病や甲状腺がん術後にアイソトープ内服を使用することもある．

侵襲性，副作用，リスク，注意点
　侵襲性は非常に低い．後遺症として下垂体機能低下症や甲状腺機能亢進症が生じやすい．また，視神経障害の合併症リスクもある．

D 生活習慣改善

目的，適応，考え方
　生活習慣病と呼ばれる代謝疾患の基本治療である．

注意点
　長期にわたり生活習慣を改善して維持するのは容易でないことが多い．また，極端に偏った食事や強度の運動によって健康を害するリスクもある．

2 内分泌・代謝疾患の基本的治療

A ACTH-コルチゾール系

1) クッシング症候群 （p.178 参照）

　根治療法としては，**クッシング病（下垂体腺腫）・副腎腺腫・異所性 ACTH 産生腫瘍**いずれも腫瘍摘出術が第一選択である．下垂体切除・副腎切除後に他ホルモン系も含めてホルモン補充療法が必要となることもある．下垂体残存病巣に対しては放射線照射を追加するが，奏効には2～5年かかる．後遺症としては視神経損傷や下垂体機能低下症がある．副腎がんには抗がん薬を投与することもある．

　対症療法としては，手術不可能例ではクッシング症候群の各徴候・症状に対する対症療法を行う．

クッシング症候群の治療

	治療法（適応）	目的・作用
根治療法	手術 放射線照射（手術後） 抗がん薬（悪性の場合）	病巣摘出 残存組織破壊 組織破壊
対症療法	各徴候・症状に対する治療 ホルモン合成阻害薬	合併症管理 コルチゾール合成阻害

2）コルチゾール分泌不全（原発性副腎皮質機能低下症，汎下垂体機能低下症，副腎皮質刺激ホルモン単独欠損症）

　根治療法としては，下垂体腫瘍による圧迫によって二次性副腎不全が生じている場合は下垂体腺腫摘出する．これにより機能が回復する可能性がある．

　対症療法としては，原発性副腎皮質機能低下症ではコルチゾールとアルドステロンの両方が低下するため，薬剤としてヒドロコルチゾンとフルドロコルチゾンを投与する．二次性副腎不全（汎下垂体機能低下症・副腎皮質刺激ホルモン単独欠損症など）では，ACTH依存性のコルチゾールが低下するがアルドステロンは低下しないためヒドロコルチゾンのみを投与する．下垂体出血による場合は減圧目的に副腎皮質ステロイド薬投与・減圧術を適宜施行する．シックデイには外的ストレスに対処するために服用量を倍増するよう指導する．

コルチゾール分泌不全の治療

	治療法（適応）	目的・作用
根治療法	下垂体腺腫摘出	下垂体腫瘍による圧迫によって二次性副腎不全をきたしている場合に腫瘍摘出によって圧迫を解除
対症療法	副腎皮質ステロイド薬 　ヒドロコルチゾン（原発性・二次性） 　フルドロコルチゾン（原発性）	副腎皮質ステロイド薬補充・下垂体出血の場合は減圧効果

B TSH-甲状腺ホルモン系

1）甲状腺機能亢進症（バセドウ病（p.136，参照），プランマー病（p.139，参照），TSH産生下垂体腫瘍）

　根治療法としては，バセドウ病，プランマー病ではホルモン合成阻害薬としてチアマゾールやプロピルチオウラシルを投与する．バセドウ病では抗TRAbも陰性化した寛解になることも少なくない．ヨウ化カリウムも短期間併用することもある．アイソトープ治療や甲状腺切除術は通常は第二選択療

法である．アイソトープ治療や甲状腺切除術では甲状腺機能低下症になりやすい．甲状腺摘出術では副甲状腺機能低下症や喉頭神経麻痺などの後遺症が生じやすい．TSH産生下垂体腫瘍に対しては下垂体腺腫摘出術と下垂体放射線照射を行う．

対症療法としては，代謝亢進に対してβ遮断薬を投与するが，喘息などで投与不可能な場合はジルチアゼムやベラパミルを投与する．副腎皮質ステロイド薬やプロピルチオウラシルは肝臓での$T_4 \rightarrow T_3$変換を抑制する．バセドウ病眼症進展抑制には禁煙が必要である．

甲状腺機能亢進症の治療

	治療法（適応）	目的・作用
根治療法	チアマゾール・プロピルチオウラシル	甲状腺ホルモン産生抑制・抗体価低下
	ヨウ化カリウム	甲状腺ホルモン産生抑制
	アイソトープ治療	甲状腺組織破壊
	手術	病巣摘出
	甲状腺切除（バセドウ病・プランマー病）	
	下垂体腺腫摘出・下垂体放射線照射（TSH産生下垂体腺腫）	
対症療法	β遮断薬	代謝抑制
	副腎皮質ステロイド薬	$T_4 \rightarrow T_3$変換抑制
	ソマトスタチンアナログ（TSH産生下垂体腺腫）	TSH分泌抑制

2）甲状腺機能低下症

根治療法はない．対症療法としては，欠乏しているレボチロキシンの補充療法を行う．ヨード過剰摂取により甲状腺ホルモンの産生量が低下するため，ヨード制限食も適宜行う．

甲状腺機能低下症の治療

	治療法（適応）	目的・作用
対症療法	レボチロキシン	甲状腺ホルモン補充

3）甲状腺炎（亜急性・無痛性）（p.141, 146参照）

根治療法はない．対症療法としては，代謝亢進に対してβ遮断薬を投与するが，喘息などで投与不可能な場合はジルチアゼムやベラパミルを投与する．甲状腺機能低下症の時期には欠乏しているレボチロキシンの補充療法を行う．亜急性甲状腺炎による疼痛に対しては非ステロイド性抗炎症薬（NSAIDs）や副腎皮質ステロイド薬を投与する．

甲状腺炎の治療

	治療法（適応）	目的・作用
対症療法	β遮断薬 NSAIDs（亜急性甲状腺炎） 副腎皮質ステロイド薬（亜急性甲状腺炎） レボチロキシン（甲状腺機能低下期）	代謝抑制 鎮痛 鎮痛・$T_4 \rightarrow T_3$変換抑制 甲状腺ホルモン補充

4）甲状腺がん（p.149 参照）

　外科的摘出術を行う．がん種によっては甲状腺全摘後にアイソトープ治療も追加する．リンパ腫に対しては化学療法を施行する．

甲状腺がんの治療

	治療法（適応）	目的・作用
根治療法	手術 アイソトープ治療（甲状腺全摘後） 抗がん薬（リンパ腫）	病巣摘出・圧迫解除 残存腫瘍破壊 化学療法

C　ゴナドトロピン-性ホルモン系

1）性ホルモン過剰症

　根治療法としては，病巣（卵巣・精巣・副腎・下垂体）の摘出術を行う．ゴナドトロピン産生下垂体腺腫はきわめてまれである．

　対症療法としては，中枢性思春期早発症（p.195 参照）には薬物療法（GnRHアナログ製剤投与）により性ホルモン分泌を低下させる．女性の場合，経口避妊薬やスピロノラクトンによってテストステロンの分泌量や作用を調節することもある．排卵誘発にはクロミフェンを投与する．

性ホルモン過剰症の治療

	治療法（適応）	目的・作用
根治療法	手術	病巣摘出
対症療法	GnRHアナログ製剤（中枢性思春期早発症） 経口避妊薬（多囊胞性卵巣症候群） スピロノラクトン（多囊胞性卵巣症候群）	ホルモン産生抑制 テストステロンの分泌量抑制 テストステロンの作用低下

2）性腺機能低下症（p.188，192 参照）

　根治療法としては，原疾患があればその治療を行う．対症療法としては，女性の場合はエストロゲンとプロゲステロンの補充療法（子宮全摘後の場合

はプロゲステロン投与不要），男性の場合はテストステロンの補充療法を行う．

性腺機能低下症の治療

	治療法（適応）	目的・作用
対症療法	女性：エストロゲン・プロゲステロン 男性：テストステロン	女性ホルモン補充 男性ホルモン補充

D GH-IGF-1（ソマトメジン C）系

1）巨人症・先端巨大症

　根治療法としては，GH 産生下垂体腺腫の摘出術を行う．一般に，術後にソマトスタチンアナログ・GH 受容体拮抗薬・ドパミン受容体作動薬を投与したり放射線療法を併用したりする．根治療法が成功しても骨軟部組織の変化は非可逆的である．

　対症療法としては，GH 過剰によって引き起こされる各徴候・症状に対する治療を行う．

巨人症・先端巨大症の治療

	治療法（適応）	目的・作用
根治療法	手術 放射線療法	下垂体腺腫摘出 残存腫瘍破壊
対症療法	ソマトスタチンアナログ，GH 受容体拮抗薬，ドパミン受容体作動薬	ホルモン産生抑制

2）GH 欠損症・GH 分泌不全性低身長症

　根治療法としては，原疾患があればその治療を行う．対症療法としては，GH 補充を行うが，高血糖や悪性腫瘍がある場合は投与禁忌である．

GH 欠損症・GH 分泌不全性低身長症の治療

	治療法（適応）	目的・作用
対症療法	GH 製剤	GH 補充

E PRL 系・オキシトシン系

1）プロラクチノーマ（p.126 参照）

　根治療法としては，ドパミン受容体作動薬が著効するため薬物療法が第一

選択となり，効果不十分のときに手術療法を適宜追加する．また，原疾患があればその治療をまず行う．対症療法はない．

プロラクチノーマの治療

	治療法（適応）	目的・作用
根治療法	ドパミン受容体作動薬 手術（薬物療法効果不十分のとき）	下垂体腺腫縮小・消失 残存腫瘍摘出

2）低 PRL 血症

原疾患があればその治療を行うが，現時点では直接の治療法はない．

F ADH 系

1）SIADH（p.130 参照）

根治療法としては，原疾患の治療と水分制限が基本となる．対症療法としては，意識障害などの神経症状を伴う場合は高張食塩水を投与する．効果不十分の場合はモザバプタンの投与を検討する．

SIADH の治療

	治療法（適応）	目的・作用
根治療法	原疾患の治療・水分制限	低ナトリウム血症・ADH 分泌異常の是正
対症療法	高張食塩水	低ナトリウム血症の是正

2）尿崩症（p.129 参照）

根治療法としては，原疾患があればその治療をする．対症療法としては，腎性尿崩症の場合，デスモプレシン（DDAVP）投与により尿量・浸透圧の是正をする．点鼻スプレーや点鼻薬が有効で，経口薬は効果が不安定なことが多い．また，適正な飲水を励行する．

尿崩症の治療

	治療法（適応）	目的・作用
根治療法	原疾患の治療	
対症療法	デスモプレシン 飲水量適正化	利尿抑制 脱水補正

G PTH系

1）原発性副甲状腺機能亢進症（p.158参照）

　根治療法としては，手術により病巣腺を摘出する．対症療法としては，カルシウム受容体作動薬によりPTH分泌を抑制することで高カルシウム血症是正につながる．ただし，骨粗鬆症は改善しない．一方，ビスホスホネート製剤は副甲状腺ホルモン（PTH）の分泌は抑制しないが高カルシウム血症と骨粗鬆症の治療に役立つ．

PTH：parathyroid hormone

原発性副甲状腺機能亢進症の治療

	治療法（適応）	目的・作用
根治療法	手術	病巣摘出
対症療法	カルシウム受容体作動薬 ビスホスホネート製剤	PTH分泌を抑制 血清カルシウム値低下・骨融解抑制

2）二次性副甲状腺機能亢進症（p.158参照）

　根治療法としては，生体腎移植により根治が見込まれる．対症療法としては，腎機能低下の抑制を図る．カルシウム受容体作動薬によりPTH分泌を抑制する．標的器官である腎臓の機能が低下しているために低値となる活性型ビタミンD_3製剤とカルシウム製剤を投与する．

二次性副甲状腺機能亢進症の治療

	治療法（適応）	目的・作用
根治療法	生体腎移植	PTH分泌を正常化
対症療法	腎機能悪化の抑制 カルシウム受容体作動薬 活性型ビタミンD_3製剤・カルシウム製剤	PTH分泌亢進を抑制 PTH分泌を抑制 各補充およびPTH分泌を抑制

3）副甲状腺機能低下症（p.160参照）

　根治療法はない．対症療法としては，活性型ビタミンD_3製剤とカルシウム製剤を投与する．PTH製剤投与の適応はない．

副甲状腺機能低下症の治療

	治療法（適応）	目的・作用
対症療法	活性型ビタミンD_3製剤・カルシウム製剤	各補充

H レニン-アルドステロン系

1）原発性アルドステロン症（p.177 参照）

　根治療法としては，片側副腎腺腫の場合は手術による患側副腎摘出が第一選択である．対症療法としては，両側副腎過形成の場合は降圧薬投与と適宜カリウム補充を行う．

原発性アルドステロン症の治療

	治療法（適応）	目的・作用
根治療法	手術（片側副腎腺腫）	病巣摘出
対症療法	エプレレノン，スピロノラクトン（両側副腎過形成）	アルドステロンの作用を低下

2）アルドステロン分泌不全（原発性副腎皮質機能低下症）（p.173 参照）

　根治療法はない．対症療法としては，ヒドロコルチゾン（糖質コルチコイド）と併せてフルドロコルチゾン（鉱質コルチコイド）を投与する．

アルドステロン分泌不全の治療

	治療法（適応）	目的・作用
対症療法	フルドロコルチゾン	副腎皮質ステロイド薬補充

I カテコラミン系

1）褐色細胞腫（p.181 参照）

　根治療法としては，手術による病巣摘出が第一選択である．悪性の場合は化学療法も検討する．
　対症療法としては，α遮断薬とβ遮断薬を投与して交感神経作用を低下させる（β遮断薬の単独投与は禁忌）．

褐色細胞腫の治療

	治療法（適応）	目的・作用
根治療法	手術	病巣摘出
対症療法	α遮断薬・β遮断薬	交感神経の作用を低下

J 膵臓・消化管ホルモン系

1-1）インスリノーマ

　根治療法としては，手術による病巣摘出が第一選択である．悪性の場合は

化学療法も検討する．対症療法としては，ブドウ糖を投与するほか，ジアゾキシド投与などによりインスリン分泌を抑制する．

インスリノーマの治療

	治療法（適応）	目的・作用
根治療法	手術	病巣摘出
対症療法	ブドウ糖 ジアゾキシド，ソマトスタチンアナログ	血糖値上昇 インスリン分泌を抑制

1-2）インスリン分泌不全

根治療法としては，膵臓移植・膵島移植により根治が見込まれるが日本での実施数は少ない．対症療法としては，インスリン注射の適応となるが，2型糖尿病ではその他の糖尿病治療薬も一部有効である．

インスリン分泌不全の治療

	治療法（適応）	目的・作用
根治療法	膵臓移植・膵島移植	インスリン分泌正常化
対症療法	インスリン製剤 その他の糖尿病治療薬（2型糖尿病）	インスリン補充 インスリン分泌促進， インスリン抵抗性改善など

2-1）グルカゴノーマ

根治療法としては，手術による病巣摘出が第一選択である．悪性の場合は化学療法も検討する．対症療法としては，高血糖に対する治療を適宜行う．

グルカゴノーマの治療

	治療法（適応）	目的・作用
根治療法	手術	病巣摘出
対症療法	血糖降下薬 ソマトスタチンアナログ	高血糖に対する治療 インスリン分泌を抑制

2-2）グルカゴン分泌不全

根治療法として，適用のある治療法はない．対症療法としては，重症低血糖発症時にはグルカゴン注射の適用がある．

グルカゴン分泌不全の治療

	治療法（適応）	目的・作用
対症療法	グルカゴン製剤（重症低血糖時）	グルカゴン補充

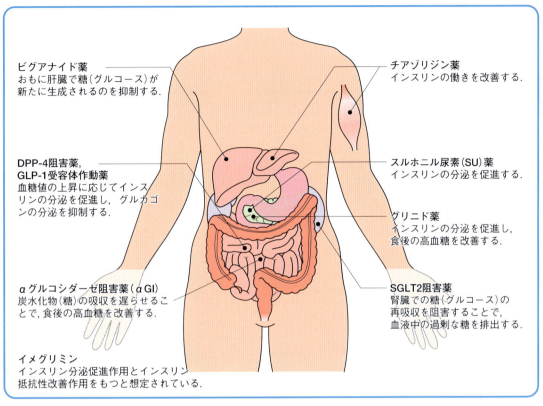

図Ⅱ-3-1 経口糖尿病治療薬の主な作用

3）神経内分泌腫瘍症（p.197 参照）

根治療法としては，手術による病巣摘出が第一選択である．対症療法としては，ソマトスタチンにより過剰分泌ホルモンの分泌抑制をする．

神経内分泌腫瘍症の治療

	治療法（適応）	目的・作用
根治療法	手術	病巣摘出
対症療法	ソマトスタチンアナログ	各種ホルモン産生を抑制

K 糖代謝系

生活習慣の是正を行っても血糖コントロール不十分の場合やインスリンが必要な病態では薬物療法を行う．糖尿病の合併症を予防・抑制するためには良好な血糖管理が重要だが，同時に低血糖回避も必要である．糖尿病治療薬

には，インスリン抵抗性改善薬，インスリン分泌促進薬，ブドウ糖吸収遅延作用薬，尿糖排泄促進薬，インスリン注射，GLP-1 受容体作動薬注射，GIP/GLP-1 受容体作動薬がある．主な経口糖尿病治療薬の作用を**図Ⅱ-3-1** にまとめた．

近年，減量手術としての胃部分切除（p.232 参照）や消化管バイパス術により血糖コントロールも改善することが示されている．

L 脂質代謝系

生活習慣の是正を行ってもコントロール不十分の場合は薬物療法を行う．コレステロール吸収阻害薬・コレステロール生合成阻害薬などがある．コレステロール生合成阻害薬は肝での LDL-C 取り込み促進も行う．近年，肝での LDL-C 取り込みを促進する注射薬も登場し，薬剤併用によって LDL-C は著明に低下させることが可能となった．家族性高コレステロール血症では血漿交換も行う．

M 尿酸代謝系

生活習慣の是正を行ってもコントロール不十分の場合は薬物療法を行う．尿酸合成阻害薬・尿酸排泄促進薬があるが前者が第一選択となる．腎結石・尿路結石がある場合は，後者によって結石症が悪化するリスクがある．尿酸結石予防としてクエン酸を投与する（尿をアルカリ性にすることで尿酸を結晶化しにくくする）．痛風発作時には NSAIDs やコルヒチン，副腎皮質ステロイド薬を投与して抗炎症・鎮痛を図るが，尿酸降下薬は急性期には投与しない（発作が悪化するため）．

4 内分泌疾患の患者への看護

1 内分泌疾患の患者の特徴

　内分泌系は身体全体がうまく働くように調和を保つ役割を担っている．そのため内分泌疾患はその症状が全身に及び，外観の変化に現れることも多く，症状も多様である．たとえばバセドウ病では症状として動悸，発汗過多，体重減少，易興奮性，不安などがみられ，外観の変化として眼球突出や甲状腺腫大などが現れる．そのため苦痛も非常に大きく，日常生活を調整せざるをえないことも多く，身体面のみならず精神面・社会面に与える影響も大きい．

　また，診断にいたるまでの検査は特殊なものが多く，疾患によっては診断に時間のかかるものもあり，その間患者は不安な気持ちを抱えながら過ごすことになる．さらに，診断後の治療は長期にわたることが多く，疾患によっては生涯内服・注射を継続しなければならない．**ストレス**から病態が悪化することもあり，その際には薬剤の調整も必要となってくる．内分泌疾患を抱える患者にとって，薬剤の自己管理の継続は大きな課題である．

> **ストレスの具体例**
> 精神的ストレスのほか，感冒，疲労，外傷，火傷，妊娠・出産，温度刺激など．

2 内分泌疾患の治療を行う患者への支援

A 薬物療法

　多くの内分泌疾患が定期的な外来通院での治療となる．長期もしくは生涯にわたっての内服・注射が必要となってくるため，治療開始時は**服薬アドヒアランス***が良好でも自覚症状の改善や長期治療の負担感から中断する患者もいる．しかし，治療の中断に伴い症状が再燃することもあるため，定期的に受診し薬剤管理を継続する必要がある．そのための支援として，治療に対する思いを表出してもらい，その思いを傾聴し疾患に対する受け止め方や理解度，自己管理能力をアセスメントする．そして，薬剤管理に困難を感じている患者に対しては，継続するための方法を患者・家族とともに考える．また，自己注射を行う場合は，注射手技の指導を行う．理解度を確認しながら，場合によっては家族も含めた指導を行う．

> *服薬アドヒアランス
> 患者が納得して自己決定した服薬行動を守ること．ポイントは治療に対する姿勢が主体的ということである．

さらに，症状が安定していたとしても薬の副作用の出現やストレスなどによって急激に悪化することもあるため，日頃から異常時の対処方法を指導することが重要である．副作用や状態悪化時の症状を説明し，定期受診日でなかったとしても異常時には放置せずすぐ連絡するよう指導を行う．たとえば，バセドウ病の抗甲状腺薬では重篤な副作用として無顆粒球症（p.137参照）があり，発熱した場合は医療機関へ連絡するよう伝える．また，副腎皮質ステロイドホルモン補充療法を行っている場合は，発熱，外傷，手術などのストレス時には薬剤の調整が必要となるが，その対処方法を丁寧に指導することも重要となってくる（p.121，［ステロイドカバー］参照）．

B 放射線療法

バセドウ病のアイソトープ治療（内照射）は，食事からヨウ素を摂ると甲状腺に放射性ヨウ素が取り込まれにくくなってしまうため，放射性ヨードカプセルを内服する1〜2週間前から**ヨウ素制限**が必要となる．また，治療後3日間は周囲の人への放射線の影響がないよう，トイレで排泄後は2度水を流す，入浴は最後にする，1人で寝る，7日間は子どもや妊婦と1m以内で接触しない，4ヵ月間避妊をする[1]といった注意が必要となる．患者・家族へ丁寧に説明し，理解と同意を得る．

> **メモ**
> 海藻類（昆布，ワカメなど），昆布だしの入った調味料，ヨード含有量を高くしている卵などヨウ素の含まれた食品を食べないように伝える．またヨウ素の含まれたうがい液を使用しないよう伝える．

C 手術療法

甲状腺がんの一部や，バセドウ病で内服効果が得られないときには甲状腺切除術を行う．甲状腺切除術後の合併症としては，出血，喉頭浮腫，反回神経麻痺，副甲状腺機能低下症（p.160参照）があげられる．創部の出血，嗄声，飲み込みにくさ，手足のしびれなどに注意して観察する．

また，甲状腺がんの術後に放射線療法（内照射）を行うこともある．前述のヨウ素制限や日常生活の注意点をわかりやすく説明し，理解と同意を得る．

3 内分泌疾患の患者への心理・社会的援助

A 多様な症状への支援

内分泌疾患の症状は多様であり，患者は多岐にわたる症状を訴えることがある．それらは全身倦怠感，動悸，発熱などの身体症状やいらいら，不安，抑うつなどの精神症状と多岐にわたっており，疾患そのもので現れることもあれば，内服薬によって現れることもある．

患者はなぜこのような症状が起こるのかわからないがために不安の中におり，自分自身を責めてしまうこともある．そのため，疾患と症状との関連性をわかりやすく丁寧に説明し，症状が疾患によって現れていることを患者が理解できるよう説明する．そして，些細と思われる訴えにも丁寧に耳を傾けることも患者の安心につながる．

B 長期にわたる治療への支援

多くの内分泌疾患が長期もしくは生涯にわたる治療を必要とするため，患者は先のみえない不安を抱く．場合によってはライフスタイルや社会的役割の変更を余儀なくされることもあり，患者はさまざまな感情を抱く．看護師は病気をもちながらも生活する人の現実を理解したうえで，その思いを傾聴し，病気を受け入れるプロセスに寄り添い，患者なりに治療が生活の一部となるように支援する．そのためには，患者が安心して思いを話せるような環境や看護師と患者の信頼関係が重要となってくる．

C ボディイメージ，セクシュアリティの変化への支援

内分泌疾患は外観の変化が現れることもある．バセドウ病では眼球突出，甲状腺腫大など，クッシング病では満月様顔貌，中心性肥満など，先端肥大症では顔貌変化，末端肥大などがある．また，性徴障害（p.188参照），不妊，女性化乳房などセクシュアリティへの影響も認めることがある．

疾患によっては治療とともに軽快することもあるが，生涯残ることもある．これらの問題は自己概念へ大きな影響を与え，患者は孤独感，喪失感，無価値感などさまざまな思いを抱える．看護師は患者が1人で抱え込んでしまわないように，患者との信頼関係のもと，その変化を受容していくプロセスの支援が必要となる．

D 家族への支援

治療が長期・生涯にわたる疾患は，患者の家族への支援も必要になってくる．家族も患者の病状に不安を抱き，患者をどうサポートしていけばよいか戸惑いを抱く．家族にも病気と症状に関する理解を深めることができるように説明をするとともに，不安などの訴えにも耳を傾け，家族が病とともに生きる患者を理解できるように支援する．

● 引用文献
1) 甲状腺131I内用療法シンポジウム組織委員会ほか編：バセドウ病のアイソトープ治療について（患者さんのためのパンフレット）改訂第4版，p.6-7，2021

5 代謝疾患の患者への看護

1 代謝疾患の患者の特徴

　代謝疾患の多くは慢性的な経過をたどり，患者は発症時からほぼ一生にわたり，疾患と共存し折り合いをつけていく．とくに，生活のあり方がコントロールに影響する疾患では，内服や注射などの薬物療法に加え，食事や活動に配慮していくことが求められ，日常生活が制限されることがある．

　代謝疾患の患者の特徴の1つに，症状の乏しさがある．とくに，慢性期に現れる症状は，口渇，倦怠感など，生活の中でのちょっとした身体の変化であることが多く，疾患による症状として捉えにくい．このことは，患者の生活調整への動機づけをむずかしくさせ，治療の中断をもたらす場合もある．

　心理・社会的側面では，治療内容や体調により，仕事の選択の幅が狭まったり，これまで行ってきた役割が果たせなくなることがある．また，外見からは病気であることがわかりにくいため，周囲から理解されにくいなど，社会的疎外感，喪失感，負担感などを抱きやすい．

　さらに，治療は生涯に及ぶため，費用がかかる一方で，仕事が思うようにできず，経済的負担がさらに増すという悪循環に陥る場合もある．

　以上のように，代謝疾患の患者は，病気の症状から生じる苦痛と，病気と共に生活していくことによる病気以外の心理・社会的な苦悩が伴う特徴がある．

2 代謝疾患の治療を行う患者への支援

A 代謝疾患の治療を行う患者への療養支援

　代謝疾患の発症には，遺伝的素因から，食事，運動，仕事，子育て・介護など，ライフスタイルにいたるさまざまな要因があげられる．代謝疾患は，身体に代謝異常が生じても自覚症状に乏しく，医療機関を受診するタイミングが遅れ，受診時に合併症が進行している場合もある．

　このため，代謝疾患の治療を行う患者への療養支援では，患者と共に病態

や治療，代謝異常を生じた身体，生活への影響を理解し，患者自身で**セルフマネジメント**の必要性について理解を促すことが大切である．そのうえで，患者が代謝疾患と長期的に付き合っていけるよう，体重，検査値，血糖自己測定値，血圧自己測定値などの**セルフモニタリング**，食事療法，運動療法や薬物療法など，患者のライフスタイルに応じた実行可能なセルフマネジメントの方法を共に検討する．患者が自ら選択したセルフマネジメントの実行度を確認し，検査値や自覚症状などの身体症状や生活への変化を共に振り返りながら継続的に支援する．

B 生活習慣の調整を含めたセルフマネジメントの支援

　代謝疾患を有する患者のセルフマネジメントについて，糖尿病を例に考えてみよう．糖尿病は「インスリン作用不足による慢性の高血糖状態を主徴とする代謝疾患群」[1]と定義される．インスリン分泌不足，またはインスリン抵抗性増大はインスリン作用不足をきたし，その結果血糖値が上昇する．持続する中等度以上の高血糖により，口渇，多飲，多尿，体重減少，易疲労感などの症状が出現する．しかし，患者は自覚症状の乏しさから，医療機関への受診が遅れることがあり，ようやく受診し糖尿病の診断を受けたときには，細小血管障害である両足のしびれなどの糖尿病神経障害，新聞の字が読めなくなるなどの糖尿病網膜症，両下肢浮腫などの糖尿病腎症といった3大合併症がすでに出現していることもある．さらに，大血管障害の冠動脈疾患，脳血管障害および末梢動脈疾患，足潰瘍や足壊疽などの糖尿病足病変などにより，苦痛を伴う身体症状や歩行障害などが出現し，家事や育児，仕事への影響が生じるほか，これまで継続できていた患者の日常生活にまで支障をきたす場合もある．

　このため，慢性の高血糖状態を予防・改善するには，糖尿病を早期発見し適切かつ継続的な治療につなげること，さらにセルフマネジメントを支援することが重要である．患者の病状や治療に対する理解を確認し，発症要因となった生活習慣の振り返りを促すことで，長期的な治療とセルフマネジメントの必要性に気づくよう働きかける．具体的なセルフマネジメント支援として，患者の血糖変動による高血糖や低血糖症状のセルフモニタリングと症状出現時の対処，治療に応じたインスリン自己注射，血糖自己測定，フットケアなどの知識と技術の習得，ライフスタイルに合った食事・薬物・運動療法など生活習慣の調整などがあげられる．

　低血糖への対処方法としては，主治医との事前の相談に基づいて，何か変だと感じる，手が震えるなど症状が軽い場合は，血糖値を自己測定し，準備・携帯しておいたブドウ糖の摂取やビスケット・パンなど炭水化物を**補食**することを説明する．また，対処しても低血糖が改善しない，意識障害があ

> **コラム　糖尿病患者を対象とする看護専門外来**
>
> 　糖尿病患者は，慢性の高血糖状態にあり，医師から入院治療を提案されても，介護や仕事を休めないといった生活面，入院治療費が準備できないといった経済面など，さまざまな理由で外来治療を希望する場合も多い．糖尿病看護専門外来*では，このような糖尿病患者のケアニーズに対応するため，セルフマネジメント支援を行っている．
> 　たとえば，医師から外来インスリン導入の指示が出た場合は，まず患者のインスリン治療開始への必要性の理解や受け止めの状況をアセスメントする．次に，患者の高血糖症状の出現の有無，1日の食事のタイミングや欠食習慣がないかなど摂取状況を確認する．そして，患者とインスリン自己注射の手技を練習し，習得できるかをアセスメントする．患者へ医師に指示されたインスリン単位数，投与のタイミングの理解などを確認し，患者に自己注射を実施してもらう．最終的に，患者が在宅で安全にインスリン自己注射をできるか否かをアセスメントする．患者だけでセルフマネジメントが不十分と判断した場合には，医師と相談のうえで入院治療を再提案する．それでも患者が外来治療を希望する場合は，治療継続できるように看護師がインスリン自己注射の実施状況を電話・訪問にて確認し，家族や訪問看護などの代行者の必要性を検討する．
> 　糖尿病看護専門外来ではこのように，医師の指示を受けてインスリン治療中の外来患者へ看護師が療養支援を個室で30分間実施した場合には，診療報酬として在宅療養指導料を算定することができる．さらに，慢性疾患看護専門看護師や糖尿病看護認定看護師の教育課程修了者，もしくは従事経験年数・適切な研修修了等の算定要件を満たす看護師によるフットケアが糖尿病合併症管理料として算定できる．また，従事経験年数・適切な研修修了等の算定要件を満たす看護師と医師や管理栄養士などによる糖尿病腎症の管理・透析移行予防のチーム医療も，糖尿病透析予防指導管理料として算定できる．

＊看護専門外来
疾病をもちながら地域で療養・社会生活を営む患者や家族などに対し，生活が安心して送れるように，個々の患者やその家族などに応じた特定の専門領域においての診療の補助や療養上の世話を提供する外来をいう．一定の時間と場を確保して，生活に伴う症状の改善や自己管理の支援などを医師や他職種と連携して看護職が主導して行う外来（平成22年度日本看護協会業務委員会）．

メモ
糖尿病看護専門外来にかかわる診療報酬の項目について，2024年4月の保険点数は，在宅療養指導料　170点，糖尿病合併症管理料　170点，糖尿病透析予防指導管理料　350点である．

メモ
インスリン量や内服薬の量が多くなかったか，食事の摂取量が少なかったか，運動量が多かったか，など．

＊シックデイ
発熱や下痢や嘔吐，腹部症状がある場合，食事摂取ができない場合など（p.218参照）．

など重症な場合は，早期に医療機関を受診するよう，家族も含めて説明する．低血糖の対処後に，その**要因**の確認と，患者自身の**対処行動**や家族が意識障害時にブドウ糖を食べさせるなどの不適切な対処をしていないかなどを共に振り返る．患者と家族へ次の低血糖時に適切に対処できるよう具体的に説明する．

　シックデイ*への対処方法としては，保温・安静・水分摂取を行ったうえで，食事摂取量の減少など軽症な場合は，主治医との事前の相談に基づいてインスリン自己注射の継続や経口糖尿病治療薬の内服中止や減量などの対処ができるように日頃から支援する．また，患者に発熱や下痢や嘔吐，腹部症状がある場合，食事摂取ができない場合など重症な場合は，早期に医療機関を受診するように患者と家族も含めて説明する．とくにインスリン使用者には，シックデイ時は血糖が変動しやすいため，血糖自己測定の回数を増やしセルフモニタリングをするように説明する．シックデイの対処後に，その要

> **メモ**
> 患者または家族がインスリン注射の自己判断での中止などの不適切な対処をしていないかなども確認する．インスリン注射の中止はケトアシドーシスをまねく可能性があり，危険であるため，主治医の指示に従う．

因と患者または家族の対処行動を共に振り返る．そのうえで，シックデイ時の適切な対処方法について改めて患者と家族に確認する．

● 引用文献
1) 日本糖尿病学会編・著：糖尿病治療ガイド 2024, p.2, 文光堂, 2024

3 代謝疾患の患者への心理・社会的援助

　代謝疾患の患者は，外来に通院しながら，疾患コントロールを自分自身で行っていくため，心理・社会的に負担が大きい．生活のしかたが疾患コントロールに影響するとされる糖尿病，脂質異常症などのいわゆる「生活習慣病」では，周囲から患者が生活を変えられないのが悪い，生活を変えることができないのは，だらしがないからであるという捉え方をされてしまう場合もある．これは，周囲からの疾患に対する偏見であるが，患者自身が社会に内在する疾患に対する否定的な固定観念に気づき，自分に対しても否定的な態度をとるようになる．これを，スティグマを内在化させてしまう**セルフスティグマ**の状態にある[1]といい，昨今，糖尿病では自己管理行動に影響するため，アドボカシーが検討されている（p.220, コラム参照）．

　日本糖尿病学会と日本糖尿病協会が協力し，糖尿病をもつ人が社会活動で不利益を被るのみならず，治療に向かわなくなるという弊害をもたらすため，糖尿病の正しい理解を促進する活動を通じて，糖尿病をもつ人が安心して社会生活を送り，人生 100 年時代の日本で活き活きと過ごすことができる社会を目指す活動（アドボカシー活動）を展開することが示されている．

　たとえば，日本糖尿病学会が示す「糖尿病治療の目標」には，2022 年より「スティグマ，社会的不利益，差別の除去」が明確に位置付けられた．

A 看護師の態度

　看護師は，患者は疾患のコントロールのためだけに生きている病人ではなく，自分の信念や価値に沿って社会に暮らす人である，という捉え方をする．患者ができていない部分に着目するのではなく，過程にも着目し，患者がどのような努力をしているのか理解し，まず肯定する態度をもつ．

B 具体的な心理的援助

　新たな治療や生活のしかたを身につけるには時間が必要であり，その過程には，負担感，不安感など，何らかの心理的な変化を伴っている．看護師は，

患者の表情や言葉から心理的な変化を推測し，患者の思いに配慮しながら，支援を進める．具体的には，タイミングを図って，困っていること，心配なことについて尋ねたり，今，どのように感じているかを確認する，患者なりに工夫して取り組もうとする態度を否定せず，理解するなどである．

慢性的な経過をたどる病気と付き合っていく姿勢を伝えることも大切で，「長期戦だからゆっくりやっていきましょう」と伝えたり，「いつでも，相談してください」とサポート体制を示す声かけをする．心理的にダメージが強いと判断した際には，そのことから，いったん距離をおくあり方として，「気持ちが落ち着いてから，取り組みましょう」などと伝える．これらは，患者に自信をもたらしたり，「これなら，やっていけそう」という**自己効力感**を高めたり，心を穏やかにして，患者自身が課題に対処する力を広げることにつながる．

C 社会的援助

患者の生活環境や職場環境において，病気とうまく付き合っていくことができるよう整えることは重要である．たとえば，薬物療法中の人では低血糖予防や対処ができるように，活動量が増える仕事では，その前に補食できる時間の確保と場所を調整したり，ブドウ糖を医務室に保管してもらうよう働きかけたりするなどである．しかし，内分泌疾患では，外観から不自由な部分がみえないことから，低血糖予防の補食が間食と捉えられるなどの，周囲の理解・協力を得られにくい場合も多い．

そこで，1人で頑張ろうとしている患者には，家族の助けを得ること，職場の理解を求める方法について一緒に考えたり，提案する．地域で活用可能な制度の紹介や，ソーシャルワーカーにつなげて相談できるように整える，などの支援を行う．

● 引用文献

1) 加藤明日香：Self-stigma（セルフスティグマ）が糖尿病療養に及ぼす影響．糖尿病プラクティス **38**（2），190-195，2021

> **コラム** **多職種チームで行う肥満症の外科手術における看護**
>
> 　減量・代謝改善手術（p.232参照）は手術を行うことが患者にとってのゴールではない．手術は通過点にすぎない．なぜなら術後は，バランスのとれた食事管理を行う，ジュース・菓子類を控える，肉類は脂肪の少ない部位を選ぶなど生活習慣の変更を余儀なくされるうえに，行動変容の努力を継続しなければならないからである．そして，そのことを患者が理解して手術にのぞむことが重要となってくる．さらに，長期的にはリバウンドの問題，患者が期待するボディイメージとのずれの問題，心理・社会的な問題などがひそんでおり，術後のサポートは大変重要になってくる．
>
> 　長期にわたる治療の中で大切なことは，患者を1人にさせないということである．そのために手術前から多職種での介入を行う．筆者の施設では患者が最初に受診をしたときから，外科医，内科医，精神科医，看護師，管理栄養士，理学療法士，臨床心理士/公認心理士，社会福祉士など多職種による定期的なミーティングで情報共有をし，課題や今後の方針などを話し合い，術後も医療者が統一したサポートを行えるよう患者の状況を共有している．その中で，患者の一番近くにいる医療者である看護師はチームのコーディネーターであり，チームとして患者を理解できるようにスタッフを導く．さらに看護師は，患者同士が思いを語り合える交流の場である患者会の運営も行うことで，患者の心理・社会的な支援を行っている．

第Ⅲ章　内分泌疾患　各論

1 視床下部・下垂体疾患

視床下部・下垂体疾患とは

下垂体は頭蓋内のトルコ鞍（あんぐら）に位置する内分泌器官で，前葉と後葉からなる．下垂体前葉は6種類のホルモンを，後葉は2種類のホルモンを分泌する（図Ⅲ-1-1）．これらの下垂体ホルモンは血中を通って末梢の内分泌器官や標的臓器に作用する．また視床下部は，さらに上位から下垂体前葉ホルモンの分泌を調節している．視床下部・下垂体がさまざまな原因で異常をきたすと，1つまたは複数のホルモンの過剰症あるいは欠乏症が起こる（表Ⅲ-1-1）．

1 汎下垂体機能低下症

A 病態

汎下垂体機能低下症とは

汎下垂体機能低下症とは，下垂体・下垂体茎・視床下部の異常により，複数の下垂体前葉ホルモンの分泌が低下する疾患である．

疫学

比較的まれな疾患であるが，原因や症状が多彩であり，さまざまな診療科で遭遇する可能性がある．

発症機序

腫瘍（下垂体腫瘍など），炎症（リンパ球性下垂体炎など），ラトケ（Rathke）囊胞（のうほう），外傷，手術，放射線治療，遺伝子異常などさまざまな原因で起こる．骨盤位分娩による児の下垂体茎の障害も汎下垂体機能低下症の原因となる．また，分娩時の大量出血による母体の下垂体壊死により下垂体機能低下症となることもある［シーハン（Sheehan）症候群］．近年では，がん治療薬の免疫チェックポイント阻害薬による下垂体機能低下症が増えている．

症状

欠落する下垂体ホルモンにより，多彩な臨床症状を呈する（表Ⅲ-1-2）．

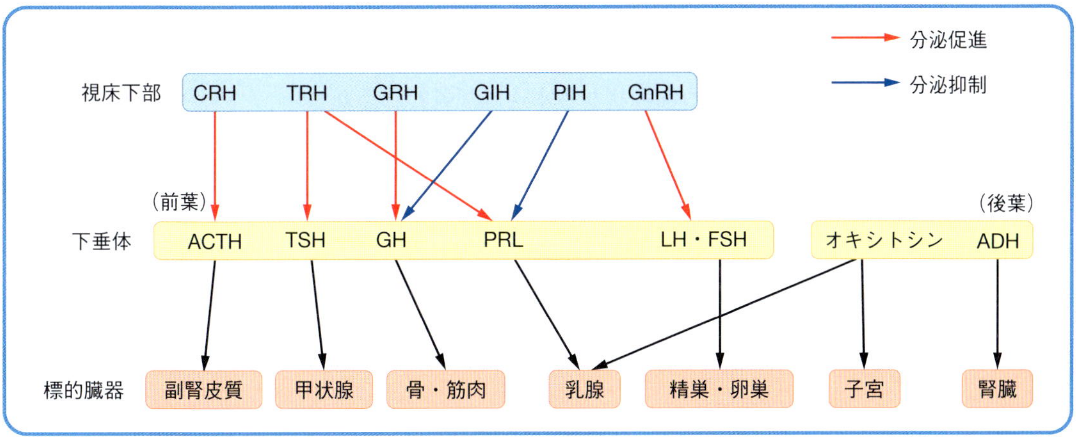

1 視床下部・下垂体疾患

図Ⅲ-1-1 視床下部・下垂体ホルモンと主な標的臓器

副腎皮質刺激ホルモン放出ホルモン（CRH），甲状腺刺激ホルモン放出ホルモン（TRH），成長ホルモン放出ホルモン（GRH），成長ホルモン抑制ホルモン（ソマトスタチン）（GIH），プロラクチン抑制ホルモン（ドパミン）（PIH），性腺刺激ホルモン放出ホルモン（GnRH），副腎皮質刺激ホルモン（ACTH），甲状腺刺激ホルモン（TSH），成長ホルモン（GH），プロラクチン（PRL），黄体形成ホルモン（LH），卵胞刺激ホルモン（FSH），抗利尿ホルモン（バソプレシン）（ADH）

CRH：corticotropin releasing hormone
TRH：thyrotropin releasing hormon
GRH：growth hormone releasing hormone
GIH：growth hormone inhibiting hormone
PIH：prolactin inhibiting hormone
GnRH：gonadotropin-releasing hormone
ACTH：adrenocorticotropic hormone
TSH：thyroid-stimulating hormone
GH：growth hormone
PRL：prolactin
LH：luteinizing hormone
FSH：follicle-stimulating hormone
ADH：antidiuretic hormone

表Ⅲ-1-1 下垂体ホルモンと主な疾患

下垂体ホルモン	過剰症	欠乏症
ACTH	クッシング病	中枢性副腎皮質機能低下症
TSH	中枢性甲状腺機能亢進症	中枢性甲状腺機能低下症
GH	先端巨大症 下垂体性巨人症	成人成長ホルモン分泌不全症 下垂体性小人症
PRL	高プロラクチン血症 （プロラクチノーマを含む）	
LH・FSH	思春期早発症	中枢性性腺機能低下症
ADH	抗利尿ホルモン不適合分泌症候群（SIADH）	中枢性尿崩症

表Ⅲ-1-2 下垂体ホルモンとその欠落症状

下垂体ホルモン	欠落症状
ACTH	易疲労感，食思不振，低血圧，低血糖
TSH	耐寒性の低下，便秘，むくみ，皮膚乾燥，脱毛，徐脈，不活発
LH・FSH	無月経，性欲低下，腋毛・恥毛の脱落，性器や乳房の萎縮，二次性徴発来の遅延
GH	小児における成長率の低下，低血糖，成人における内臓脂肪型肥満，不活発
PRL	産後の乳汁分泌低下

B 診断

どのような症状から本疾患が疑われるか

　各下垂体前葉ホルモンの欠落症状を認めたら本疾患を疑う．下垂体の腫大による圧迫症状（頭痛や視野異常など）も疑うきっかけとなる．一般検査の低ナトリウム血症，低血糖，貧血などの原因精査で本疾患が発覚することもある．

診断の進め方・確定診断の方法

　まずは下垂体前葉ホルモン（ACTH，TSH，LH，FSH，GH，PRL）と末梢のホルモン（コルチゾール，甲状腺ホルモン，テストステロン/エストロゲン，インスリン様成長因子-1（IGF-1）など）の基礎値を測定する．さらに，内分泌機能検査として，CRH・TRH・GnRHなどの視床下部ホルモン製剤や，成長ホルモン分泌促進薬（GHRP-2）による下垂体前葉ホルモンの分泌刺激試験を行う．また，画像検査として下垂体MRIを行う．

IGF-1：insulin like growth factor-1

C 治療

主な治療法

　欠落しているホルモンあるいは末梢ホルモンの補充療法を行う（**表Ⅲ-1-3**）．ACTHとTSHがともに低下している場合には，まず糖質コルチコイドの補充を行い，次に甲状腺ホルモンの補充を開始する．成長ホルモンや性ホルモン系の補充は，必要があれば最後に開始する．

治療経過・予後

　適切なホルモン補充療法が行われれば，ホルモン欠落症状は改善し，生命予後は良好である．長期的な予後は原疾患による．

退院支援・患者教育

　ホルモン補充療法，とくに糖質コルチコイドと甲状腺ホルモンは毎日規則的に内服継続する必要がある．ストレス時（発熱，下痢，手術など）には糖

表Ⅲ-1-3　ホルモン補充療法

欠落ホルモン	補充療法
ACTH	糖質コルチコイド（ヒドロコルチゾン）
TSH	甲状腺ホルモン（レボチロキシン）
LH・FSH	性ホルモン（テストステロン，エストロゲン・プロゲステロン） 妊孕性獲得のためにはゴナドトロピン補充療法
GH	成長ホルモン
PRL	とくになし

質コルチコイドを 2～3 倍量内服する必要があることを指導する(**ステロイドカバー**).

意識障害などの際にもホルモン補充療法が必要であることがわかるように,お薬手帳や患者カードをもち歩くように指導する.指定難病としては「下垂体前葉機能低下症」があり,重症度分類が重症であれば医療費助成の対象となるので申請が勧められる.

2 副腎皮質刺激ホルモン単独欠損症

A 病 態

副腎皮質刺激ホルモン単独欠損症とは

副腎皮質刺激ホルモン単独欠損症とは,下垂体前葉ホルモンのうち副腎皮質刺激ホルモン(ACTH)のみが低下して,続発性副腎皮質機能低下症を引き起こす疾患である.

疫 学

比較的まれな疾患であるが,成人の場合は 50～70 歳代に多く,男性に好発する.

発症機序

先天性の遺伝子異常も知られているがきわめてまれである.後天性は原因不明のことも多いが,自己免疫によると考えられる場合もある.近年ではがん治療薬の免疫チェックポイント阻害薬による本疾患の発症が報告されている.

症 状

副腎不全症状として,易疲労感,食欲低下,体重減少などの非特異的な症状のほか,腹痛などの消化器症状,無気力などの精神症状,血圧低下,低血糖症状,発熱,関節痛といった多彩な症状をきたす.原発性副腎皮質機能低下症(アジソン病)と違い,ACTH の上昇がないため色素沈着をきたさない.

B 診 断

どのような症状から本疾患が疑われるか

上記のような症状を認めた場合に本疾患を疑う.一般検査の低ナトリウム血症,低血糖,貧血などの原因精査で本症が発覚することもある.

診断の進め方・確定診断の方法

ACTH とコルチゾールの早朝の基礎値を測定し,典型例ではコルチゾールは低値,ACTH は正常～低値を呈する.さらに ACTH 分泌刺激試験として,

CRH試験やインスリン低血糖試験を行う．画像検査として下垂体MRIを行う．

C 治療

主な治療法

糖質コルチコイドの補充療法を行う．通常ヒドロコルチゾン1日10〜20 mgを朝2/3，夕1/3に分けて内服する．

治療経過・予後

適切なホルモン補充療法が行われれば，副腎不全症状は改善する．急激な糖質コルチコイドの欠乏による**副腎クリーゼ**（p.171参照）は生命にかかわることもあるため，入院治療が必要である．

退院支援・患者教育

糖質コルチコイドの補充療法は，毎日規則的に継続する必要がある．ストレス時（発熱，下痢，手術など）には2〜3倍量内服する必要があることを指導する（ステロイドカバー）．意識障害などの際にもホルモン補充療法が必要であることがわかるように，お薬手帳や患者カードをもち歩くように指導する．指定難病としては「ACTH分泌低下症」があり，重症度分類が重症であれば医療費助成の対象となるので申請が勧められる．

3 成長ホルモン分泌不全性低身長症，成人成長ホルモン分泌不全症

A 病態

成長ホルモン分泌不全性低身長症，成人成長ホルモン分泌不全症とは

成長ホルモン分泌不全症は成長ホルモン（GH）の分泌が低下する疾患である．小児期に発症したものを**成長ホルモン分泌不全性低身長症**と呼び，成人期に発症あるいは小児期に発症した患者が成人に移行した場合を**成人成長ホルモン分泌不全症**と呼ぶ．

疫学

日本で新規に登録される小児の成長ホルモン分泌不全症は年間1,500人程度である．また成人成長ホルモン分泌不全症は，年間の新規発症が約1,100人，患者総数は36,000人程度と推計されている．

発症機序

頭蓋内の器質的疾患（腫瘍，炎症，血管障害，外傷，放射線照射など）が原因になるほか，原因不明（特発性）のこともある．小児発症では遺伝子異

常や周産期異常（骨盤位分娩，新生児仮死），小児がん治療なども原因となる．

症状

　小児期に成長ホルモンが不足すると骨の成長が阻害されるため低身長となるほか，低血糖をきたすこともある．成人期に成長ホルモンが不足すると，易疲労感や集中力低下などの自覚症状を呈するほか，体組成の変化により内臓脂肪増加や脂肪肝，筋力低下なども認める．

B 診断

どのような症状から本疾患が疑われるか

　小児においては成長曲線を作成し，標準身長の−2.0 SD以下の低身長，あるいは2年以上にわたる成長速度の低下を認める場合に本疾患を疑う．成人においては，易疲労感や集中力低下，気力低下，性欲低下などの症状を認める場合に本疾患を疑う．

診断の進め方・確定診断の方法

　IGF-1を測定し，年齢および性別ごとの基準値より低いことを確認する．2種類以上のGH分泌刺激試験（インスリン負荷，アルギニン負荷，グルカゴン負荷，GHRP-2負荷）でGH分泌反応の低下を確認する．画像検査として下垂体MRIを行う．

重症度判定やステージ・臨床分類など

　インスリン負荷，アルギニン負荷，グルカゴン負荷試験において血中成長ホルモンの頂値が1.8 ng/mL以下（小児では3 ng/mL以下）のとき重症と診断する．GHRP-2負荷試験では血中成長ホルモンの頂値が9 ng/mL以下（小児では10 ng/mL以下）のとき重症と診断する．

C 治療

主な治療法

　小児では身長増加を促進するためGH製剤の投与を行う．成人では生活の質（QOL）の改善や代謝異常の改善を目的にGH製剤の投与を行うが，保険適用となるのは重症の基準を満たした患者のみである．GH治療は悪性腫瘍のある患者や妊婦には禁忌であり，糖尿病のある患者には慎重投与である．デイリーGH製剤の場合は1日1回（通常は就寝前）皮下注射を行い，長時間作用型GH製剤は週1回皮下注射する．

QOL：quality of life

治療経過・予後

　小児では患児の身長・体重を測定しながらGH製剤の投与量を調節する．成長が完了時（骨端線が閉鎖した時点）でGH分泌能の再評価を行い，成人

GH分泌不全症の基準に基づいてGH治療の継続の必要性を判断する．成人ではGH製剤は少量より開始し，臨床症状や血中IGF-1値をみながら投与量を調節する．

退院支援・患者教育

GH製剤は自己注射が認められており，患者または家族に注射手技を指導する．発熱などの体調不良時や2～3泊の旅行などの際は，短期間休薬しても臨床的に問題ないことが多く，それを伝えることで精神的な負担軽減にもつながる．指定難病としては「下垂体前葉機能低下症」があり，重症度分類が重症であれば医療費助成の対象となるので申請が勧められる．

4 巨人症，先端巨大症

A 病態

巨人症，先端巨大症とは

巨人症，先端巨大症とはGHの分泌過剰によって起こる疾患である．小児期に発症したものを**巨人症**と呼び，成人期に発症したものを**先端巨大症**と呼ぶ．

疫学

有病率は10万人あたり3～9人程度と考えられ，比較的まれな疾患である．

発症機序

ほとんどはGHを産生する下垂体腺腫による．まれに異所性GH産生腫瘍や異所性成長ホルモン放出ホルモン（GRH）産生腫瘍によることもある．

症状

小児期にGHが過剰であると，骨の成長が促進されるため著明な高身長となる．成人期（骨端線閉鎖後）に成長ホルモンが過剰であると，手足の容積の増大，先端巨大症顔貌（眉弓部の膨隆，鼻・口唇の肥大，下顎の突出など），巨大舌などの症候がみられる．非特異的な症候として，高血圧や耐糖能異常，睡眠時無呼吸症候群などもきたしやすい．また下垂体腺腫による局所症状として，頭痛や視野異常をきたすことがある．

B 診断

どのような症状から本疾患が疑われるか

小児の場合は身長の増加が著明で，最終身長は男児185 cm以上，女児175 cm以上であるか，そうなると予測される場合に本疾患を疑う．成人の場合は上記のような特徴的な身体所見から本疾患を疑うが，患者本人は自覚して

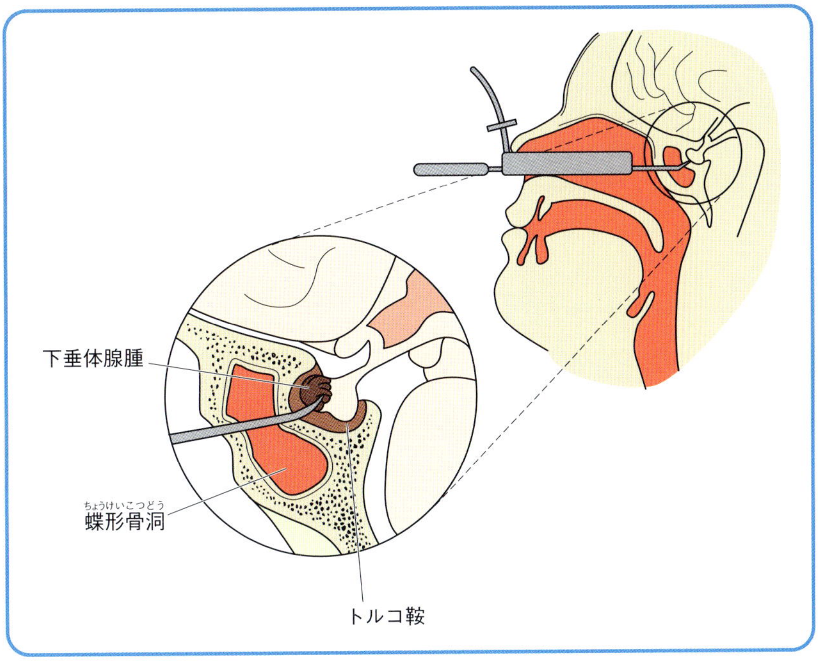

図Ⅲ-1-2 経蝶形骨洞的下垂体腺腫摘出術

おらず，過去の写真との比較や，靴や指輪などのサイズ変化で気づかれることもある．

診断の進め方・確定診断の方法

GH 分泌過剰を証明するために 75 g 経口ブドウ糖負荷試験を行う．IGF-1 を測定し，年齢および性別ごとの基準値より高いことを確認する．画像検査として下垂体 MRI を行う．

C 治療

主な治療法

下垂体腺腫の場合は手術による腫瘍の摘出が第一選択となる．術式は鼻からアプローチする**経蝶形骨洞的下垂体腫瘍摘出術**（ちょうけいこつどう）が主流である（**図Ⅲ-1-2**）．手術困難例や再発例に対しては，薬物療法（ソマトスタチン誘導体など）や放射線治療を行う．

合併症とその治療法

高血圧や糖尿病を合併している場合は，食事療法・運動療法および必要に応じて薬物療法を行う．

治療経過・予後

無治療の先端巨大症の患者は，心血管疾患による死亡率が高いが，治療に

よりGHを正常化できれば健常人と同等まで改善する.

退院支援・患者教育

指定難病としては「下垂体性成長ホルモン分泌亢進症」があり, 重症度分類が中等症以上であれば医療費助成の対象となるので申請が勧められる.

5 プロラクチノーマ

A 病態

プロラクチノーマとは

プロラクチノーマとはプロラクチン（PRL）を産生する下垂体腺腫であるが, 高プロラクチン血症にはほかにもさまざまな原因があり, 鑑別を要する（表Ⅲ-1-4）.

疫学

プロラクチノーマは高プロラクチン血症全体の約30％を占め, 下垂体腫瘍全体の約40％を占める. 男女比は1：3と女性に多い.

発症機序

プロラクチノーマでは下垂体腺腫からのPRL産生が増加する. 視床下部・下垂体茎疾患では, PRL抑制ホルモンであるドパミンの下垂体への作用がブロックされるため, PRLの産生が亢進する. 薬剤性は腫瘍以外でもっとも多い原因である. 原発性甲状腺機能低下症では視床下部のTRHが増加するため, PRLの産生が増加する. PRLは腎臓で代謝されるため, 慢性腎不全では高プロラクチン血症を呈する.

表Ⅲ-1-4 高プロラクチン血症の原因

	原因
下垂体疾患	プロラクチノーマ 先端巨大症（GH-PRL同時産生腫瘍）
視床下部・下垂体茎病変	腫瘍, 炎症, 血管障害, 外傷など
薬剤性	消化器系薬（制吐薬, H_2遮断薬など） 降圧薬（αメチルドパなど） 向精神薬（抗精神病薬, 抗うつ薬など） エストロゲン製剤（経口避妊薬）
その他	原発性甲状腺機能低下症 マクロプロラクチン血症 慢性腎不全 胸壁疾患 異所性PRL産生腫瘍

症状

女性では月経不順，無月経，不妊，乳汁分泌などを認める．男性では性欲低下，勃起障害，女性化乳房，乳汁分泌などを認める．また下垂体腺腫による局所症状として，頭痛や視野異常をきたすことがある．

B 診断

どのような症状から本疾患が疑われるか

上記のような症状を認めた場合に本疾患を疑う．

診断の進め方・確定診断の方法

血中 PRL を複数回測定し，高値であることを確認する．服薬歴を聴取し，薬剤性が疑われる場合には可能であれば被疑薬を休薬して血中 PRL を再測定する．鑑別のため甲状腺機能や腎機能も測定する．画像検査として MRI を行い，下垂体や視床下部病変の評価を行う．

C 治療

主な治療法

プロラクチノーマの場合は薬物療法（ドパミン作動薬）が基本である．薬物療法が効かない場合や副作用で使えない場合は手術療法を行う．甲状腺機能低下症による場合は，甲状腺ホルモンの補充療法を行う．薬剤性の場合は当該薬を中止する．

> **メモ**
> 向精神薬の場合は精神科と相談のうえ，中止可能か検討する．

治療経過・予後

プロラクチノーマでは薬物療法の中止により血中 PRL が再上昇することが多いため，ドパミン作動薬は継続しなければならないことが多い．

退院支援・患者教育

妊娠中はドパミン作動薬を中止する必要があるため，妊娠希望の患者には計画妊娠を指導する．プロラクチノーマ（「下垂体性 PRL 分泌亢進症」）は指定難病であり，重症度分類が中等症以上であれば医療費助成の対象となるので申請が勧められる．

6 クッシング病

A 病態

クッシング病とは

副腎皮質からのコルチゾールの分泌が過剰になる疾患群をクッシング

（Cushing）**症候群**という．クッシング症候群のうち副腎皮質刺激ホルモン（ACTH）を産生する下垂体腺腫が原因となるものを**クッシング病**と呼ぶ．

疫学

クッシング病は30〜60歳代の中年女性に多い．クッシング症候群のうち，副腎性が約50％，下垂体性（クッシング病）が約40％といわれている．

発症機序

クッシング病では下垂体腺腫から分泌されるACTHにより高コルチゾール血症となり，さまざまな症状が起こる．下垂体以外からACTHが過剰に分泌される異所性ACTH症候群との鑑別が必要である．

症状

高コルチゾール血症による特異的な症候をクッシング徴候といい，満月様顔貌，中心性肥満または水牛様脂肪沈着，皮膚の赤色線条，皮膚の菲薄化および皮下溢血，近位筋萎縮による筋力低下などである．非特異的症候として，高血圧，耐糖能異常，月経異常，にきび，多毛，骨粗鬆症，精神障害などがある．副腎性クッシング症候群との違いは，ACTH過剰による色素沈着を認める点である．

B 診断

どのような症状から本疾患が疑われるか

上記のような症状を認めた場合に本症を疑う．

診断の進め方・確定診断の方法

血中や尿中のコルチゾールが高値（血中ACTHは高値〜正常）であった場合，少量デキサメタゾン抑制試験やコルチゾール日内変動検査を行う．ACTH・コルチゾールの自律性分泌を確認したら，CRH試験，大量デキサメタゾン抑制試験，下垂体MRI，選択的静脈洞サンプリングなどを行い確定診断する．

C 治療

主な治療法

下垂体腺腫の場合は手術による腫瘍の摘出が第一選択となる．術式は鼻からアプローチする経蝶形骨洞的下垂体腫瘍摘出術が主流である（p.125，**図Ⅲ-1-2**）．手術困難例や再発例に対しては，薬物療法（ソマトスタチン誘導体やドパミン受容体作動薬，副腎皮質ホルモン合成阻害薬）や放射線治療を行う．

合併症とその治療法

高血圧，糖尿病，骨折，重症感染症，心血管疾患，脳血管疾患などを合併

することが多いため，それぞれ対症的に治療する．

治療経過・予後
　未治療のクッシング病や非寛解例では，上記の合併症により生命予後が悪化する．高コルチゾール血症が改善されれば，生命予後やQOLが改善する．

退院支援・患者教育
　治療後は続発性副腎機能低下症となるため，一定期間は糖質コルチコイドの補充が必要であり，指示通り内服するよう指導する．「クッシング病」は指定難病であり，重症度分類が中等症以上であれば医療費助成の対象となるので申請が勧められる．

7 尿崩症

A 病態

尿崩症とは
　尿崩症とは，抗利尿ホルモン（ADH，バソプレシン）の作用不足によって多尿になる疾患である．下垂体後葉からのADH分泌低下によるものを**中枢性尿崩症**，腎臓におけるADHの作用不全によるものを**腎性尿崩症**と呼ぶ．

疫学
　中枢性尿崩症の有病率は10万人あたり7〜10人と報告されている．

発症機序
　中枢性尿崩症は視床下部・下垂体の器質的異常（腫瘍，炎症，血管障害，外傷，手術など）のほか，遺伝性や特発性もある．腎性尿崩症は遺伝性のほか，電解質異常（高カルシウム血症，低カリウム血症）や薬剤性（炭酸リチウムなど），間質性腎炎などが原因となる．

症状
　1日3L以上の多尿，口渇，多飲を認める．

B 診断

どのような症状から本疾患が疑われるか
　上記の症状を認めた場合は本症を疑うが，心因性多飲においても同様の症状を呈するため鑑別が必要である．

診断の進め方・確定診断の方法
　まずは糖尿病による多尿を除外するため，高血糖がないことを確認する．尿崩症では尿浸透圧は低値，血清ナトリウム値は比較的高値を示す．心因性多飲でも尿浸透圧は低値となるが，血清ナトリウム値は比較的低値となる．

高張食塩水負荷試験や水制限試験で尿浸透圧が上昇しないことを確認する．さらにバソプレシン試験の反応性によって中枢性と腎性を鑑別する．視床下部・下垂体のMRIで中枢性尿崩症の原因を調べるほか，特発性でも下垂体後葉の低信号所見を認める．

C 治 療

主な治療法

中枢性尿崩症ではバソプレシン誘導体であるデスモプレシンの投与を行う．投与経路には点鼻薬と経口薬があり，いずれも少量より開始し，尿量，尿浸透圧，血清ナトリウム値などをみながら用量を調節する．腎性尿崩症では原因となる電解質異常の補正や薬剤の中止で改善する．

治療経過・予後

口渇感が保たれており，飲水可能であれば生命予後は比較的良好である．高齢者など口渇感障害のある患者は高ナトリウム血症をきたす頻度が高くなる．長期的な予後は原疾患による．

退院支援・患者教育

口渇感のあるときには適切な飲水を心がけるよう指導する．また，デスモプレシンの過量投与による低ナトリウム血症に注意するよう説明する．指定難病としては「下垂体性ADH分泌異常症（中枢性尿崩症）」があり，医療費助成を受けられる可能性がある．

8 抗利尿ホルモン不適合分泌症候群（SIADH）

A 病 態

抗利尿ホルモン不適合分泌症候群（SIADH）とは

SIADH：syndrome of inappropriate secretion of antidiuretic hormone

抗利尿ホルモン不適合分泌症候群（バソプレシン分泌過剰症[SIADH]）は，低ナトリウム血症にもかかわらず抗利尿ホルモン（バソプレシン，ADH）による抗利尿作用が持続している病態である．抗利尿ホルモン不適合分泌症候群とも呼ばれる．

疫 学

低ナトリウム血症の原因としてもっとも多いといわれている．

発症機序

中枢神経疾患（髄膜炎，脳炎，脳血管疾患，脳腫瘍など），肺疾患（肺炎，肺がん，喘息など），異所性ADH産生腫瘍（肺小細胞がん，膵がんなど），薬剤性（ビンクリスチン，カルバマゼピン，アミトリプチリンなど）といっ

たさまざまな原因で起こる．

症状

　低ナトリウム血症がゆっくり進行した場合には症状を自覚しないことも多いが，重度あるいは急速に進行した場合には倦怠感，食欲低下，意識障害などの症状を呈する．

B 診断

どのような症状から本疾患が疑われるか

　上記のような症状のほか，自覚症状がない場合でも低ナトリウム血症を認めた場合に本症を疑う．

診断の進め方・確定診断の方法

　SIADHでは血清ナトリウム値および血漿浸透圧が低値となる．SIADHでは細胞外液量は正常であり，下痢・嘔吐・利尿薬使用など細胞外液が減少した状態や，心不全などの細胞外液が増加した状態を除外する．副腎不全や甲状腺機能低下症も除外する．原因検索のため，頭部や胸部の画像診断を行う．

C 治療

主な治療法

　原因が明らかな場合は原疾患の治療を行う．体重1 kgあたり15〜20 mL/日程度の水分制限や，経口的に食塩投与を行う．重度の低ナトリウム血症で症状を伴う場合は，高張食塩水の点滴を行う．これらの治療でも低ナトリウム血症が改善しない場合には，バソプレシン受容体拮抗薬を投与する．

治療経過・予後

　長期的な予後は原疾患による．

退院支援・患者教育

　下垂体性ADH分泌異常症は指定難病であり，SIADHでは重症度分類が中等症以上であれば医療費助成の対象となるので申請が勧められる．

9 下垂体腫瘍

A 病態

下垂体腫瘍とは

　下垂体およびその近傍にはさまざまな腫瘍性病変が発生し，**傍鞍部腫瘍**と総称される．もっとも多いのは**下垂体腺腫**であり，そのほか頭蓋咽頭腫，胚

細胞腫，神経膠腫，髄膜腫などでほとんどを占める．

疫学

下垂体腺腫のうち，ホルモン産生能のある機能性腫瘍が約55％，ホルモン産生能のない非機能性腫瘍が約45％とされる．

症状

腫瘍の圧迫による頭痛，視力・視野障害，汎下垂体機能低下症，尿崩症などが起こりうる．またホルモン産生腫瘍では，先端巨大症，高プロラクチン血症，クッシング病などの症状を呈する．

B 診断

どのような症状から本疾患が疑われるか

上記のような症状から本疾患が疑われるが，これらの症状がなく別の目的で施行された画像診断で偶発的に腫瘍がみつかることもある．

診断の進め方・確定診断の方法

画像検査で腫瘍の位置や性質を確認する．腫瘍以外ではラトケ囊胞（のうほう）なども鑑別にあがる．臨床症状や各種検査にてホルモン産生能の有無を調べる．また，汎下垂体機能低下症や尿崩症の有無も確認する．

C 治療

主な治療法

PRL産生下垂体腺腫（プロラクチノーマ）は薬物療法，それ以外の機能性下垂体腺腫は手術療法が第一選択となる．非機能性下垂体腺腫の場合は，視野障害などの圧迫症状を認める場合に手術適応となる．下垂体以外の傍鞍部腫瘍は開頭手術や放射線治療が検討される．

合併症とその治療法

汎下垂体機能低下症や尿崩症を合併する場合は，ホルモン補充療法を行う．下垂体腫瘍の治療後に上方よりクモ膜がトルコ鞍内に落ち込んで**エンプティ・セラ**（empty sella）となることがある．

治療経過・予後

長期的な予後は腫瘍の悪性度などによる．

メモ

エンプティ・セラは下垂体腫瘍の治療以外にも，下垂体の血管障害や感染症・外傷などによるものや，先天性のものも知られている．多くは無症状だが，頭痛や内分泌学的異常による症状を呈する場合をエンプティ・セラ症候群と呼ぶ．

10 リンパ球性下垂体炎，IgG4 関連下垂体炎

A 病態

リンパ球性下垂体炎とは

　リンパ球性下垂体炎とは，リンパ球を主体とする炎症が下垂体に生じる疾患である．炎症の部位に基づいて，下垂体前葉炎，下垂体後葉炎，汎下垂体炎に分類される．また IgG4 関連疾患に伴う下垂体炎も報告されている．

疫学

　リンパ球性下垂体炎は若い女性に多く，とくに周産期に発症することが多い．一方，IgG4 関連下垂体炎は中高年の男性に多い．

発症機序

　自己免疫機序による慢性炎症により，下垂体ホルモン分泌細胞が障害され，下垂体機能低下症が起こる．近年ではがん治療薬の免疫チェックポイント阻害薬による下垂体炎が報告されている．

症状

　下垂体前葉炎では汎下垂体機能低下症に伴う症状（p.118 参照），下垂体後葉炎では中枢性尿崩症の症状（p.129 参照），汎下垂体炎ではその両方の症状が起こる．また下垂体の腫大により局所症状として，頭痛や視野異常が起こる．

B 診断

どのような症状から本疾患が疑われるか

　上記のような症状から本疾患を疑う．

診断の進め方・確定診断の方法

　内分泌学的検査は汎下垂体機能低下症，中枢性尿崩症に準じる（p.129 参照）．画像検査として下垂体 MRI を行う．

C 治療

主な治療法

　下垂体の腫大が著明で，頭痛や視野異常などの圧迫症状を認める場合，薬理量の副腎皮質ステロイド薬の投与を行う．汎下垂体機能低下症や尿崩症を認める場合には，それぞれ不足するホルモンの補充を行う（p.120 参照）．

治療経過・予後

　障害された下垂体ホルモンの分泌が回復することは少なく，補充療法は生

涯にわたり継続しなければならないことが多い．

退院支援・患者教育

ACTH分泌不全があり，糖質コルチコイドの補充療法が必要な場合は，ストレス時（発熱，下痢，手術など）には糖質コルチコイドを2〜3倍量内服する必要があることを指導する（ステロイドカバー）．

11 中枢性摂食異常症

A 病態

中枢性摂食異常症とは

中枢性摂食異常症とは，心理的要因により食行動異常を呈する疾患で，神経性やせ症，神経性過食症，過食性障害に分類される．

疫学

ほとんどが女性で，思春期〜青年期に多い．

発症機序

神経性やせ症は小食の制限によるものと，過食後の排出行為（自己誘発性嘔吐や下剤乱用）によるものがある．過食性障害は過食発作があり，肥満を伴う．神経性過食症も過食発作があるが，その後に排出行動があるため，体重増加は回避される（やせはない）．

症状

神経性やせ症はやせに伴うさまざまな症状を呈するが，内分泌的には低身長や低血糖，月経異常，骨粗鬆症，電解質異常などが起こる．神経性過食症はやせがないため内科的な異常は少ないが，過食性障害では肥満によるメタボリックシンドロームや耐糖能異常を呈する．

B 診断

どのような症状から本疾患が疑われるか

上記のような症状があり，食行動の異常が認められる場合に本疾患を疑う．

診断の進め方・確定診断の方法

神経性やせ症の日本の診断基準は，①標準体重−20％以上のやせ，②食行動の異常，③体重や体型への歪んだ認識，④無月経，⑤30歳以下の発症，⑥やせの原因となる器質的疾患がない，である．

C 治療

主な治療法

　神経性やせ症の内科的緊急入院の適応は，①全身衰弱，②重篤な合併症，③標準体重の55%未満のやせ，である．栄養療法を行い，徐々に体重を目標に近づけていく．急激な栄養補給により，心不全・不整脈・心停止などを起こすことがあるため注意する(リフィーデイング症候群)．身体管理・栄養療法により全身状態が改善したら，心療内科や精神科などでの精神療法も必要である．

　神経性過食症や過食性障害の治療は，認知行動療法が主体となる．

治療経過・予後

　神経性やせ症は未治療の場合は死亡率が高く，死因は飢餓，心不全，感染症，自殺などである．月経は標準体重の85%以上となって再来する．

退院支援・患者教育

　継続的な心理的支援が必要であり，家族や学校・職場の理解・協力も重要である．

2 甲状腺疾患

1 バセドウ病

A 病態

バセドウ病とは

バセドウ病（Basedow disease）とは自己免疫性疾患であり、甲状腺刺激性免疫グロブリンにより、過剰に甲状腺ホルモンが作り出されることで甲状腺中毒症をきたす．

疫学

男女比は1：4〜10とされており、他の甲状腺疾患と同じく女性に多くみられる．全女性の2％程度に発症すると見積もられている．好発年齢は20〜50歳である．

発症機序

甲状腺疾患の家族歴がバセドウ病発症のリスクファクターとなることから、遺伝的素因が発症の一因であり、ストレスやヨウ素の過剰摂取などの環境因子が複合して発症すると考えられている．

症状

甲状腺中毒症に一般にみられる症状を表Ⅲ-2-1、図Ⅲ-2-1にまとめた．症状には個人差や年齢差があり、多様であることに注意されたい．高齢者では甲状腺中毒の症状がほとんどなく、体重減少と無気力が主にみられることがある．

> **ヨウ素を多く含む食品**
> 海藻類（昆布、わかめ、のり、ひじき、もずくなど）、海藻類の加工品（昆布だし、寒天、ところてんなど）

B 診断

どのような症状から本疾患が疑われるか

表Ⅲ-2-1のような症状、甲状腺腫大、眼瞼後退や眼球突出などの眼症状のいくつかがそろった場合にバセドウ病を疑う．

診断の進め方，確定診断の方法

上記の症状や臨床所見から本疾患を疑い、甲状腺機能検査のための採血を行う．現在では甲状腺刺激ホルモン（TSH）、遊離甲状腺ホルモン（遊離ト

表Ⅲ-2-1 甲状腺中毒症の症状と徴候・臨床所見

症状	徴候・臨床所見
活動亢進, 易興奮性, 不安	頻脈, 心房細動（高齢者）
発汗過多	振戦
動悸	甲状腺腫・甲状腺肥大
易疲労感, 虚弱	温かく湿った皮膚
食欲亢進するも体重減少	筋力低下
下痢	眼瞼後退
多尿	女性化乳房
稀発月経, 性欲減退	

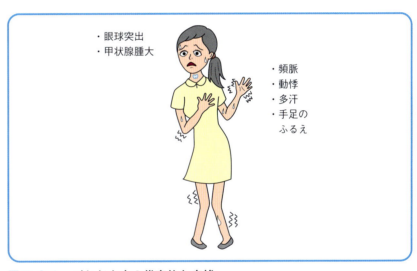

図Ⅲ-2-1 バセドウ病の代表的な症状

FT₃：free triiodothyronine
FT₄：free thyroxin

リヨードサイロニン［FT₃］, 遊離サイロキシン［FT₄］）を用いて甲状腺中毒を判定する．およそ90％の患者で抗TSH受容体抗体が陽性であるが，陰性であってもバセドウ病は否定できない．放射性ヨウ素による甲状腺摂取率は高値となり，シンチグラフィーではびまん性に取り込みがみられる．

重症度判定やステージ・臨床分類など

バセドウ病自体に重症度やステージ分類はない．しかしながらバセドウ病も含めた未治療の甲状腺基礎疾患に，何らかの強いストレスが加わって起きる甲状腺クリーゼは緊急の処置を要する状態である．

C 治療

主な治療法

1）薬物療法

抗甲状腺薬を用いて，甲状腺ホルモンの合成を抑える．**チアマゾール**と**プロピルチオウラシル**の2種があるが，副作用の点などから前者がより多く用いられる．

抗甲状腺薬の一般的な副作用は，発疹，蕁麻疹，発熱，関節痛（患者の1～5％に起こるとされる）である．重篤な副作用として肝炎があり，プロピルチオウラシルでは**好中球細胞質抗体（ANCA）**が出現して，全身性エリテマトーデス（SLE）様の症状や血管炎，腎炎を起こすことがある．抗甲状腺薬の副作用でもっとも重篤なものは**無顆粒球症**（むかりゅうきゅうしょう）*であり，発熱や咽頭痛で発症することが多い．服用開始初期に起こることが多いとされるが，抗甲状腺薬を服用しているときはいつでも起こりうる副作用であり，患者に「突然の高熱が出た際は，すぐに連絡する・受診する」ことを指導することが重要である．

ヨウ化カリウムを服用することで短期的には甲状腺機能を抑制することができるが，1週間程度でその効果は減弱するといわれている．

2）放射線療法

甲状腺細胞がヨウ素を取り込む性質を用いて，**放射性のヨウ素**（^{131}I）を内服し，甲状腺を破壊する治療が放射線療法である．放射線療法は以下の症例に適応する．

①抗甲状腺薬で副作用が出現するなど薬物療法が継続しがたい．
②抗甲状腺薬で再発する症例
③服薬遵守がむずかしく，甲状腺機能が不安定な症例

日本でも実施できる施設が増えており，外来で行う場合もある．妊婦・授乳中は絶対禁忌である．

甲状腺機能の正常化をねらって^{131}Iを投与するが，治療が不十分であったり，逆に長期間には甲状腺機能低下に陥る場合がある．効果が出るまで数ヵ月かかり，その間，補助療法を必要とする場合がある．数年～数十年後には甲状腺機能低下症になる確率が高く，そうなると甲状腺ホルモンの補充療法を必要とする．

3）外科手術

抗甲状腺薬が副作用のためなどで継続できない場合，甲状腺腫が大きい場合，放射線療法よりも手術を希望する場合は手術も選択される．甲状腺クリーゼを避け，手術前にヨウ化カリウムなども用いて甲状腺機能を抑制し，血管分布を抑えることが必要である．

手術の合併症としては，出血，喉頭浮腫（こうとうふしゅ），**反回神経麻痺**（**嗄声**（させい）を起こす），副甲状腺機能低下症があげられる．

ANCA：anti-neutrophil cytoplasmic antibody
SLE：systemic lupus erythematosus

***無顆粒球症・減少症**
血液中の白血球のうち，顆粒球（とくに好中球）が減少し，ほとんどなくなる．細菌などに感染しやすくなり，敗血症など重症になりやすい．高熱，喉の痛みを症状とすることが多い．

合併症とその治療法

1）頻脈，振戦などの症状

抗甲状腺薬などを開始しても頻脈，振戦などのアドレナリン作動性の症状は消失しないことがある．そのときにはプロプラノロールやアテノロールなどのβ遮断薬が用いられる．

2）甲状腺眼症

「7．甲状腺眼症」参照．

治療経過・予後

手術療法を除けば，甲状腺機能が正常化するのに数ヵ月はかかる．甲状腺機能亢進による症状は一部はβ遮断薬で抑えることができるが，他の症状はある程度の時間が必要である．薬物療法などでバセドウ病が寛解することがあるが，その予測はできないとされており，薬物を通常は1年から数年服用することが多い．

日本人（とくに男性）のバセドウ病患者では，糖分の過剰摂取後に低カリウム血症を起こし，全身が脱力する周期性四肢麻痺をきたすことがある．バセドウ病の治療とともに消失することがあるが，糖質の過剰摂取を控える指導も必要である．

退院支援・患者教育

- **抗甲状腺薬服用時の無顆粒球症**：重篤な副作用であり，突然発熱した際にはすぐに受診するように指導する．
- **バセドウ病**：若い女性に多く発症するため，患者が妊娠することもありうる．抗甲状腺薬を服用したまま妊娠する・継続することは多くの報告がある．ただしまれな催奇形性の報告があることから，妊娠初期はプロピルチオウラシルの使用が望ましいとされている．しかし肝炎やその他の副作用のリスクから，妊娠中期以降はチアマゾールに変更することが望ましい．甲状腺機能が亢進した状態では流産・早産をきたしやすい．また，妊娠中はバセドウ病の病勢が低下し，抗甲状腺薬を減量したり，中止することすらあるが，出産後にバセドウ病が増悪することがある．

2 プランマー病

A 病態

プランマー病とは

プランマー病（Plummer disease，中毒性多結節性甲状腺腫）とは結節性の甲状腺腫を背景として，その中のいくつかの結節が甲状腺刺激ホルモン（TSH）による調節を受けなくなり，甲状腺中毒の症状（**表Ⅲ-2-1**）をきたすものである．

疫 学

男性よりも女性に多く，加齢とともに増加する．ヨウ素欠乏地域での発生率が高まるが，日本のようにヨウ素が充足している地域でもみられる．

発症機序

TSH受容体などの変異も報告されているが，不明な点も多い．

症 状

甲状腺中毒症の症状がみられるが，他の疾患と同じく，高齢者では症状が認められにくいことがある．

B 診 断

どのような症状から本疾患が疑われるか

患者が高齢であることが多いことから，心房細動や，動悸，頻脈，神経過敏，振戦，体重減少などの症状以外に，血液検査の異常としてみつかることがある．

診断の進め方，確定診断の方法

甲状腺機能亢進症・甲状腺中毒症の原因疾患の1つとして考えておく．甲状腺シンチグラフィーを行うと，放射性ヨウ素の取り込みが増加した部分（自律的に甲状腺ホルモンを放出している結節）と，取り込みの減少した部分，といった不均一な像が得られる．

C 治 療

主な治療法

甲状腺機能を正常化するためには，バセドウ病と同じく抗甲状腺薬を用い，頻脈・動悸の治療にはβ遮断薬を用いる．しかしバセドウ病とは異なり，自然寛解することはない．放射性ヨウ素治療（アイソトープ治療）は，外科手術に比べれば侵襲が少ないが，放射性ヨウ素による治療後も別の結節が甲状腺ホルモンを放出する可能性が残る．手術によっても治療効果は期待できるが，手術前にヨウ素薬や抗甲状腺薬で甲状腺機能を正常化する必要がある．

合併症とその治療法

高齢者では心房細動の一因となる．

治療経過・予後

抗甲状腺薬の治療のみでは寛解にいたらないことが多い．

退院支援・患者教育

放射性ヨウ素を用いて治療を試みた場合，数年から5年後の長期的にみると甲状腺機能低下に陥ることがあるので，定期的な外来受診が必要であることを必ず伝える．

3 亜急性甲状腺炎

A 病態

亜急性甲状腺炎とは

　亜急性甲状腺炎（subacute thyroiditis）とは，何らかのウイルス感染が原因となって，**甲状腺濾胞細胞**に蓄えられた甲状腺ホルモンと**サイログロブリン**が血中に放出される疾患であり，甲状腺中毒症（**表Ⅲ-2-1**）をきたす．

疫学

　30歳から50歳にかけてもっとも多くみられ，女性に多く発症する．

発症機序

　不明であるが，ムンプスウイルス，コクサッキーウイルスなどの感染が契機となって，甲状腺濾胞細胞に炎症が起き，濾胞細胞の破壊が起こる．

症状

　感冒・上気道炎症状に引き続き，有痛性の甲状腺腫を認める．「喉が痛い」と訴えるため感冒や咽頭炎として見過ごされることがある．甲状腺の圧痛の程度はさまざまだが，激しい痛みを訴えたり，圧痛の位置や腫脹の位置が変化することがある．

B 診断

どのような症状から本疾患が疑われるか

　咽頭痛を訴える患者で，感冒などを思わせる全身倦怠感が先行するが，甲状腺に一致して圧痛がある場合には本疾患を疑う．

診断の進め方，確定診断の方法

　甲状腺腫は小さいが，圧痛を伴う．頻脈や発汗過多などの症状も上気道炎や咽頭炎と思わずに甲状腺中毒の症状ではないかと疑うことが診断への第一歩である．

　急性期にはC反応性タンパク（CRP）と赤血球沈降速度（赤沈）が高値を示すが，白血球数は増加しても軽度である．甲状腺ホルモンとサイログロブリンは上昇し，TSHは抑制される．甲状腺自己抗体（抗サイロペルオキシダーゼ抗体，抗サイログロブリン抗体）はほとんどの場合陰性である．

　以上の病歴，身体所見，臨床検査結果でほぼ確定診断はつけられるが，他の疾患との鑑別がむずかしい場合，超音波検査で圧痛点に一致して低エコー領域がみられること，^{123}I摂取率が低値を示すことが診断の補助となる．さらに囊胞内出血や腫瘍との鑑別に針吸引生検が必要となることもあるがまれである．

重症度判定やステージ・臨床分類など

典型的・古典的には，①急性期・甲状腺中毒期，②甲状腺機能低下期，③回復期の3つの時相をたどるが，非典型的な経過をたどることもある．①の急性期で蓄えられた甲状腺ホルモンが枯渇すると，FT_4濃度が低値，TSH上昇の甲状腺低下期をたどる．疾患が沈静化すると通常は甲状腺機能も回復する．

C 治 療

主な治療法

痛みなどの症状が軽度である場合，アスピリンや非ステロイド性抗炎症薬（NSAIDs）で症状を抑えることがあるが，痛みがひどい場合，副腎皮質ステロイド薬の内服を必要とする場合がある．

糖質コルチコイドを使用する場合，通常治療は数ヵ月かけてゆっくりと使用量を減量することが行われる．症状が改善しても副腎皮質ステロイド薬を中断してしまうと甲状腺炎が再燃することがあるので，指導が必要になる．

合併症とその治療法

振戦や発汗などの甲状腺中毒症状が強い場合，β遮断薬が用いられる場合がある．

甲状腺機能低下症に陥った場合には，甲状腺ホルモンの補充を行う必要がある．

治療経過・予後

完全に回復することが多い．しかし少数例では慢性的に甲状腺機能低下症になったり，数ヵ月間甲状腺中毒症が持続したり，再発・改善を繰り返すことがある．

退院支援・患者教育

急性期とそれに引き続き甲状腺機能低下期に陥る可能性があるので，甲状腺機能を血液検査でおよそ2～4週おきにチェックする必要があり，外来受診を促す．前述のように症状が激しく副腎皮質ステロイド薬の内服を必要とする場合，自己判断で服薬を中止すると亜急性甲状腺炎が再燃するおそれがあるので，指導が必要である．

4 急性化膿性甲状腺炎

A 病態

急性化膿性甲状腺炎とは
急性化膿性甲状腺炎（acute suppurative thyroiditis）とは，甲状腺の化膿性感染が原因となる疾患である．

疫学
まれな疾患である．90％以上は20歳未満に起こると考えられている．

発症機序
小児と若年成人では，中咽頭と甲状腺をつなぐ第4鰓嚢の遺残である**梨状窩瘻**による感染が多い．高齢者では甲状腺腫や甲状腺悪性腫瘍の変性したものが感染を起こしていることが多い．

症状
甲状腺痛があり，咽頭や耳に放散することがある．発熱，嚥下困難，甲状腺上の皮膚の紅斑を認めることがある．

B 診断

どのような症状から本疾患が疑われるか
まれな疾患であるが，甲状腺痛，甲状腺腫，発熱などを伴う際にこの疾患を想定することが診断への第一歩である．発熱も通常は突然に出現するので，他の甲状腺炎と区別しやすい．

診断の進め方，確定診断の方法
甲状腺腫は圧痛があり，通常は左右非対称である．赤沈と白血球数は増加するが，甲状腺機能は正常である．超音波ガイドによって行う針吸引生検で起炎菌を同定することが治療方針を決定するのに重要である．

C 治療

主な治療法
検査で同定された起炎菌に応じて治療する．細菌感染をまずは想定するが，免疫不全状態にある患者では，真菌，抗酸菌などが起炎菌になることがある．抗菌薬などの治療が奏効しない場合，外科的排膿が必要になる場合もある．

合併症とその治療法
感染がコントロールされない場合，咽頭後膿瘍，縦隔炎，気管閉塞，頸静

脈血栓症，敗血症が起こりうる．

治療経過・予後

適切な抗菌薬が迅速に使われれば予後は良好である．

退院支援・患者教育

入院中に抗菌薬による治療が完結する場合は問題とならないが，経口の抗菌薬に移行する場合，症状が消失している場合が多いので，決められた期間の抗菌薬を服用するように指導する．

5 慢性甲状腺炎（橋本病）

A 病態

橋本病とは

橋本病（Hashimoto disease/Hashimoto thyroiditis）は自己免疫性甲状腺機能低下症の1つであり，リンパ球浸潤を伴い，甲状腺濾胞が萎縮し，線維化する疾患である．臨床的には年余の経過をもって甲状腺機能が徐々に低下する疾患と考えられる．

> **橋本病**
> 1912年に橋本策（はしもとはかる）博士により報告されて以来，世界的にもHashimoto thyroiditisで通じる．

疫学

世界的にも自己免疫疾患の中でも頻度が高く，女性は1,000人中4人，男性1,000人中1人と報告されているが，ヨウ素摂取量の多い日本ではさらに多いと考えられる．加齢とともに発症率は増える．症状のないものも含めると，甲状腺機能低下症は女性で6〜8％，男性で3％に認められる．

発症機序

他の自己免疫疾患と同じく不明であるが，遺伝因子（HLA多型や，家族内にバセドウ病や自己免疫性甲状腺機能低下症がみられる場合）がある場合には罹患しやすくなると考えられている．さらに，ヨウ素の摂取量が多いことも罹患リスクを上げることから，環境要因も発症原因の1つである．

症状

甲状腺機能低下症にみられる症状と臨床所見を**表Ⅲ-2-2**，**図Ⅲ-2-2**にまとめた．これらの症状は緩徐に発現することが多いため，患者本人も気がつかないことが多い．月経異常が起きることに加えて，妊孕性は低下し，流産の発生も増える．プロラクチン（PRL）上昇を示すことがあり，乳汁漏出がみられることもある．甲状腺腫は大きいとは限らないが，通常は表面不整で硬く感じる．

表Ⅲ-2-2 甲状腺機能低下症の症状と徴候・臨床所見

症状	徴候・臨床所見
疲労, 虚弱	乾燥皮膚, きめの荒い皮膚
皮膚乾燥	冷たい手足
悪感	浮腫（顔, 四肢）
脱毛	びまん性脱毛
記憶力, 意欲の減退	徐脈
便秘	腱反射弛緩相の遅延
食思不振だが体重増加	手根管症候群
呼吸困難	体液貯留（心嚢液貯留, 胸水）
嗄声	
月経過多（稀発月経, 無月経もみられる）	
異常感覚	
聴力障害	

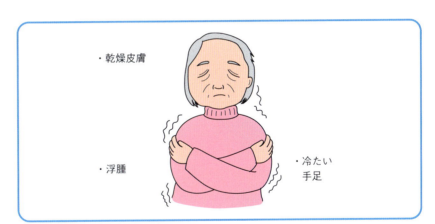

図Ⅲ-2-2 甲状腺機能低下症の代表的な症状

B 診断

どのような症状から本疾患が疑われるか

　特徴的な症状はないが, 表Ⅲ-2-2のような症状がそろった場合, 甲状腺機能低下症を疑って検査を進める. また甲状腺腫の原因の1つでもある.

診断の進め方, 確定診断の方法

　甲状腺刺激ホルモン（TSH）とFT$_4$を用いて, 甲状腺機能低下症の有無や程度を判定する. 甲状腺に対する自己抗体（**抗ペルオキシダーゼ抗体［抗TPO抗体］, 抗サイログロブリン抗体**）が存在する場合, 中でも抗TPO抗

TPO：thyroid peroxidase

体が存在すると，現時点では甲状腺機能低下にいたっていなくても年間約4％が無症候性の甲状腺機能低下に陥るので治療方針決定に有用である．

本来ならば針吸引細胞診などで病理学的に診断をつけるべき疾患であるが，実際の臨床で甲状腺機能低下の病因確定のために病理検査を行うことは少ない．超音波検査所見（内部エコーの低下と不均一）も参考になる．

重症度判定やステージ・臨床分類など

潜在性甲状腺機能低下症は，甲状腺機能低下症の症状がわずかしか認められない患者において，甲状腺ホルモン低下の生化学的証拠が存在する（通常は TSH が上昇しているが，FT_4 が正常である）状態である．

C 治療

主な治療法

甲状腺ホルモン製剤（レボチロキシン）の内服で治療を行う．少量から開始して，症状や検査値を参考に投与量の調節を行う．TSH の変化は甲状腺ホルモンの状態が安定してから数週間程度かかるため，最終的な投与量が決定するまで数週間から数ヵ月かかる．

治療経過・予後

甲状腺ホルモン製剤を確実に服用できれば予後は良好である．甲状腺ホルモンが十分に補充されていても甲状腺機能低下の症状が残る患者が存在する．

退院支援・患者教育

甲状腺ホルモン製剤の維持量が決まれば，通院は数ヵ月に一度でも十分である．しかし通院や内服を中断して長期間が過ぎれば，場合によっては生命に危険を生じる疾患であることも十分に認識したい．ヨウ素の過剰摂取は甲状腺機能を不安定にさせる可能性があるため，昆布などのヨウ素を多く含む食品を毎日のように食することは避けるよう指導する．

6 無痛性甲状腺炎

A 病態

無痛性甲状腺炎とは

無痛性甲状腺炎（painless thyroiditis）は，自己免疫性甲状腺疾患を背景にもつ患者に生じる．甲状腺の圧痛はほとんどないが，甲状腺機能の異常をきたす．

疫学

分娩後3～6ヵ月後の時期に5％近くの産褥婦に発症する．

発症機序
抗TPO抗体が存在すると，発症リスクが上昇する．

症状
典型的には2～4週間程度の短い甲状腺中毒に続き，4～12週にわたる甲状腺機能低下の時期を経て，甲状腺機能は正常化する．しかし症状に乏しい場合はこれらの経過に気づかれず，見過ごされることがある．

B 診 断

どのような症状から本疾患が疑われるか
産後の女性で，甲状腺中毒あるいは甲状腺機能低下の症状が認められる場合に，この疾患を想定する．

診断の進め方，確定診断の方法
亜急性甲状腺炎と比べて，甲状腺腫はあるが圧痛はない．蓄えられた甲状腺ホルモンが放出されることから放射性ヨウ素の取り込みは，抑制される．

C 治 療

主な治療法
糖質コルチコイドによる治療は用いられない．頻脈，振戦などの甲状腺中毒症の症状が激しい場合にはβ遮断薬を用いる．甲状腺機能低下症が認められた場合，レボチロキシン補充療法が必要となる場合があるが，投与期間は短期間である．

治療経過・予後
通常，自然軽快するが，一部の患者は永続的な甲状腺機能低下症に陥ることがある．

退院支援・患者教育
自然軽快することが多い疾患であるが，上記のように甲状腺機能低下症が後になって出現することがあるので，6～12ヵ月程度に一度，甲状腺機能を検査するために通院が必要であることを説明する．

7 甲状腺眼症

A 病 態

甲状腺眼症とは
甲状腺眼症（thyroid eye disease）とは，外眼筋の腫脹などを基に，眼球

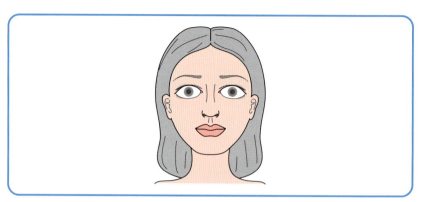

図Ⅲ-2-3　甲状腺眼症

突出や外眼筋の運動障害から複視*を生じる疾患である（図Ⅲ-2-3）.

> *複視
> 物が二重に見えること．バセドウ病では両目で物を見ているときに起きる．

疫学

多くはバセドウ病が診断されるときに診断されるが，バセドウ病が発症する前後や，まったく甲状腺機能亢進の症状を出さないで甲状腺眼症だけを発症するものもいる．バセドウ病の患者の中で自覚的・他覚的に眼症が認められるものは20〜25％と報告されている．しかしMRIなどで調べるとバセドウ病の患者のほとんどのものに，程度の差はあれ外眼筋の腫脹などがみられる．

発症機序

TSH受容体抗体が存在すると，外眼筋，および周囲の結合織・脂肪組織が炎症を起こし発症する．

症状

軽度の場合は，ドライアイの症状，涙の過剰分泌がみられる．眼球突出が顕著になると閉眼がむずかしくなり，角膜の露出と傷害が起きる可能性がある．外眼筋浮腫から外眼筋運動障害を起こし，複視を生じる．視神経圧迫が起きた場合には，周辺部視野欠損や色覚の異常をきたし，適切な治療がなされなければ視力を喪失する．

B　診断

どのような症状から本疾患が疑われるか

バセドウ病が診断された患者で上記の症状があれば，本疾患の存在を疑うのは容易である．甲状腺中毒症の症状や既往歴がない患者で，眼球突出などの症状がみられるときは，眼窩内の腫瘍や感染症などを除外したうえで本疾患を疑う．

診断の進め方，確定診断の方法

眼球突出は専用の測定器を用いる．眼球運動障害があり，甲状腺中毒の症状があれば，診断は容易である．甲状腺中毒の症状がない場合，TSH抗体が血漿中に存在すれば診断はより確実となる．

重症度判定やステージ・臨床分類など

閉眼がむずかしい場合は，角膜への傷害から視力に大きな影響が及ぶ可能性がある．視神経圧迫が起きて，視力に影響が出ている場合は，ただちに治療を要する緊急症である．

C 治療

主な治療法

甲状腺中毒症の症状がある場合にはその治療を行う．外眼筋の浮腫を軽減させる目的で副腎皮質ステロイド薬の点滴，経口を必要とすることがある．閉眼がむずかしい場合は人工涙液の点眼を必要とする．緊急を要する場合には外科的に減圧術を行う．

治療経過・予後

内科と専門の眼科の緊密な連携で治療されるべきである．軽症例では自然軽快することがあるが，中等度以上の症例では機能改善のための手術を必要とする場合がある．

退院支援・患者教育

甲状腺中毒の症状が薬剤などでコントロールされても甲状腺眼症による眼球突出や複視はなかなか軽快しないことがあり，専門の眼科などでの治療を要することがある．また，喫煙は甲状腺眼症のリスクファクターであるため，禁煙指導をする．

8 甲状腺腫瘍

A 病態

甲状腺腫瘍（thyroid tumor）とは（表Ⅲ-2-3）

- **多結節性甲状腺腫**：甲状腺濾胞細胞の過形成で，細胞成分に富んだ部分からコロイド*で満たされた囊胞性病変まで認められる．ときには甲状腺全体が大小の結節で占められることがある．
- **濾胞腺腫**：皮膜をもった濾胞構造をもつ．良性のものも多いが，悪性度が高く，濾胞がんとして扱われるものもある．
- **乳頭がん**：甲状腺悪性腫瘍の中でも最多である．針生検検体や手術検体で

*コロイド
甲状腺ホルモンの元になる分泌物が貯蔵されたゼラチン状の物質．

表Ⅲ-2-3　甲状腺腫瘍の分類

分類	疾患
腫瘍様病変	多結節性甲状腺腫
良性腺腫	濾胞腺腫
悪性腫瘍	乳頭がん（80〜90％） 濾胞がん 未分化がん 悪性リンパ腫 髄様がん

細胞の異型性で判断される.
- **濾胞がん**：濾胞構造をとっているが，血管，神経，隣接組織への浸潤の有無でがんか否か判断される.
- **未分化がん**：未分化で悪性度が高く，広範に浸潤することがあり予後が不良のがんである.
- **悪性リンパ腫**：慢性甲状腺炎がある場合に認められることが多い.
- **髄様がん**：濾胞細胞の間に散在する，カルシトニン産生細胞から発生するがんである．副腎腫瘍，副甲状腺腫瘍などを合併する家族性の多発性内分泌腫瘍症（MEN）2型として発生することがある.

MEN：multiple endocrine neoplasia

疫学

多結節性甲状腺腫，濾胞腺腫，がんともに，超音波検査や病理検査の報告では10％以上に認められると報告されている．がんでも臨床的に問題にならないことが多いのは，小さながんが発見されても大部分は成長が遅いためである.

発症機序

すべてに共通する発症機序としては，環境要因（ヨウ素不足地域における多結節性甲状腺腫，放射線被曝による甲状腺がんの増加），遺伝因子（さまざまながん遺伝子やがん抑制遺伝子の遺伝変異が甲状腺がんで認められる．MEN 2でみられる *RET* 遺伝子の先天性変異など）が複雑に組み合わさって発症すると考えられている.

症状

画像診断が普及する前は，前頸部の腫瘤で発見されることが多かったが，別の目的で行われた画像検査，たとえば頸動脈超音波検査や，CT検査などで偶然腫瘍がみつかることも多い．小さな10 mm程度の腫瘍は基本的に無症状である.

多結節性甲状腺腫が多数・大きくなると嚥下困難，呼吸困難（気管圧迫），多血（静脈うっ血）といった圧迫症状を呈することがある.

自発痛は基本的にはないが，囊胞性変化を起こしているところに出血し急速に囊胞が大きくなった場合，痛みを伴うことがある．

悪性腫瘍が周囲に浸潤し反回神経を傷害すると，嗄声となる．悪性腫瘍を示唆する重要な所見である．このほかに悪性腫瘍を示唆する所見は周囲の癒着，頸部のリンパ節腫脹である．まれであるが，悪性リンパ腫や未分化がんは急速に増大する甲状腺腫として認められることがある．

B 診断

どのような症状から本疾患が疑われるか

上記のように，甲状腺検査以外の検査でみつかる甲状腺腫瘍は無症状のことが多く，これら偶発的にみつかった腫瘍の性質を調べることが多い．ほかには前頸部の腫瘍としてみつけられたり，まれな症状として嚥下困難，呼吸困難，嗄声の原因検索の結果，甲状腺腫瘍がみつかることがある．

診断の進め方，確定診断の方法

上記のように，甲状腺腫瘍が触診できる場合，大きさ，固さ，可動性，頸部のリンパ節腫脹などを触診する．

- **超音波検査**：非侵襲的かつ簡便であり，触診ができない微小な腫瘍もみつけることが可能である．単発か多発か，充実性か，囊胞性か，皮膜があるかないか，周囲リンパ節の腫大の有無をくわしく調べることができる．
- **針吸引細胞診**：結節部に穿刺し，陰圧をかけて結節を構成する細胞を吸引し，塗抹細胞診標本を作り，細胞の異型性をみる．もっとも多い乳頭がんでは核の形態などから比較的診断は容易だが，濾胞がんでは十分な細胞がとれずに診断がむずかしくなる場合がある．
- **CT検査**：周囲への浸潤や遠隔転移がないかを検査する．

重症度判定やステージ・臨床分類など

甲状腺がんの場合，がんを構成する細胞腫（濾胞細胞，C細胞＊など），腫瘍の大きさと周囲への浸潤，リンパ節への転移，その他の部位への転移のTNM分類に加えて，年齢なども考慮してステージ分類をする．

＊C細胞
カルシトニンという血中のカルシウム濃度を調節する作用のあるホルモンを分泌する細胞

C 治療

主な治療法

- **多結節性甲状腺腫**：腺腫が大きくなければ，経過観察することも多い．気管などの圧迫症状がある場合には外科手術も選択される．
- **濾胞腺腫**：囊胞の大きさによって経過観察したり，囊胞の吸引が試みられるが再発も多い．エタノールなどの注入が行われることがあるが痛みを伴う．

- **乳頭がん，濾胞がん**：手術で切除し，浸潤のみられるリンパ節も切除する．その後，甲状腺濾胞の成長因子である TSH を抑制するために，レボチロキシンによる治療が行われる．適応症例には放射性ヨウ素治療を行う．
- **未分化がん**：化学療法や放射線の外照射を行うことが多いが，奏効率は低い．
- **悪性リンパ腫**：通常の悪性リンパ腫の治療にしたがって化学療法を行う．
- **髄様がん**：外科手術が第一選択である．このがんはヨウ素を取り込まないので放射性ヨウ素治療は行わない．

合併症とその治療法

手術で反回神経を傷害した場合には，嗄声を起こすことがある．また手術後に出血した場合に気管を圧迫することがある．4つある副甲状腺をすべて摘出してしまった場合には副甲状腺機能低下症となりカルシウム値が低下することがある．

治療経過・予後

良性の腺腫であれば，圧迫症状がなければ予後は良好である．乳頭がん，濾胞がんの分化型がんは腫瘍が小さく，周囲への浸潤などがなければ予後はよいと考えられるが，腫瘍径が大きかったり転移がある場合には予後不良と考えられる．未分化がんは，進行が早く1年生存率は50％以下と報告されている．

退院支援・患者教育

一般には大部分の甲状腺腫瘍は良性か，がんであっても成長が遅くすぐさまに生命の危機が訪れる心配は少ない．上記のように甲状腺腺腫・腫瘍とはいえ原因がさまざまであり，診断がつくまでに時間がかかる可能性があり，また診断がついた後の治療も長期にわたることが多いので，患者の支援も長期的視点に立つ必要がある．

9 薬剤性甲状腺機能異常

A 病態

甲状腺機能異常をきたす薬剤
- リチウム
- アミオダロン
- チロシンキナーゼ阻害薬
- 免疫チェックポイント阻害薬
- インターフェロン
- IL-2

薬剤性甲状腺機能異常とは

甲状腺疾患以外の疾患治療で用いられる薬剤が，甲状腺機能異常をきたすことがあり，これを**薬剤性甲状腺機能異常**（drug-induced thyroid dysfunction）という．甲状腺機能異常との関連がよく知られている薬剤（リチウム，アミオダロン）もあれば，最近になって使われている抗がん薬（チロシンキナーゼ阻害薬，免疫チェックポイント阻害薬）が甲状腺機能異常をきたすことがわかってきた．

疫学

　薬剤によって甲状腺機能の異常の頻度は異なるが，ヨウ素の摂取率によっても変化することが知られている．

発症機序

　薬剤により，ヨウ素負荷による甲状腺機能低下症（アミオダロンなど），逆にヨウ素負荷による甲状腺中毒（アミオダロンなど），バセドウ病などの自己免疫性甲状腺炎を起こす，甲状腺炎をきたすなど，発症機序も多様である．

症状

　無症状のこともあれば，甲状腺機能に応じて，甲状腺機能低下症，甲状腺中毒の症状を呈する．

B　診断

どのような症状から本疾患が疑われるか

　甲状腺機能低下や甲状腺中毒がみられた場合，甲状腺機能異常をきたす薬剤の使用の有無を確認する．症状がなくともこれら薬剤を使用している場合は，甲状腺機能を血液検査でモニターすることが多いため，無症状で発見されることもある．

C　治療

主な治療法

　甲状腺機能異常の原因となっている薬剤（被疑薬）の投薬中止が第一選択であるが，原疾患の治療のためにそれが不可能な場合は，甲状腺機能低下症に対してレボチロキシンの補充を行う．甲状腺機能亢進症に対しては，原因薬剤によっては亜急性甲状腺炎の治療に準じて副腎皮質ステロイド薬を使用したり，ヨウ素製剤を用いて一時的に甲状腺機能の抑制を図ったり，抗甲状腺薬を用いるなど治療法は多岐にわたる．

合併症とその治療法

　甲状腺機能低下症，甲状腺中毒症の合併症の治療に準じる．

治療経過・予後

　原因疾患の予後に準じる．

退院支援・患者教育

　原因疾患の治療がすでに複雑である場合が多いが，甲状腺機能も薬剤の使用によって数週間程度の期間で変化する可能性があり，通院や検査の必要性を説明する．

10 非甲状腺疾患における甲状腺機能異常

A 病態

非甲状腺疾患における甲状腺機能異常とは
　正常甲状腺疾患症候群とも呼ばれるが，甲状腺疾患が存在しない場合でも，急性で重篤な疾患が血中 TSH や甲状腺ホルモンの異常をきたすことがある．

疫学
　軽度の甲状腺機能異常を含めれば，急性疾患や重症患者では多くの患者で甲状腺機能異常がみられると考えられている．

発症機序
　不明な点が多いが，急性疾患に反応して，コルチゾールや IL-6 などのサイトカインが甲状腺機能に異常を与えると考えられている．

症状
　特異的な症状はみられないことがほとんどである．

B 診断

どのような症状から本疾患が疑われるか
　検査値の異常としてみつかることが多く，特有の症状はない．

診断の進め方，確定診断の方法
　甲状腺疾患の既往歴や，以前の甲状腺機能検査値は診断の助けとなる．それ以外は患者の原疾患，治療経過，甲状腺機能に影響する可能性のある薬剤などの情報が診断への重要な情報となる．しかし，甲状腺機能検査は経過をみなければ，今後の推移の予測が立たないことが多く，診断に苦慮する場合がある．

C 治療

　甲状腺機能を経時的に測定して，その経過をみる必要があるが，明らかな甲状腺機能低下症や甲状腺中毒をきたす疾患がない限りは，特定の治療を必要としないと考えられている．治療経過・予後は原疾患のそれによる．

11 甲状腺クリーゼ

A 病態

甲状腺クリーゼとは

甲状腺クリーゼ（thyroid storm/thyroid crisis）とは，未治療あるいは治療不十分な甲状腺機能亢進症患者で，脳卒中，感染，外傷などの急性疾患や外科手術，抗甲状腺薬怠薬などが契機となって起こる緊急疾患である．適切な治療を施されなければ死にいたる率が高い．

疫学

現代では，甲状腺機能亢進症が存在することに気がつかず，抗甲状腺薬の怠薬や他の疾患を併発することがほとんどである．最近では放射性ヨウ素治療後に発症する症例が増加しつつある．日本では入院患者10万人あたり0.2人と報告されている．

発症機序

明確な理由はわかっていない．

症状

発熱（38℃以上），頻脈（130回/分）などに加えて，中枢神経症状（不穏，せん妄，精神異常，傾眠，けいれん，昏睡），心不全，消化器症状（悪心・嘔吐，下痢，黄疸）などの全身症状がみられる．

B 診断

どのような症状から本疾患が疑われるか

甲状腺中毒の症状が重篤で，かつ上記のような中枢神経症状がみられる場合は，とくにこの状態を疑う．

診断の進め方，確定診断の方法

上記のような症状，甲状腺中毒と同じく血清FT_3，FT_4の高値，TSHの抑制がみられる場合，抗甲状腺薬の怠薬や甲状腺中毒以外の感染症などの誘引疾患がある場合にこの状態を診断する．

C 治療

主な治療法

患者は重症であることが多いので，集中治療室などでのモニター，輸液管理，必要であれば呼吸補助を行う．β遮断薬で頻脈などの症状をコントロールする．抗甲状腺薬を用いて甲状腺ホルモンの合成を抑制する．ヨウ素剤を

用いて甲状腺ホルモンの分泌を抑制する，副腎皮質ステロイド薬を用いて甲状腺ホルモンの作用を抑制する，など甲状腺機能亢進の治療が用いられる．

合併症とその治療法

甲状腺クリーゼの誘引疾患となる感染症などを治療する．

治療経過・予後

重篤な疾患であり，患者がもつ背景疾患，誘引となる疾患によっては死にいたることがある．

退院支援・患者教育

元の甲状腺疾患が診断されていない，もしくは治療が不十分であることが要因であるので，退院後も外来通院で甲状腺疾患の治療を継続することが重要であることを教育する．

12 粘液水腫性昏睡

A 病態

粘液水腫性昏睡とは

粘液水腫性昏睡（myxedema coma）とは，甲状腺機能低下症をもつ患者で甲状腺ホルモンの補充が十分に行われずにいる場合に，感染症などの誘引を契機にして，低体温，呼吸不全，循環不全を引き起こし，中枢神経症状を引き起こす重篤な状態である．緊急かつ適切な治療を要する．

疫学

甲状腺機能の検査が容易になったので，比較的まれになってきていると考えられている．60歳以上が多く，女性が多く，また気温が低下する冬季にみられることが多い．

発症機序

不明であるが，甲状腺機能低下症が診断されていない患者で，薬剤（鎮静薬，麻酔薬など）の投与，肺炎，心不全，心筋梗塞，消化管出血，脳出血などを契機に発症する．

症状

低体温，**低換気**，低血圧，徐脈などがみられる．意識障害やけいれん発作がみられることもある．

B 診断

どのような症状から本疾患が疑われるか

意識障害に加えて，低体温，低換気，低血圧，徐脈がみられる場合，本疾

患を疑う．

診断の進め方，確定診断の方法

上記の症状や所見に加え，甲状腺機能低下が血液検査で認められる場合，診断する．

C 治 療

主な治療法

低換気には人工呼吸器装着も含めた補助療法，低血圧などの循環不全には昇圧薬が必要であり，とくに体温が 30℃ 以下の場合には外部から温める必要がある．甲状腺機能低下症に対しては，レボチロキシン製剤の経口ないし経鼻胃管による投与が必要である．

合併症とその治療法

誘引となっている感染症などの疾患を治療する．低ナトリウム血症の治療には高張食塩液の投与が必要な場合がある．副腎ホルモン作用が不足している場合があり，副腎皮質ステロイド薬の使用が必要である．

治療経過・予後

適切な治療を施さなければ，死亡率は高い．

退院支援・患者教育

背景疾患として甲状腺機能低下症があるので，定期的な外来通院と甲状腺ホルモンの補充が必要であることを教育する．

3 副甲状腺疾患とカルシウム代謝異常

PTH：parathyroid hormone

　副甲状腺は血中のカルシウムやリンのバランスを調整する副甲状腺ホルモン（PTH）を分泌する臓器である．ホルモンが過大あるいは過少になったり，ホルモンの受容体に異常が生じたりすることによって，高カルシウム血症や低カルシウム血症が引き起こされ，さまざまな症状が出現する．副甲状腺疾患には，副甲状腺機能亢進症，副甲状腺機能低下症，偽性副甲状腺機能低下症，副甲状腺がんなどがある．そのほか，カルシウム代謝がかかわる疾患として悪性腫瘍に伴う高カルシウム血症，骨粗鬆症，骨軟化症，くる病がある．

1 副甲状腺機能亢進症

A 病態

副甲状腺機能亢進症とは

　副甲状腺機能亢進症（hyperparathyroidism）とは，PTHが過剰に分泌される疾患であり，副甲状腺が産生するPTHが自律的に増加する原発性副甲状腺機能亢進症と，基礎疾患によって低下した血清カルシウム濃度を受けてPTHの分泌が亢進する二次性（続発性）副甲状腺機能亢進症とがある．後者は慢性腎不全によるものが最多であり，本節では前者を取り上げる．
　原発性副甲状腺機能亢進症でPTHが自律的に過剰に分泌される病態として，腺腫や過形成がある．これらからのPTHの過剰分泌により，骨吸収が促進，腎臓でのカルシウム再吸収も亢進，活性型ビタミンD_3の合成促進による腸管でのカルシウム吸収も増加することより，高カルシウム血症が引き起こされる．また，PTHの過剰分泌は腎臓でのリン再吸収を抑制し，排泄が増加するため，低リン血症も引き起こす．

疫学

　原発性副甲状腺機能亢進症は，日本では2,000〜3,000人に1人程度の頻度であり，男女比1：3と女性に，中でも中高年齢層に多い疾患である．

発症機序

　副甲状腺の腺腫，過形成あるいはがん腫により発症する．腺腫によるもの

が 80〜85％を占め，そのほとんどが単発性である．過形成は 10〜15％であり，多くは多発性内分泌腫瘍症（MEN）に伴うものである．がん腫は数％程度である．

症状

軽度の高カルシウム血症は無症状であるが，血清カルシウム濃度が 12 mg/dL 以上となると，非特異的ではあるが，易疲労感，抑うつ，脱力，多尿，口渇，悪心，嘔吐，便秘などの症状が出現する．さらに 14 mg/dL 以上に上昇すると，集中力低下，錯乱，意識障害，昏睡にいたることがある．また，尿路結石，腎不全，膵炎，消化性潰瘍，骨痛，骨粗鬆症，線維性骨炎，QT 間隔短縮，徐脈，心筋症などをきたすこともある．

B 診断

どのような症状から原発性副甲状腺機能亢進症が疑われるか

無症状の場合は，血液検査で血中カルシウム濃度高値，甲状腺や頸動脈などの頸部エコー施行時に副甲状腺の腫大を指摘されたときに原発性副甲状腺機能亢進症が疑われる．

血清カルシウム値が上昇すると，口渇，多飲，多尿，尿路結石，骨痛などの症状が出現することから，これらの症状より高カルシウム血症が疑われ，高値であれば原発性副甲状腺機能亢進症の検索が行われる．

なお，低アルブミン血症が存在する場合には，

　　補正カルシウム値(mg/dL)
　　＝実測カルシウム値(mg/dL)＋(4－血清アルブミン値［g/dL］)

として，カルシウム値の補正を行う必要がある．

診断の進め方・確定診断の方法

血清カルシウム高値であれば，問診で薬剤性の除外を行う．intact PTH など血中 PTH を測定し，高値であれば局所診断のために画像検索を行う．超音波検査が簡便であるが，^{99m}Tc-MIBI シンチグラフィーは胸腔内などに存在する異所性副甲状腺の検出にも有効である．複数の腺に腫大がある場合には，MEN を疑って精査を行う．

重症度・臨床分類

急激な血清カルシウム濃度の上昇は，中枢神経系に障害を及ぼし，急性腎不全も合併して致命的になることがある．これを高カルシウム血症性クリーゼと呼ぶ．

C 治療

主な治療法

1）外科的治療
　第一選択は，病的副甲状腺の摘出である．単一の腺腫であれば腫大腺のみ摘出，過形成であれば副甲状腺亜全摘または全摘のうえ一部を皮下に自家移植する．がんでは拡大頸部手術により周囲組織を含め広範囲に切除を行う．

2）内科的治療
　手術不能，経過観察例では，骨折予防にビスホスホネート製剤などを用いる．血清カルシウム値を低下させるために，カルシウム受容体作動薬を投与することもある．

合併症とその治療法
　手術に伴う合併症として，反回神経損傷，低カルシウム血症があげられる．低カルシウム血症に対しては，カルシウム補充を行う．

治療経過・予後
　腺腫例に対する摘出術の予後は良好であるが，過形成やがんではしばしば再発する．

退院支援・患者教育
　内科的治療で経過観察する症例に対しては，脱水，不動を避けること，過剰なカルシウム摂取は控えるよう指導する．

2 副甲状腺機能低下症

A 病態

副甲状腺機能低下症とは
　副甲状腺機能低下症（hypoparathyroidism）とは，PTHの作用が低下したことにより低カルシウム血症，高リン血症が引き起こされる病態である．PTHの作用が低下する原因としては，副甲状腺からのPTH分泌低下による特発性や二次性（続発性）**副甲状腺機能低下症**などと，PTHの標的細胞での反応が低下する**偽性副甲状腺機能低下症**とに分けられる．

疫学
　甲状腺手術後などによる続発性副甲状腺機能低下症を除く副甲状腺機能低下症患者として，全国で患者数は約900人程度と推計されている．

発症機序
　副甲状腺からのPTH分泌が低下する機序として，明らかな原因があるものを**続発性副甲状腺機能低下症**と呼ぶ．具体的には，頸部手術後，頸部放射

表Ⅲ-3-1 副甲状腺機能低下症の診断基準

A．症状
1．口周囲や手足などのしびれ，錯感覚
2．テタニー
3．全身けいれん

B．検査所見
1．低カルシウム血症，かつ正または高リン血症
2．推算糸球体濾過量 30 mL/分/1.73 m² 以上
3．intact PTH 30 pg/mL 未満

〔難病情報センター：副甲状腺機能低下症，病気の解説・診断基準・臨床調査個人票の一覧，〔http://www.nanbyou.or.jp/wp-content/uploads/upload_files/File/235-201704-kijyun.pdf〕より引用〕

線治療後，悪性腫瘍の浸潤，肉芽腫性疾患，低マグネシウム血症などが該当する．また，遺伝子異常や自己免疫疾患による副甲状腺機能低下症もある．一方，明らかな原因がわからないものが**特発性副甲状腺機能低下症**である．

症状

低カルシウム血症の主な症状には，しびれ，テタニー，けいれん，心電図の QTc 延長がある．また，有名な徴候としてクボステック（Chvostek）徴候，トルソー（Trousseau）徴候がある．

クボステック徴候
眼窩外側上部の顔面神経を叩打することにより顔面筋のけいれんが誘発されたものである．

トルソー徴候
上腕をマンシェットで圧迫することにより助産師手位に手指筋肉が拘縮したものである．

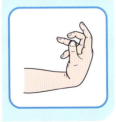

B 診断

どのような症状から副甲状腺機能低下症が疑われるか

低カルシウム血症の症状が認められたとき，家族に副甲状腺機能低下症がいる場合，頭部 CT で大脳基底核に石灰化が認められたような場合に PTH も測定し，血清カルシウム値と PTH がともに低値であれば本疾患が疑われる．

診断の進め方・確定診断の方法

症状および検査所見より診断を行う．**表Ⅲ-3-1** の症状および検査所見のうち，検査所見すべてが該当し，続発性副甲状腺機能低下症が否定できれば診断される．さらに，症状が 1 つでも該当すると，より確実性が増す．遺伝子検査により，原因を特定できるものもある．

重症度・臨床分類

主要徴候の程度により，重症度が分類される．
軽症は，検査所見に異常があるものの感覚異常やテタニーなどがなく，日常生活に支障がないもの．中等症は，しびれなどの感覚異常があり日常生活に支障が生じているもの，重症は，テタニーやけいれんなどにより日常生活に著しい支障があるものである．

C 治療

主な治療法

重度なテタニーや全身けいれんに対しては，グルコン酸カルシウムの静脈投与を行う．慢性期には，カルシウム製剤と活性型ビタミン D_3 製剤を経口で投与する．

合併症とその治療法

治療により，高カルシウム血症や高カルシウム尿症，腎石灰化や尿路結石，腎機能障害などが惹起される可能性がある．予防のためには，必ずしも血清カルシウム値を正常域に保つ必要はなく，自覚症状を抑えられる最低量を投与すればよい．

治療経過・予後

生涯内服加療を行う．服薬コンプライアンスが低下したり，食事量の低下によってカルシウム摂取量が減少したりすると症状が出現することがある．

退院支援・患者教育

副甲状腺機能低下症と診断され，重症度分類が中等症以上であれば難病として医療費助成の対象となるので申請が勧められる．

3 偽性副甲状腺機能低下症

A 病態

偽性副甲状腺機能低下症とは

偽性副甲状腺機能低下症（pseudohypoparathyroidism）とは，PTH が正常に分泌されるにもかかわらず，標的細胞での反応が低下することによって低カルシウム血症，高リン血症など副甲状腺機能低下症と同様の症状を呈する病態である．

疫学

日本での患者数は 400 人程度と推定されている．

発症機序

骨や腎臓といった PTH の標的細胞での PTH に対する反応が低下し，発症する．

症状

低カルシウム血症による症状に加え，白内障，大脳基底核の石灰化などもみられる．さらに，PTH 以外のホルモンに対する反応も低下して甲状腺機能低下症，性腺機能低下症，成長ホルモン（GH）欠乏症を合併すること，低身長，肥満，異所性皮下骨化，短指趾症，知能障害などオルブライト遺伝性骨

表Ⅲ-3-2 偽性副甲状腺機能低下症の診断基準

A. 症状
1. 口周囲や手足などのしびれ，錯感覚
2. テタニー
3. 全身けいれん

B. 検査所見
1. 低カルシウム血症，かつ正または高リン血症
2. 推算糸球体濾過量 30 mL/分/1.73 m² 以上
3. intact PTH 30 pg/mL 以上

［難病情報センター：偽性副甲状腺機能低下症．病気の解説・診断基準・臨床調査個人票の一覧，〔http://www.nanbyou.or.jp/wp-content/uploads/upload_files/File/236-201704-kijyun.pdf〕より引用］

AHO：Albright hereditary osteodystrophy

ジストロフィー（AHO）の症候を呈することもある．

B 診断

どのような症状から偽性副甲状腺機能低下症が疑われるか

　低カルシウム血症の症状が認められたとき，家族に偽性副甲状腺機能低下症がいる場合，頭部 CT で大脳基底核に石灰化が認められる場合に PTH も測定し，血清カルシウム値が低値にもかかわらず PTH が高値であれば本疾患が疑われる．

診断の進め方・確定診断の方法

　症状および検査所見より診断を行う．**表Ⅲ-3-2** の症状および検査所見のうち，症状 1 項目以上および検査所見全てが該当し，ビタミン D 欠乏症が除外できれば診断される．さらに，遺伝子検査を行うこともある．
　また，エルスワース・ハワード(Ellsworth-Howard)試験によって臨床分類を行う．

重症度・臨床分類

　重症度は，とくに治療を必要としない軽症，低カルシウム血症に対する薬物治療を必要とする中等症，異所性皮下骨化，短指趾症，知能障害により日常生活に制約のある重症に分類される．
　エルスワース・ハワード試験での PTH に対する反応が正常な疾患は，**偽性偽性副甲状腺機能低下症**と呼ばれる．

> **エルスワース・ハワード試験**
> 合成ヒト PTH の投与による尿中のリンおよび伝達物質サイクリック AMP の変化をみる検査

C 治療

主な治療法
低カルシウム血症に対して，活性型ビタミンD_3製剤の経口投与を行う．

合併症とその治療法
甲状腺機能低下症やGH分泌不全を合併する場合には，それぞれの補充を必要に応じて行う．

AHO症候の程度はさまざまであるが，異所性皮下骨化の発生した部位，大きさによっては運動や生活が制限されるため，外科的切除が行われることがある．

内服加療によって高カルシウム血症や高カルシウム尿症，腎石灰化や尿路結石，腎機能障害などを惹起する可能性がある．予防のためには，必ずしも血清カルシウム値を正常域に保つ必要はなく，自覚症状を抑えられる最低量を投与する．

治療経過・予後
生涯内服加療を行う．服薬アドヒアランスが低下したり，食事量の低下によってカルシウム摂取量が減少したりすると症状が出現することがある．

異所性皮下骨化部位を切除しても，再発することもある．

退院支援・患者教育
偽性副甲状腺機能低下症と診断され，重症度分類で重症であれば難病として医療費助成の対象となるので申請が勧められる．

4 副甲状腺がん

A 病態

副甲状腺がんとは
副甲状腺がん（parathyroid cancer）は，90％以上の場合でPTHを過剰分泌し，副甲状腺機能亢進症を引き起こす疾患である．

疫学
副甲状腺機能亢進症の数％ががんである．

発症機序
原因は不明で，原因遺伝子も特定されていない．

症状
特有の症状はなく，PTHの過剰分泌による症状を呈する．PTHの上昇を認めない場合は症状がなく，発見時には進行していることが多い．

B 診断

どのような症状から副甲状腺がんが疑われるか

　原発性副甲状腺機能亢進症と診断されても，術前に腺腫とがんの鑑別を行うことは困難である．血清カルシウム値14 mg/dL以上，腫瘍径が3 cm以上と触知可能なほど大きい，球状に腫大している，辺縁が不整，周囲臓器へ浸潤している，リンパ節や遠隔転移がある場合などは，腺腫よりがんが疑われる．

診断の進め方・確定診断の方法

　血液検査，頸部超音波検査，頸部CT検査，^{99m}Tc-MIBIシンチグラフィーにより副甲状腺機能亢進症を診断し，副甲状腺腫瘍を摘出，病理組織診断で被膜浸潤，脈管浸潤の有無などによりがんと診断するが，確定診断困難なことも少なくない．

C 治療

主な治療法

　手術が第一選択であり，副甲状腺がんの被膜を損傷しないように完全切除することが望ましい．

治療経過・予後

　約半数に再発を認め，再発した場合の治療も外科的切除である．高カルシウム血症の症状緩和が予後を左右するため，ビスホスホネート製剤などを用いてコントロールを行う．

退院支援・患者教育

　自覚症状がなくても再発の有無を確認するための定期的な受診は継続すること，高カルシウム血症が疑われる症状が出現した場合は再発の可能性があるため次回の外来まで待たずに早めに受診するよう指導する．

5 悪性腫瘍に伴う高カルシウム血症

A 病態

悪性腫瘍に伴う高カルシウム血症とは

　悪性腫瘍に伴い**高カルシウム血症**が引き起こされることがあり（malignancy-related hypercalcemia），**液性悪性腫瘍性高カルシウム血症**（HHM），**局所骨融解性高カルシウム血症**（LOH）がその主な病態である．

HHM：humoral hypercalcemia of malignancy
LOH：local osteolytic hypercalcemia

疫学

入院患者の高カルシウム血症の原因としてはもっとも頻度が高く，その中でも HHM が多い．全悪性腫瘍の約 10% で生じる．

発症機序

HHM は，扁平上皮がん，白血病などの悪性腫瘍から産生・分泌される**副甲状腺ホルモン関連タンパク**（PTHrP）が PTH と類似の構造をしており，全身の骨吸収を亢進することで高カルシウム血症，腎臓でのリン排泄を促進することで低リン血症が惹起される．

LOH は，多発性骨髄腫，乳がんや前立腺がんの骨転移が局所の骨吸収を亢進することで高カルシウム血症を引き起こし，同時に骨からのリンによって血清リン濃度も高くなる．

PTH-rP：parathyroid hormone-related protein

症状

高カルシウム血症による症状は他の疾患と同様であるが，口渇・多飲・多尿，食思不振・悪心・嘔吐，意識障害の頻度が高い．

B 診断

どのような症状から悪性腫瘍に伴い高カルシウム血症が疑われるか

高カルシウム血症が存在するにもかかわらず，PTH が低値のときに疑われる．

診断の進め方・確定診断の方法

PTHrP を測定し，高値であれば HHM，低値であれば LOH と診断する．

C 治療

主な治療法

原疾患の治療とともに高カルシウム血症に対する治療を行う．高カルシウム血症による脱水を改善したり，尿中カルシウム排泄を促進したりするために，生理食塩水の点滴，ループ利尿薬の投与が行われる．また，骨吸収を抑制するために，カルシトニン製剤，ビスホスホネート製剤，副腎皮質ステロイド薬などの投与が行われることがある．

治療経過・予後

血清カルシウム値，アルブミン値，腎機能を定期的に確認し，尿中カルシウム排泄も評価する．腎機能障害のためにビスホスホネート製剤投与を中止せざるを得なくなると，高カルシウム血症の治療は困難になる．

退院支援・患者教育

ビスホスホネート製剤などを連用した場合，歯科治療後の顎骨壊死が認められることがある．予防のためには，口腔内を清潔に保つことが重要である．

6　骨粗鬆症

A　病態

骨粗鬆症とは
　骨粗鬆症（osteoporosis）とは，骨強度が低下することによって骨折の危険性が増大する疾患である．

疫学
　日本人の患者数は約1,300万人と推定されており，閉経後の女性に多く，加齢に伴い有病率は上昇する．

発症機序
　骨強度の低下は，骨のリモデリング過程で骨吸収と骨形成のバランスが骨吸収に傾くことによって骨量が減少，骨構造が脆弱化して生じる．
　原因には，原発性と続発性とがある．原発性骨粗鬆症の最大の要因は閉経後骨粗鬆症であり，エストロゲン低下により生じる．二次性骨粗鬆症は，副腎皮質ステロイド薬などの薬剤，副甲状腺機能亢進症，甲状腺機能亢進症，クッシング症候群などの内分泌疾患，栄養障害，不動，その他として関節リウマチ，糖尿病，アルコール依存症などによって引き起こされる．

症状
　骨粗鬆症の症状のほとんどは骨折による．骨折の好発部位は脊椎，大腿骨近位部，橈骨遠位部，上腕骨近位部，肋骨，骨盤であり，症状としては骨折急性期の疼痛，椎体骨折慢性期の腰背部痛，椎体変形による逆流性食道炎，胸郭変形による心肺機能低下などが出現する．

B　診断

どのような症状から骨粗鬆症が疑われるか
　軽微な外力によって発生した非外傷性骨折（脆弱性骨折）がある場合，骨折がなくても腰背部痛，円背・身長低下などの症状がある場合，また，続発性骨粗鬆症を引き起こすような要因がある場合に疑われる．

診断の進め方・確定診断の方法
　胸腰椎単純X線検査および二重エネルギーX線吸収測定（DXA）法を用いて脆弱性骨折の有無および骨密度を評価する．DXAは原則として腰椎および大腿骨近位部で測定し，複数部位で測定した場合は一番低い値が採用される．
　椎体骨折または大腿骨近位部骨折がある場合，それ以外の部位の脆弱性骨折があり骨密度が若年成人平均値（YAM）の80％未満の場合，脆弱性骨折

YAM：young adult mean

がなくても骨密度が YAM の 70％以下または−2.5 SD 以下の場合，骨粗鬆症と診断される．

既往歴や基礎疾患などの問診，カルシウム，リン，骨代謝マーカー，ビタミン D を含む血液・尿検査を行い，骨量低下をきたす骨粗鬆症以外の疾患や続発性骨粗鬆症が否定できれば原発性骨粗鬆症と診断される．

重症度・臨床分類

骨密度とリスクファクターによって 10 年間の骨折確率が推定できる（FRAX®）．

> **FRAX®**
> リスクファクターとして，年齢，性別，体重，身長，骨折歴，両親の大腿骨近位部骨折歴，現在の喫煙，糖質コルチコイド，関節リウマチ，続発性骨粗鬆症，アルコール摂取の有無に加えて，骨密度を入力することでリスク評価を行うことができる（FRAX® 骨折リスク評価ツール．(https://frax.shef.ac.uk/FRAX/tool.aspx?country=3)）．

C 治療

主な治療法

原発性骨粗鬆症では，骨粗鬆症の診断がなされた場合，または骨量減少があり（骨密度が YAM の 70％より大きく 80％未満）骨折リスクが高いと考えられる場合には，薬物治療を開始する．

薬物治療には，内服薬と注射薬とがあり，骨粗鬆症の程度や患者のリスクファクターおよびそれに対する薬剤のエビデンスなどを総合して治療薬が選択される．ビスホスホネート製剤，選択的エストロゲン受容体モジュレーター，活性型ビタミン D_3 製剤など種々の薬剤がある．ビスホスホネート製剤には，投与回数や投与方法が異なる製剤が発売されており，患者の状態やアドヒアランスを考慮し選択する．

治療経過・予後

薬物治療開始後，骨密度，骨代謝マーカーなどの再評価を行い，治療の継続・変更を検討する．

骨粗鬆症による骨折を生じると，再発の危険性があり，生命予後が短縮するため，予防が大切である．

退院支援・患者教育

薬物治療と並行して，食事・運動療法の指導を行う．積極的にカルシウムを摂取するとともに，ビタミン C，D，K などカルシウムの吸収や骨形成に必要な栄養素を多く摂るようにすることも有効である．また，骨量低下や骨折の予防には，適度な負荷をかける運動も有効であり，励行する．転倒予防のために，家屋の整備なども勧める．

7 骨軟化症・くる病

A 病態

骨軟化症・くる病とは

骨軟化症（osteomalacia）とは，骨の石灰化障害により骨の強度が低下する疾患である．骨端線閉鎖前の小児期に発症するものをくる病と呼ぶ．

発症機序

骨軟化症は，ビタミンD作用不全あるいは慢性低リン血症によって骨基質形成後の石灰化が正常に行われず骨塩量が減少し，類骨の割合が増加する病態である．

症状

小児では，大泉門の開離，低身長，脊柱の弯曲，O脚やX脚などの骨変形，アヒル様歩行などの運動障害の原因になる．成人発症では，骨強度の低下により骨折や疼痛，筋力低下をきたす．

B 診断

どのような症状から骨軟化症が疑われるか

上記症状が認められた場合に疑われるが，原因不明の疼痛や骨粗鬆症と診断されていることもある．血清ALP高値，25水酸化ビタミンD低値の場合も骨軟化症が疑われる．

診断の進め方・確定診断の方法

臨床診断は，単純X線検査と血液検査で行う．

くる病に関しては，単純X線所見でくる病変化と血液検査で高アルカリフォスファターゼ血症を認め，さらに，低リン血症または低カルシウム血症，臨床症状（O脚・X脚などの骨変形，脊柱の弯曲，頭蓋癆，大泉門の開離，関節腫脹のいずれか）の両者があればくる病と診断，1つであればくる病の疑いと診断される．骨軟化症に関しては，低リン血症または低カルシウム血症，高骨型アルカリフォスファターゼ血症の両者を認め，さらに，臨床症状（筋力低下または骨痛），骨密度（YAMの80％未満），画像所見の3つを満たすと骨軟化症，2つで骨軟化症の疑いと診断される．ただし，がんの多発転移，腎性骨異栄養症，原発性副甲状腺機能亢進症は除外しておく必要がある．

確定診断は，骨生検による類骨の増加といった骨石灰化障害の確認であるが，侵襲的検査であり，臨床診断で難渋する場合以外は行われないことが多い．

C 治療

主な治療法

ビタミンD欠乏に対しては，ビタミンD（活性型ビタミンD_3製剤）の補充を行うなど，それぞれの病態に即した治療を行う．

治療経過・予後

活性型ビタミンD_3製剤を投与する際には，高カルシウム血症や腎石灰化を引き起こさないよう血清カルシウム値，PTH値に注意する．

退院支援・患者教育

正しく内服することに加えて，食事や日光浴など生活指導も重要である．

4 副腎疾患

　副腎は左右の腎臓の上部に乗っている内分泌腺で約10 gの重さである．副腎は表層の皮質と内部の髄質の2種類の内分泌腺からなり，ホルモンを産生・分泌し，生体の恒常性を維持している．副腎皮質は中胚葉性で，球状層では体内の電解質や循環動態などに関与する**鉱質コルチコイド**，束状層では糖やストレスなどに関与する**糖質コルチコイド**，網状層では生殖などに関与する**性ホルモン**を産生している．また，副腎髄質は外胚葉性で，血圧などに関与する**カテコラミン**を産生している．副腎疾患によりこれらのホルモンに異常をきたすと，種々の症状が出現するとともに全身状態が悪化し，ときに致死的な状態にいたる．

1 副腎クリーゼ

A 病態

副腎クリーゼとは

　副腎クリーゼ（adrenal crisis）とは糖質コルチコイドである**コルチゾール**というホルモンが相対的・絶対的に欠乏し，ショック状態などの**急性循環不全**を主体とする救急疾患である．

疫学

　臨床で副腎クリーゼに遭遇する頻度は少ないが，他に説明できない重篤な症候に対して本疾患の存在を疑って精査することが診断の契機になりうる．

発症機序

　慢性的に糖質コルチコイドが減少した副腎不全の状態に，感染や外傷など急激な**ストレス**が加わり発症することが多い．副腎クリーゼは副腎の病変だけでなく，副腎をコントロールしている下垂体や視床下部の病変も原因となりうる．つまり，副腎・下垂体・視床下部による慢性の副腎不全状態に急激なストレスが加わったとき，両側の副腎の破壊・壊死が急激に起こったとき（副腎出血や外傷など），下垂体卒中が起こったときなどに，副腎クリーゼは発症する．

　また，副腎皮質ステロイド薬で治療中は，自分自身の内因性の副腎皮質ス

テロイド分泌が抑制されている．そのため，副腎皮質ステロイド薬で長期治療中の患者に対し，その治療を不適切に減量・中断しても急激に体内の糖質コルチコイドが減少するため副腎クリーゼを発症しうる．

症状

症状は**非特異的で重篤**なものが多い．意識障害やけいれんなどの神経症状，ショックなどの循環障害，嘔吐や下痢などの消化器症状，また，低血糖，電解質異常，発熱などを認めることもあり，さまざまな症状が出現しうる．

B 診断

どのような症状から本疾患が疑われるか

昇圧薬に反応しない低血圧，原因不明な低血糖や電解質異常など他に説明できない重篤な状態は副腎クリーゼの存在を疑う契機になりうる．また，発症機序で述べたような原因となりうる病変や状況があれば積極的に副腎クリーゼを疑う．

診断の進め方・確定診断の方法

> **メモ**
> 診断は副腎皮質機能低下症の項（p.173）を参照

副腎クリーゼを疑ったら，血算（分画含む），血糖，電解質（ナトリウム，カリウム，クロール）などを測定し，副腎皮質ステロイド薬補充前に必ず**血中コルチゾール**と副腎皮質刺激ホルモン（**ACTH**）を測定する．副腎クリーゼにおいて血中コルチゾールは一般的に低値を示すが，ストレス負荷により基準値内になることもある．また，血中コルチゾール≧18 µg/dL なら副腎不全は否定的である．敗血症など他の重篤な疾患を合併している重症患者において，副腎不全の診断はしばしば困難であり注意を要する．副腎皮質機能に関する詳細な評価は全身状態が安定してから行い，副腎クリーゼの疑いがあれば治療を優先する．

重症度

血中コルチゾール値は一般的に低いが，血中コルチゾール値は臨床的な重症度を必ずしも反映しない．原因となった背景疾患や状況にも影響を受けるため，軽度の意識障害からけいれんやショック状態までさまざまな状態になりうる．

C 治療

主な治療法

副腎クリーゼの可能性があれば結果を待たず**副腎皮質ステロイド薬**投与を優先する．ヒドロコルチゾン注射液（ソル・コーテフ®，ハイドロコートン®）100 mg を静注し，以後 50 mg を 6〜8 時間ごとに繰り返す．また，同時に生理食塩水の急速投与などにより**循環動態**を安定化させる．低血糖や電解質異

常にも注意し，**グルコース補給**や**電解質補正**も適宜行う．血圧，呼吸などの全身管理と誘因疾患に対する処置を行い，重篤な合併症がなければ，ヒドロコルチゾン注射液は1～3日間で漸減し，経口薬（コートリル® および必要に応じてフロリネフ® も併用）に切り替える．副腎不全の可能性が否定されるまで副腎皮質ステロイド薬投与を中止しない．

退院支援・患者教育・自己管理

副腎皮質機能低下症の項目（以下）を参照．

2 原発性副腎皮質機能低下症

A 病態

原発性副腎皮質機能低下症とは

副腎皮質機能低下症（adenocortical insufficiency, **副腎不全**）は副腎皮質ホルモンの相対的・絶対的な欠乏状態である．原因により原発性と二次性に分類される．本項では原発性副腎皮質機能低下症について説明する．

疫学

副腎に原因がある**原発性**と下垂体・視床下部に原因がある**二次性**（**続発性**）がある．原発性は約20％といわれ，多くが二次性である．

発症機序

両側の副腎に機能異常を認めなければ副腎皮質機能は保たれるため，基本的に原発性では両側の副腎皮質機能が障害されている．原発性・二次性の原因について表Ⅲ-4-1に示す．

症状

自覚症状は食思不振，倦怠感，易疲労感，体重減少，関節痛，筋肉痛，消化器症状（悪心，嘔吐，下痢，便秘，腹痛など），精神症状（無気力や意欲低下など），発熱，歯肉/頬粘膜や手掌の溝などに目立つ全身の色素沈着 など**非特異的**なものである（表Ⅲ-4-2）．その他の所見としては低血圧，低血糖，電解質異常（低ナトリウム血症や高カリウム血症など），好酸球増多，貧血などがあげられるが，それらの所見を認めないことも多い．女性におけるアンドロゲンは主に副腎由来であり，腋毛や恥毛の脱落は副腎皮質機能低下症の可能性も視野に入れる．また，慢性の副腎皮質機能低下症にストレスが加わりはじめて症状が出現することもある．原因のはっきりしない上記症状があれば副腎皮質機能低下症も鑑別にあげる．

> **皮膚色素変化**
> ACTHは皮膚における色素合成作用に関与するため，ACTHが高値（原発性副腎不全）では色素沈着を認め，低値（続発性副腎不全）では色白となり，変化が異なるため鑑別の一助になる．

表Ⅲ-4-1 副腎皮質機能低下症の原因

原発性 (副腎)	感染(結核,真菌,ヒト免疫不全ウイルス[HIV]など) 自己免疫性(特発性,多腺性自己免疫症候群) 先天性(先天性副腎過形成,副腎形成不全など) 両側がん転移(肺がん,胃がん,乳がん,大腸がんなど) 悪性リンパ腫(両側副腎) 薬剤性(リファンピシン,フェニトインなど) 出血/梗塞,アミロイドーシス など
二次性 (下垂体・ 視床下部)	[下垂体性] 　占拠性病変(腺腫,囊胞,腫瘍など) 　下垂体術後・放射線治療後 　浸潤性疾患(リンパ球性下垂体炎など) 　結核 　出血/梗塞(シーハン症候群など) 　ACTH単独欠損症 など [視床下部性] 　占拠性病変(頭蓋咽頭腫,がん転移など) 　放射線治療後 　浸潤性疾患(サルコイドーシスなど) 　外傷 など [その他] 　副腎皮質ステロイド薬長期治療中の不適切な減量や中断 など

表Ⅲ-4-2 副腎皮質機能低下症の臨床所見

	神経	循環	消化器	代謝	電解質	その他
症候	意識障害 けいれん 精神症状	脱水 低血圧 ショック	悪心 嘔吐 下痢 食思不振 腹痛	低血糖	低ナトリウム血症 高カリウム血症 高カルシウム血症	発熱 好酸球増多 皮膚色素変化 など

B 診断

どのような症状から本疾患が疑われるか

症状は非特異的なものが多く,原因がはっきりしない**食思不振**,**体重減少**,**精神症状**(無気力や意欲低下など),**発熱**,歯肉/頰粘膜や手掌の溝などに目立つ全身の**色素沈着**などがあれば副腎皮質機能低下症を疑う.

診断の進め方・確定診断の方法

副腎皮質機能低下症の可能性があれば,血算(分画含む),血糖,電解質(ナトリウム,カリウム,クロール)などを測定し,副腎皮質ステロイド薬補充前に必ず**血中コルチゾール**と**ACTH**を測定する.副腎皮質機能低下症が

> **メモ**
> ステロイド投与後であればヒドロコルチゾン(コートリル®)内服を1日1回朝に変更して24時間後に採血すればACTH,コルチゾールをある程度正確に評価できる.

原発性のとき **ACTH 高値**，二次性では **ACTH 低値** となるため局在診断の参考になる．

また，原発性ではアルドステロンなど他の副腎皮質ホルモン異常の有無にも注意する．さらに，二次性では TSH や LH などの他の下垂体ホルモン異常の有無に注意する．

血中コルチゾールは一般的に低値を示すが，基準値内のこともある．コルチゾールが 18.0 μg/dL 以上なら副腎皮質機能低下症を除外できる．早朝コルチゾールが 5 μg/dL 未満であれば副腎皮質機能低下症の可能性が高い．午前 6 時頃にコルチゾールは最大となるため，**午前 6〜8 時** に測定することが望ましい．コルチゾール測定系に交差する副腎皮質ステロイド薬を服用している場合の判断は注意が必要である．

> **コラム　合成ステロイド薬に注意**
>
> デキサメタゾンは測定系に影響を与えないが，それ以外のプレドニゾロンなどは測定系に影響を与える．また，どちらの副腎皮質ステロイド薬補充も内因性の副腎皮質ホルモンの分泌に影響を与える．

副腎皮質ステロイド薬減量や中止が原因の場合，ACTH はしばしば抑制されているので参考となる．原因検索のため必要があれば迅速 ACTH 負荷試験（コートロシン® 250 μg）や CRH 負荷/低血糖試験などを検討する．

重症度判定やステージ・臨床分類など

残存する副腎皮質機能やそのときのストレスレベルにも影響を受けることから重症度の個人差が大きい．

C 治療

主な治療法

副腎皮質ステロイド薬 の補充を行う．自覚症状や血圧などから適宜調整する．血中のコルチゾールや ACTH は投与量の指標にならないので要注意．

処方例：コートリル錠® を起床時 or 朝食後 10 mg，夕食後 5 mg

原発性副腎皮質機能低下症では糖質コルチコイドだけでなく鉱質コルチコイドである **アルドステロンの低下** を示唆する所見（低血圧や高カリウム血症など）もしばしば併存する．コートリル® には鉱質コルチコイド作用も認めるが，コートリル® 補充後もアルドステロンの低下を示唆する所見があれば鉱質コルチコイドの補充も検討する．

> **メモ**
>
> リファンピシンなど肝でのステロイド代謝を促進する薬剤併用時はコートリル® の量を 2〜3 倍に増量する．

患者携行用副腎不全カード

（表面）

緊急時のお願い

私は副腎皮質機能低下症のため、ステロイドの補充治療中です。

もし私が倒れたり、ぐったりしている時は、医療機関で緊急処置が必要な状態です。

救急車（119）を呼んで下さい。

裏面に詳細

（裏面）

- 私の名前
- 住所
- 電話番号
- 緊急連絡先（続柄）
- 医療機関名・連絡先 担当医

（中面）

私は下記の疾患です。
- □ 下垂体機能低下症　□ アジソン病
- □ 先天性副腎皮質酵素欠損症
- □ クッシング症候群術後（下垂体　副腎）
- □ その他（　　　　　　　）

現在の治療内容：
- 薬品名（　　　　　　　　　　　）
- 1日（　　）mg 朝（　）昼（　）夕（　）
- 備考（　　　　　　　　　　　）

シックデイには2～3倍内服するよう言われています。症状の改善がない時は、病院受診を勧められています。

シックデイの状況		上記の内服量
中等度	発熱 >37.5℃ 単回嘔吐下痢	通常の2倍内服
重度	発熱 >38.5℃ 倦怠感がひどい時や 複数回嘔吐下痢	通常の3倍内服（→内服後、病院受診）
超重度	交通事故などの外傷 ショック（血圧低下） 意識消失	病院受診：ヒドロコルチゾン 100 mg静注

図Ⅲ-4-1　患者携行用副腎不全カード

［厚生労働科学研究費補助金難治性疾患等政策研究事業, 間脳下垂体機能障害に関する調査研究：副腎不全カード．〔https://kan-noukasuitai.jp/card/〕より引用］（最終確認：2024年11月19日）］

処方例：フロリネフ錠® （0.1 mg） 0.5錠 分1朝食後

治療経過・予後

原発性副腎皮質機能低下症では副腎皮質機能そのものの回復は困難なことが多く，しばしば永続的に内服加療が必要となる．

退院支援・患者教育

前述のように原発性副腎皮質機能低下症では副腎皮質機能そのものの回復はむずかしいことが多い．そのため毎日**副腎皮質ステロイド薬**を補充することが必要であり，副腎皮質ステロイド薬の中止は**致命的**な状態にもなりうることを十分に説明する．また，発熱，抜歯，外傷などのストレス時には，内服している副腎皮質ステロイド薬を**2～3倍量**に増加するように指導し，緊急対応のマニュアルを書いた個別の指示票を作成するのが望ましい．また，万が一のときに備えて，患者に**緊急時用のカード**（病名や必要な処置などを記載）を携帯してもらうことも有用である（図Ⅲ-4-1）．

> **ストレス時の副腎皮質ステロイド薬**
>
> 生体ではストレスがかかると，ステロイドの必要量が2～3倍増加するが，副腎皮質機能低下症の状態では内服する量でステロイドの必要量をすべてカバーする必要があるため，ストレス時には内服しているステロイドを2～3倍量に増加する必要がある．

3 原発性アルドステロン症

A 病態

原発性アルドステロン症とは

原発性アルドステロン症（primary aldosteronism）とは副腎からの**アルドステロン過剰産生・分泌**により，高血圧や低カリウム血症などをきたす疾患である．特発性アルドステロン症とアルドステロン産生腺腫が大部分を占める．

疫学

高血圧全体の **3～10%** 程度は原発性アルドステロン症が原因と考えられており，まれな疾患ではない．

発症機序

原発性アルドステロン症の明らかな発症機序は不明である．副腎にアルドステロンを過剰に産生する病変が存在する．どちらか片方の副腎から産生されていることが多いが，両側に病変が存在することもある．

症状

特異的な症状はないが，低カリウム血症に伴う筋力低下や多尿といった症状が認められることもある．

B 診断

どのような症状から本疾患が疑われるか

降圧薬内服後も血圧が低下しない**治療抵抗性の高血圧**，**低カリウム血症**，**若年者の高血圧**，**副腎偶発腫**などから原発性アルドステロン症を疑いスクリーニングを行う．

診断の進め方・確定診断の方法

原発性アルドステロン症を疑ったらスクリーニング検査として安静臥床後に血中**アルドステロン濃度**（PAC）と**レニン活性**（PRA）を同時に測定し，PAC高値かつPAC/PRAが高値であった場合はカプトプリル負荷試験，生理食塩水負荷試験，フロセミド立位負荷試験を行い，診断を確定させる．

> **もう少しくわしく　過剰なアルドステロンはどこから？**
>
> 患者が手術を希望する場合は副腎静脈サンプリングで局在診断を行う必要があり，アルドステロンがどこから産生・分泌されているか精査する．**CTで副腎に腫瘍を認めても，必ずしもその腫瘍がアルドステロンを産生しているとは限らない**．

重症度

　血圧が正常であることや電解質異常を認めない症例もあるが，治療抵抗性の高血圧や筋力低下といった症状を伴う低カリウム血症を認める症例もある．また，アルドステロンを産生している腫瘍サイズと心血管リスクやアルドステロン産生能に明確な相関は認められていない．

C 治 療

主な治療法

　片側性病変であれば**手術療法**が第一選択であり，**腹腔鏡下副腎摘出術**が一般的に施行される．両側性病変，手術困難例，また，手術を希望しない場合には**アルドステロン拮抗薬**による薬物療法を行う．

合併症とその治療法

　高血圧や低カリウム血症に対し，手術や薬物療法で改善することも多いが，降圧不十分な場合や低カリウム血症が残存する症例では他の降圧薬やカリウム製剤を併用する．

治療経過・予後

　術後は高血圧や低カリウム血症が完治する症例もあるが，降圧薬が完全に中止できない症例もある．

退院支援・患者教育

　治療法の選択には，患者個別の状況や希望を考慮して，十分なインフォームド・コンセントの下に決定する．

4 クッシング症候群

A 病 態

クッシング症候群とは

　クッシング症候群（Cushing's syndrome）とは副腎皮質から**コルチゾール**が過剰に産生・分泌されることによりさまざまな症状や代謝異常をきたす疾患である．ACTH過剰分泌により副腎が刺激されてコルチゾールが過剰になった**ACTH依存性**とACTHとは関係なく副腎からコルチゾールが過剰に分泌される**ACTH非依存性**とに分けられる（表Ⅲ-4-3）．ACTH依存性のタイプは下垂体からのACTH分泌異常による**クッシング病**と非下垂体由来（肺小細胞がんやカルチノイドなどが原因）の**異所性ACTH症候群**がある．また，コルチゾールの過剰分泌があるにもかかわらず，クッシング症候群に特徴的な身体徴候が欠如したものを**潜在性（サブクリニカル）クッシング症**

表Ⅲ-4-3　クッシング症候群の病型分類

ACTH依存性	クッシング病 異所性ACTH症候群
ACHT非依存性	副腎皮質腺腫 副腎皮質がん ACTH非依存性大結節性副腎皮質過形成（AIMAH） 原発性色素性小結節性副腎異形性（PPNAD） 医原性（糖質コルチコイドの長期過剰摂取） など

候群という．

疫学

臨床で遭遇する頻度は少なく，日本でのクッシング症候群はACTH非依存性が約半数で，ACTH依存性は半数以下と考えられている．ACTH依存性ではクッシング病が大部分を占める．また，男女比は1：4と女性に多い．

発症機序

ACTHやコルチゾールを産生する腫瘍が原因となる以外に，医原性に副腎皮質ステロイド薬（糖質コルチコイド）を過剰に摂取する状況が続いても発症する．

症状（図Ⅲ-4-2）

1）クッシング症候群に特異的な症状（クッシング徴候）

満月様顔貌，中心性肥満，鎖骨上および肩甲骨上部の脂肪沈着（野牛肩），赤色皮膚線条，皮膚の菲薄化，近位筋萎縮による筋力低下など．

2）非特異的症状，所見

色素沈着（ACTH依存性のクッシング症候群のみ），疲労，多毛，痤瘡，月経異常，高血圧，低カリウム血症などの電解質異常，脂質異常症，耐糖能異常，骨粗鬆症，抑うつなどの精神症状，易感染性など．

B　診断

どのような症状から本疾患が疑われるか

クッシング徴候がある場合，低カリウム血症などの電解質異常を認める場合，副腎・下垂体などに腫瘍を認める場合はスクリーニングの対象になる．

診断の進め方・確定診断の方法

クッシング症候群の疑いがあればデキサメタゾン1mg抑制試験，夜間血中コルチゾール値を測定し日内変動の有無の精査，尿中遊離コルチゾール値の測定などを行う．また，ACTHの値が10 pg/mL以上であればACTH依存性，それ以下であればACTH非依存性のクッシング症候群と考える．スク

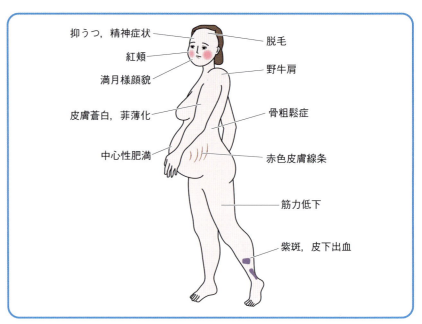

図Ⅲ-4-2　クッシング症候群の症状・所見

リーニングで引っかかれば確定診断としてデキサメタゾン 8 mg 抑制試験や CRH 試験，また，腫瘍の局在診断のため超音波，CT，MRI 検査などを行う．クッシング病の場合，90％以上は**下垂体マイクロアデノーマ**（腫瘍径＜1 cm）であるため，局在診断に難渋する症例も存在する．

　医原性に糖質コルチコイドを摂取している症例がクッシング徴候を認める場合は**医原性クッシング症候群**と診断する．

重症度判定

　多様な臨床所見を呈するため，重症度はさまざまである．疑いがあれば積極的にスクリーニングし，適切な治療を選択する．

C　治療

主な治療法

①**ACTH 依存性クッシング症候群**

　クッシング病：**手術**による腫瘍摘出が第一選択となり，**経蝶形骨洞下垂体腺腫摘出術**（ハーディ［Hardy］の手術）を行う．状況によりガンマナイフなどの下垂体放射線照射を行う．

②**異所性 ACTH 症候群**

　肺小細胞がんやカルチノイドなどが原因となることが多く，その**原疾患**

術後コルチゾールの補充療法

手術で下垂体や副腎の病変を摘出する場合には，急激に血中コルチゾールが低下することから，**術後にコルチゾールの補充療法が必要**となる．補充期間は症例により異なる．

に対する治療が行われる．

③ACTH非依存性クッシング症候群

　片側性病変（腺腫やがん）では片側副腎摘出術，両側性病変では両側または片側副腎摘出術が行われる．

④手術無効例や手術が困難な症例

　ステロイド合成阻害薬であるメチラポンやミトタンといった薬物療法が選択される場合もある．

合併症とその治療法・治療経過・予後

　手術療法などの治療により，症状，クッシング徴候，代謝異常などが改善することが期待されるが，症例により改善の程度や速度はさまざまであり，高血圧，脂質異常症，耐糖能異常などがそのまま残存する症例もいる．治療後も症状や併存疾患の変化を経過観察していく必要がある．

退院支援・患者教育

　手術療法により完治する症例もあれば，放射線照射や薬物療法が追加で必要な症例もある．また，術後にコルチゾールの補充が必要な症例では，副腎皮質ステロイド薬の内服を中断すると副腎クリーゼなど致死的な状態になる可能性もあるため，毎日必ず副腎皮質ステロイド薬を内服する必要があることを十分に説明しておく．

5　褐色細胞腫

A　病態

褐色細胞腫とは

　褐色細胞腫（pheochromocytoma）とは，副腎髄質や傍神経節細胞に発生するカテコラミン産生腫瘍のことであり，過剰なカテコラミンにより高血圧や頭痛などが生じる．副腎髄質由来のものを褐色細胞腫（狭義），副腎外由来のものをパラガングリオーマ（傍神経節細胞腫）と呼ぶ．

疫学

　幅広い年齢層に分布し，男女差はない．高血圧の0.5％程度を占めるといわれている．遺伝性，悪性，両側性，副腎外，小児がそれぞれ10％程度で認められることから10％病とも呼ばれる．しかし，最近では20〜25％が遺伝性であると考えられている．また，褐色細胞腫の約30％は無症候性であるといわれている．

症状

　典型的な症状には5Hがあり，高血圧（hypertension），頭痛（headache），発汗過多（hyperhidrosis），代謝亢進（hypermetabolism），高血糖（hyper-

> **メモ**
> カテコラミンの作用により末梢の血管が収縮しているため，全身の循環血液量はしばしば低下している．そのため，起立時に急激に血圧が低下する起立性低血圧なども認められる．

glycemia)を認める．高血圧に関しても発作性高血圧，治療抵抗性高血圧，若年性高血圧などが認められる．また，ストレス刺激や腫瘍付近の腹部の圧迫でも過剰なカテコラミンが分泌され症状が増悪することもある．

> **臨床で役立つ知識　褐色細胞腫でなぜ高血糖？**
>
> 褐色細胞腫で血糖値が上がる主な理由は，高カテコラミン血症により膵臓のβ細胞からのインスリン分泌が抑制されているためである．生体で血糖を低下させることができるのはインスリンのみであるため，インスリン分泌の低下は高血糖の誘因になりうる．

B 診断

どのような症状から本疾患が疑われるか

発作的な頭痛，発汗過多，急激な血圧上昇などから本疾患を疑いスクリーニングをする．また，治療抵抗性や若年性の高血圧でも本疾患を疑う．偶然みつかった腫瘍の精査で本疾患が診断されることもある．

診断の進め方・確定診断の方法

本疾患を疑ったら尿中のメタネフリン・ノルメタネフリンを測定する．蓄尿で検査することが望ましいが尿中クレアチニンで補正することで随時尿での評価も可能である．また，尿中カテコラミンの測定も有用である．尿中のメタネフリン・ノルメタネフリン，カテコラミンを検査する際は塩酸入りの容器を使用する．スクリーニングで異常があれば，局在診断としてMIBGシンチグラフィー検査やCT，MRI検査を施行する．

> **造影剤使用時の備え**
> 造影剤の使用で血圧が急激に上昇するなど高血圧クリーゼを起こす可能性もあるため，造影剤を使用する際はフェントラミン（レギチーン®）を用意したうえで使用することが望ましい．

重症度判定やステージ・臨床分類

褐色細胞腫全体の約10％が悪性といわれており，悪性の腫瘍であることもまれではない．病理組織診断でも良性と悪性の鑑別が困難といわれている．

C 治療

主な治療法

手術による腫瘍切除が第一選択になる．手術困難例ではCVD（シクロホスファミド，ビンクリスチン，ダカルバジン）療法などを行う．薬物療法としてα遮断薬を中心に血圧コントロールを行う．

> **もう少しくわしく　薬物療法の注意**
>
> 術前からα遮断薬を中心とした薬物療法を開始し，末梢血管の収縮を弱めて十分な塩分と水分を摂取することで循環血漿量を是正する．通常高血圧では塩分制限が基本になるが，褐色細胞腫の場合は循環血漿量が低下しているため，**α遮断薬投与下で十分に塩分を摂取**する．また，β遮断薬を単独で使用するとカテコラミンのα作用が相対的に強まり，血圧がさらに上昇することがあるため，**必ずα遮断薬を使用した後に必要に応じてβ遮断薬を併用**する．

合併症とその治療法

治療により頭痛などの症状や高血圧，電解質異常が改善することが期待できる．術中に腫瘍の圧迫やストレスにより**高血圧クリーゼ**を起こす可能性があることや術後にインスリン分泌が改善し**低血糖**が起こる可能性があり注意する．

治療経過・予後

手術療法により根治が期待できるが，病理組織診断においても良悪性の診断がむずかしいため，慎重に経過観察していく必要がある．悪性褐色細胞腫の場合は転移することがあり注意する．

退院支援・患者教育

手術療法で切除し症状が消失した後も，しばらくは経過観察が必要である．また，悪性褐色細胞腫の場合は，根治はむずかしく，心理・社会的サポートが必要となる．

6　副腎偶発腫

A　病態

副腎偶発腫とは

副腎と関係なく他の疾患の精査の際に施行された画像検査で**偶然**に発見された副腎の腫瘍を**副腎偶発腫**（adrenal incidentaloma）という（**図Ⅲ-4-3a**）．副腎偶発腫の中にはホルモンを産生する機能性の腫瘍や組織的に悪性の副腎皮質がんなどが含まれる（**図Ⅲ-4-3b**）．

疫学

性差はなく，腹部CT検査施行例の数％で認められる．

症状

症状はなく，偶然発見される腫瘍である．

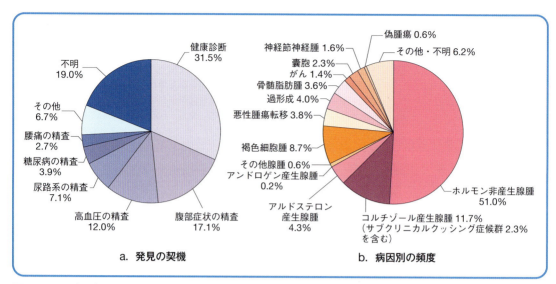

図Ⅲ-4-3　わが国における副腎偶発腫瘍の病因別頻度
[副腎ホルモン産生異常に関する調査研究：平成17年度総括・分担研究報告書．厚生労働省科学研究費補助金難治性疾患克服研究事業，2006 より引用]

B 診断

どのような症状から本疾患が疑われるか

偶然発見された腫瘍であるが，副腎偶発腫自体の精査が必要になる．

診断の進め方・確定診断の方法

副腎偶発腫を認めたら，①ホルモン産生性の有無，②良性・悪性の鑑別，が必要である．

1）ホルモン産生性

主に原発性アルドステロン症，クッシング症候群，褐色細胞腫といった疾患のスクリーニング検査を行う．スクリーニングで陽性となったらそれぞれの疾患に応じた精査を行っていく．

2）良悪性の鑑別

CT検査で腫瘍径が4〜5 cm以上，辺縁不整，内部不均一，非造影時CT値で10 HU以上などは悪性を示唆する所見といわれている．

HU：Hounsfield unit

C 治療

主な治療法

ホルモン産生性をスクリーニングし，また，良悪性の鑑別を行った結果，さらに精査が必要であれば行い，診断を確定させる．多くの場合は非機能性

の良性の腫瘍であるが，ホルモン産生腫瘍や悪性腫瘍の可能性があれば積極的に治療する必要がある．

治療経過・予後・フォローアップ

検査の結果，ホルモン産生性のない良性腫瘍であった場合は経過観察とし，6〜12ヵ月ごとに画像検査や内分泌検査を行う．また，非常にまれではあるが，副腎皮質がんであった場合は，転移をきたしやすく予後は不良である．

7 先天性副腎過形成

A 病態

先天性副腎過形成とは

先天性副腎過形成（congenital adrenal hyperplasia）は先天的な副腎における**ステロイド合成酵素の異常**によって生じる疾患の総称である．副腎におけるステロイド合成に関与する遺伝子異常によって生じる．障害されるステロイド合成酵素により糖質コルチコイド，鉱質コルチコイド，性ホルモンの過剰や欠乏が生じる（図Ⅲ-4-4）．本項では先天性副腎過形成の大部分を占める 21-水酸化酵素欠損症を中心に述べる．

疫学

先天性副腎過形成の約 90％は **21-水酸化酵素欠損症**である．日本では1989年より**新生児マススクリーニング**が行われており，21-水酸化酵素欠損症は 1.5 万〜2 万人に 1 人と高頻度にみつかる．その他の先天性副腎過形成には 11β-水酸化酵素欠損症，17α-水酸化酵素欠損症，3β ヒドロキシステロイド脱水素酵素欠損症，先天性リポイド過形成などがそれぞれ数％を占める．

発症機序

21-水酸化酵素欠損症は**常染色体潜性遺伝**であり，合成酵素の活性低下・消失のためにコルチゾールやアルドステロンへの変換障害が生じるために**糖質コルチコイド**と**鉱質コルチコイド**が不足し，**塩類喪失**が起きる．また，**性ホルモン**は増加し，男女とも**男性化徴候**が促進する．

症状

21-水酸化酵素欠損症では糖質コルチコイドであるコルチゾールの産生が障害されているため，ネガティブフィードバックがかからず，ACTH が増加し，それにより**全身に色素沈着**をきたす．また，鉱質コルチコイドであるアルドステロンが欠乏することで塩類喪失を生じ，**低ナトリウム血症，高カリウム血症，低血圧，脱水**などを呈する．また，性ホルモンのアンドロゲン（男性ホルモン）が過剰になるため，**性早熟**や**思春期早発**を認める．また，男児におけるアンドロゲン過剰は表現型がはっきりしないこともあるが，女児で

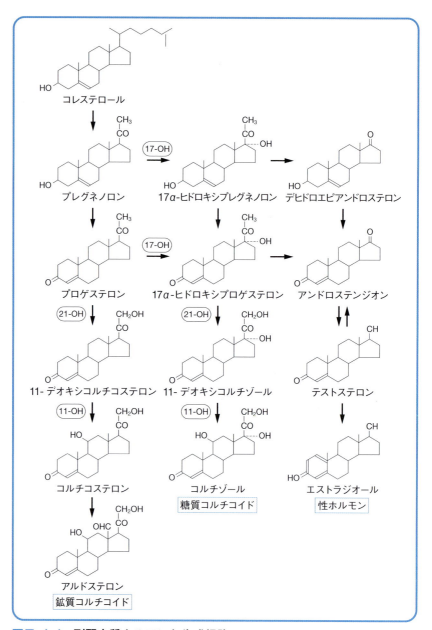

図Ⅲ-4-4 副腎皮質ホルモンと生成経路
21-OH：21-水酸化酵素，17-OH：17-水酸化酵素，11-OH：11β-水酸化酵素
酵素が欠損しているとその下流の方向に生成が進まず，下流にある副腎皮質ホルモンは低下する．
また，欠損していない別の合成経路にある副腎皮質ホルモンの生成は逆に増加する．

は外性器の**男性化**，**多毛**などをきたす．最終身長は低身長になることが多い．
　17-水酸化酵素欠損症では性ホルモンの生成が障害され，鉱質コルチコイドが増加するために性腺機能低下症と高血圧がみられる．

B 診断

どのような症状から本疾患が疑われるか

外性器異常，電解質異常，低血圧などがあれば21-水酸化酵素欠損症の可能性を考える．新生児マススクリーニング検査で出生後比較的早期に診断されることも多い．

診断の進め方・確定診断の方法

21-水酸化酵素欠損症を疑った場合は，**血中17-ヒドロキシプロゲステロン**（OHP）を測定する．21-水酸化酵素欠損症では血中17-OHPが高値になるが，正常値であってもACTH試験にて血中17-OHPの上昇反応を確認することで診断にいたる症例もある．

C 治療

主な治療法

21-水酸化酵素欠損症では，不足している糖質コルチコイドと鉱質コルチコイドを補充する．

治療経過・予後

治療により症状は軽減するが，女児の外性器の男性化に対しては適切な時期に形成術を行うことなどが必要になる．

退院支援・患者教育

本人やその家族に先天性副腎過形成について適切な時期に十分に説明することが必要となる．また，性早熟，思春期早発，外性器の男性化などを伴うため**精神的なケアや継続的なサポート**も重要である．

5 性腺疾患

性腺は生殖や性ホルモンに関与する組織であり，男性は**精巣**，女性は**卵巣**がこれにあたる．性腺から分泌される性ホルモンは，視床下部や下垂体からのホルモンの調節を受け，ネガティブフィードバック機構が存在する（**図Ⅲ-5-1，図Ⅲ-5-2**）．

性腺疾患はその発症時期により**性徴障害***や**不妊**など症状が大きく異なる．二次**性徴**の評価には，外性器，乳房，陰毛の発育により評価する**タナー分類**（Tanner stage）がしばしば用いられる（**図Ⅲ-5-3**）．

***性徴障害**
男女の性の判別の基準となる身体上の特徴が障害されること

1 男性性腺機能低下症

A 病態

男性性腺機能低下症とは

男性の精巣にある**内分泌機能**と**精子形成能**の少なくとも一方が障害されたものを**男性性腺機能低下症**（male hypogonadism）という．精巣そのものが障害された**原発性***（**高ゴナドトロピン性**）と精巣より上位が障害された**二次（続発）性***（**低ゴナドトロピン性**）に分類される（**表Ⅲ-5-1**）．原発性ではテストステロンの産生や分泌低下が起きるため，負のフィードバックが作用しないためにLH，FSHが増加する高ゴナドトロピンとなる．

***原発性**
発病原因がその臓器自体にあるもの

***二次性**
ある疾患や原因に関連して発生したもの

疫学

原発性性腺機能低下症は二次性より高頻度に認められ，とくに**クラインフェルター症候群**（Klinefelter syndrome）は出生した男性1,000人に1人と高率に認められる．続発性性腺機能低下症のカルマン症候群（Kalmann syndrome）は10,000人に1人，症候性肥満を呈するプラダー・ウィリ症候群（Prader-Willi syndrome）は15,000〜25,000人に1人程度と考えられている．

症状

アンドロゲン（男性ホルモン）欠乏による症状や徴候は，以下のように発症時期により異なる．

1）胎生期

一次性徴障害として陰茎の発育障害などの外性器異常が認められる．ま

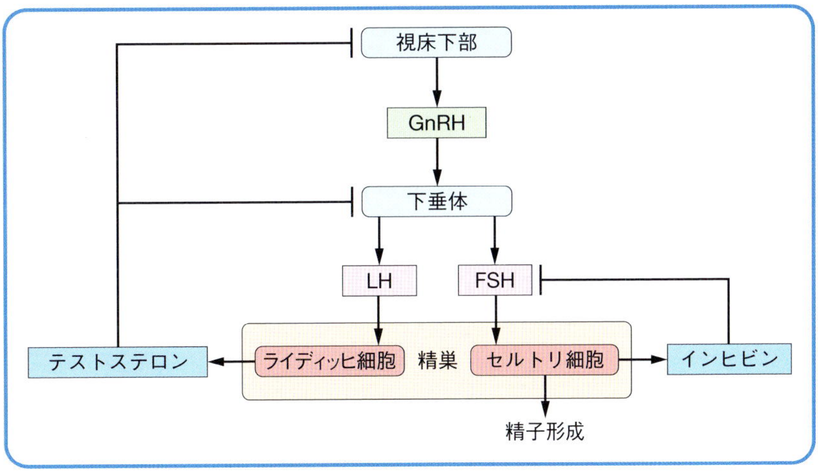

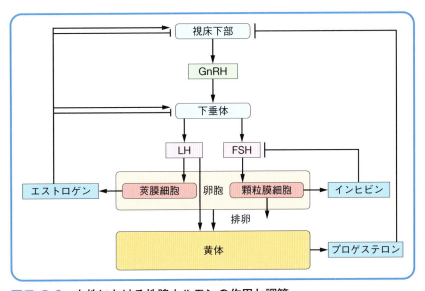

図Ⅲ-5-1　男性における性腺ホルモンの作用と調節
⊣は負のフィードバックを示す．

図Ⅲ-5-2　女性における性腺ホルモンの作用と調節
⊣は負のフィードバックを示す．

た，停留精巣もみられる．

2）性成熟前

　二次性徴障害として幼児様の外陰部，体毛の発育不全，筋・骨格筋の発育不良が認められ，骨端線閉鎖遅延による細長型の体格になる．

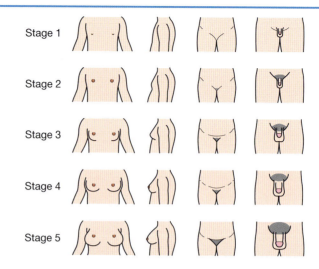

男性外性器
Stage 1　思春期前．
Stage 2　陰嚢と精巣が発育し，陰嚢は赤みを帯びて表皮が変化する．
Stage 3　陰茎が長くなり，精巣がさらに発育する．
Stage 4　陰茎が太さを増し，亀頭が発育する．陰嚢，精巣は大きくなり，陰嚢の皮膚が黒くなる．
Stage 5　成人型．

乳房
Stage 1　思春期前．
Stage 2　乳房，乳頭が隆起し，乳輪が大きくなる．
Stage 3　乳房，乳輪がさらに大きくなるが，輪郭ははっきりしない．
Stage 4　乳輪，乳頭が乳房の上に第2の隆起をつくる．
Stage 5　成熟型．乳輪が後退し乳頭のみの突出となる．

陰毛
Stage 1　思春期前．前腕のような産毛があることもある．
Stage 2　長くわずかに色のついた，直毛もしくは曲毛が陰茎基部，陰唇にまばらに出現する．
Stage 3　より色の濃く，太く縮れた陰毛が恥骨結合に散在する．
Stage 4　成人型であるが領域が狭く，大腿中央には達しない．
Stage 5　成人型．上部の境界が水平になる．

図Ⅲ-5-3　タナー分類

3）性成熟後

性欲の低下や勃起障害，体毛減少，筋力低下，女性化乳房などが認められる．また，精子形成能障害は男性不妊症として認められる．

表Ⅲ-5-1 男性性腺機能低下症の分類

	原発性（高ゴナドトロピン性）	二次性（低ゴナドトロピン性）
先天性*	クラインフェルター症候群 46,XX 男性 精母細胞形成不全 混合型性腺形成不全 停留睾丸　など	カルマン症候群 プラダー・ウィリ症候群 ローレンス・ムーン・ビードル症候群 （Laurence-Moon-Biedl syndrome） LH 単独欠損症　など
後天性*	ウイルス性睾丸炎 放射線障害 薬剤性　など	汎下垂体機能低下症（腫瘍など） 高プロラクチン血症 その他（過度な運動や低栄養，精神的ストレスなど）

*先天性
生まれながらにして備わっているもの

*後天性
生まれた後で備わったもの

B 診断

どのような症状から本疾患が疑われるか

発症時期により症状は異なり，**一次性徴障害**や**二次性徴障害**が認められたら性腺機能低下症を疑う．また，**男性不妊症**を認める際も本疾患を疑う．

診断の進め方・確定診断の方法

内分泌検査としては，**LH**，**FSH** といったゴナドトロピンや**テストステロン**を測定し，必要に応じ **GnRH 試験**などを行う．また，内分泌検査で頭蓋内の障害が考えられれば，さらなる精査のために視床下部や下垂体のMRI検査を行う．

男性不妊症の検査としては**精液検査**が中心となり，精液量，精子濃度，総精子数，精子正常形態率で評価する．

必要に応じて染色体検査や遺伝子検査を行うが，十分なインフォームド・コンセントやサポート体制が必要になる．

重症度判定やステージ・臨床分類

前述のように，性腺機能低下症の発症時期により認められる所見や症状が大きく異なる．

C 治療

主な治療法

アンドロゲン欠乏に対する治療と**男性不妊症**に対する治療がある．また，腫瘍など原因となった病変に対する治療を適宜行う．

1）アンドロゲン欠乏に対する治療

一次性徴障害や停留精巣に対しては**手術療法**が必要になる．また，二次性徴の発現・維持や性成熟後の欠乏症状に対してはテストステロン補充療法を

2) 男性不妊症

原発性性腺機能低下症であれば精巣内精子採取術による体外人工授精などが必要になる．また，二次性性腺機能低下症では精子形成能回復目的のためにゴナドトロピン療法が必要になる🖉．

■ 治療経過・予後

治療に伴い症状の軽減や妊娠が期待できる．原因となった疾患により異なるが，性腺機能低下自体の生命予後は良好であり，一般的な社会生活を送ることが可能である．

■ 退院支援・患者教育

一次性徴障害や二次性徴障害を認める際には，患者やその家族は精神的にも不安を伴っていることが多く，上記の治療とともに精神的なサポートも行う．

> **ゴナドトロピン療法**
> 続発性性腺機能低下症もアンドロゲンが欠乏した状態であるが，精巣での精子形成能は単にアンドロゲンを補充しても回復せず，上流のゴナドトロピンを補充することが必要になる．

2 女性性腺機能低下症

A 病態

女性性腺機能低下症とは

卵巣機能の低下により**月経異常，エストロゲン欠乏症状，不妊症**をきたしたものを**女性性腺機能低下症**（female hypogonadism）という．卵巣そのものに障害がある原発性（高ゴナドトロピン性）と視床下部や下垂体の異常による続発性（低ゴナドトロピン性）に分けられる（表Ⅲ-5-2）．女性では性腺機能低下で無月経となることから，原発性無月経と続発性無月経に分類し，診断を進めることも多い（後述）．

疫学

高プロラクチン血症，多囊胞卵巣症候群などによる後天性のものや染色体異常や性腺分化異常による先天性のものがある．染色体異常でもっとも多い性染色体異常は**ターナー**（Turner）**症候群**である．

症状

月経異常は共通して認められるが，原因により多岐にわたる．代表的な症状としては月経異常，エストロゲン欠乏症状，不妊症がある．

1) 月経異常・無月経

無月経においては満18歳になっても初経をみないものを**原発性無月経**，これまであった月経が3ヵ月以上停止したものを**続発性無月経**という．原発性無月経の診断は，外性器や腟の所見などにより先天性疾患や器質的異常を鑑別する．

表Ⅲ-5-2　女性性腺機能低下症の分類

	原発性（高ゴナドトロピン性）	二次性（低ゴナドトロピン性）
先天性	ターナー症候群 混合型性腺形成不全 純粋型性腺形成不全 ライフェンシュタイン症候群 （Reifenstein syndrome） 早発閉経　など	カルマン症候群 プラダー・ウィリ症候群 ローレンス・ムーン・ビードル症候群 ゴナドトロピン単独欠損症　など
後天性	多囊胞性卵巣症候群（PCOS） 放射線障害 薬剤性　など	体重減少性（神経性食思不振症など） 汎下垂体機能低下症 高プロラクチン血症 その他（過度な運動，精神的ストレスなど）

2）エストロゲン欠乏症状

更年期症状を認める．また，骨粗鬆症，脂質異常症などを呈する．

3）女性不妊症

性腺機能低下は不妊の原因になりうる．

B　診断

どのような症状から本疾患が疑われるか

月経異常や不妊症があれば本疾患を常に考える必要がある．

診断の進め方・確定診断，重症度判定の方法

原発性無月経においては，最初に妊娠を除外して外性器を評価し，陰核肥大などの男性化徴候を呈していれば副腎性器症候群を，また，外性器が女性型で腟を認めなければ，処女膜閉鎖症，腟閉鎖症，腟欠損症などを，腟が存在する場合はターナー症候群やアンドロゲン不応症候群などを疑い，精査を進めていく．

続発性無月経においては，最初に妊娠を除外し，負荷試験を含めた内分泌検査を施行し，多囊胞性卵巣症候群（PCOS）や高プロラクチン血症など鑑別を進める．

無月経の内分泌検査として血中のプロラクチン，LH や FSH といったゴナドトロピン，エストラジオール，プロゲステロン，TSH，FT_4 を測定する．さらにプロゲステロン負荷試験，エストロゲン・プロゲステロン負荷試験，GnRH 試験などを施行する．画像検査として，経腟超音波検査で子宮・卵巣の形態を評価する．内分泌検査で下垂体，視床下部の病変が考えられれば MRI 検査などでさらに精査する．また，必要があれば十分に必要性を説明し，同意したうえで染色体・遺伝子検査を施行する．

C 治療

主な治療法

　原因により治療内容が異なる．原発性（高ゴナドトロピン性）に対しては二次性徴の発現・維持と人工的月経周期の確立を目的に**エストロゲン・プロゲステロン療法（カウフマン［Kaufmann］療法）**を行う．

　続発性（低ゴナドトロピン性）に対しては，挙児希望がある場合は**クロミフェン療法**や**ゴナドトロピン療法**による排卵誘発を，挙児希望がない場合は**ホルモン補充療法**を検討する．

　更年期における性腺機能低下症に対しては，ホルモン補充療法を施行することもある．

治療経過・予後，退院支援・患者教育

　治療に伴い月経周期の確立や妊娠が期待できる症例もいる．性徴障害や不妊にはしばしば精神的なケアも必要になるため，積極的に精神的なサポートも行う．

> **更年期におけるホルモン補充療法**
> 妊娠可能期から不可能期への移行期を更年期といい，エストロゲンの低下に伴う種々の症状や代謝異常が起こる．更年期におけるホルモン補充療法により更年期症状の緩和や代謝異常の改善が期待できる．しかし，エストロゲン依存性の乳がんや血栓症などのリスクもあることから，その適応は十分に検討する必要がある．

3 多囊胞性卵巣症候群（PCOS）

A 病態

PCOS : polycystic ovary syndrome

多囊胞性卵巣症候群（PCOS）とは

　多囊胞性卵巣症候群（**PCOS**）とは，生殖可能年齢の女性において，**月経異常**，**多囊胞性卵巣**，**高アンドロゲン血症**を3主徴とし，**肥満**，**耐糖能障害**，**多毛・男性化徴候**などを認める症候群である．下垂体からのLH分泌亢進により卵巣莢膜細胞でのアンドロゲン産生が亢進する．そして，高アンドロゲン血症により卵胞発育が抑制され卵巣が多囊胞化すると考えられている．また，高インスリン血症も病態形成に関与すると考えられている．

疫学

　診断基準により異なるが，生殖可能年齢の女性の5〜8％に発症するといわれている．

症状

　PCOSの多くの症例で**月経異常**や**不妊症**を認める．また，肥満，多毛，男性化徴候もしばしば認める．

B 診断

どのような症状から本疾患が疑われるか

　生殖可能年齢の女性に**月経異常**や**不妊症**を認めた場合はPCOSを疑う．また，**多毛**や**男性化徴候**も重要な所見であり，認める場合は積極的にPCOSの可能性を考える．

診断の進め方・確定診断の方法

　症状，身体所見よりPCOSの可能性があれば，LH，FSH，テストステロンなどの内分泌検査や経腟超音波検査で卵巣の異常所見の有無を精査する．

C 治療

主な治療法

　肥満があれば食事療法や運動療法により減量する．肥満PCOS患者が減量することでインスリン抵抗性が改善し，排卵率や妊娠率が高まるなどPCOSに対する好影響が期待できる．

　また，挙児希望の有無により治療方針が異なる

- 挙児希望あり：排卵を誘発し，妊娠率を高めるため，**クロミフェン**が第一選択となる．
- 挙児希望なし：子宮内膜症や子宮体がんの予防，高アンドロゲン血症と代謝異常の是正が目的になるため，**黄体ホルモン療法**や**低用量経口避妊薬**などを検討する．

治療経過・予後，退院支援・患者教育

　治療によりPCOSの改善が期待できる．不妊症だけでなく，多くのPCOS患者は月経異常を伴っている．とくに治療による改善が認められない症例に対し，継続的な身体的・精神的フォローアップが必要である．

4 思春期早発症

A 病態

思春期早発症とは

　思春期は性成熟や成長の加速を認める時期である．性成熟としての二次性徴の発来は女児のほうが男児より約1～2年早く認めるが，個人差がある．男女ともにそれぞれの一般的な思春期発来時期より早期に発来したものを**思春期早発症**（precocious puberty）という．ゴナドトロピン（LH，FSH）依存性の**中枢性思春期早発症**とゴナドトロピン非依存性の**仮性思春期早発症**に

思春期の開始

通常思春期の開始を決めているのは視床下部から分泌されるゴナドトロピン放出ホルモン（GnRH）である．GnRHの分泌上昇によりゴナドトロピン（LH，FSH）の分泌を促し，性腺を刺激して性ホルモンの分泌や胚細胞成熟を促す．

分けられる．

疫 学

　思春期早発症の頻度は乳房腫大など二次性徴に気づきやすいこともあり，女児のほうが多い．女児では特発性中枢性思春期早発症が 70～90％占めるが，男児では約 60％で何らかの器質的な原因疾患を認める．

症 状

　二次性徴の発来を早期に認める．**陰毛**や**腋毛**の早期発来は男女で共通して認められる徴候であるが，女児では**乳房発育**や**初経**，男児では**精巣**，**陰茎**などの発来を早期に認める．二次性徴の早期発来は身体的な成熟と精神的な成熟の不均衡が生じうる．また，骨端線が早期に閉鎖することで最終的に**低身長**になりうる．

B　診 断

どのような症状から思春期早発症が疑われるか

　二次性徴を早期に認める場合には思春期早発症を疑う．

診断の進め方・確定診断の方法

　二次性徴について問診と身体所見で状況を把握し，血中の LH，FSH，エストラジオール，テストステロン，DHEA-S などの内分泌検査や骨年齢評価のための画像検査，副腎・子宮・卵巣などの精査のための超音波検査，頭蓋内病変の精査のための MRI 検査などを施行する．

C　治 療

主な治療法

　原因となる疾患があればその疾患を治療する．また，身体的成熟と精神的成熟との不均衡な状態や最終的に低身長が危惧される場合に，中枢性思春期早発症であれば **GnRH アナログ**などによる治療を，仮性思春期早発症であれば**アロマターゼ阻害薬**などによる治療を検討する．

治療経過・予後，退院支援・患者教育

　確立した治療方針はなく，患者の身体的成熟と精神的成熟と十分に評価し，不均衡な状態があるかどうかを検討し，治療の必要性や治療期間を判断する．

6 その他の疾患

1 多発性内分泌腫瘍症（MEN）

多発性内分泌腫瘍症（MEN）とは，種々の内分泌臓器や非内分泌臓器に特定の組み合わせで腫瘍性病変や過形成性病変が多発する症候群である．常染色体顕性遺伝であり，50％の確率で変異遺伝子は子に伝わり，受け継いだ子は生涯でほぼ100％発症する．

A 病態

多発性内分泌腫瘍症（MEN）とは

MENは，合併する臓器の組み合わせによる臨床像から1型（MEN1），2型（MEN2）の2種類に大別される．

- **MEN1**：副甲状腺機能亢進症，下垂体腫瘍，膵・消化管神経内分泌腫瘍（NEN）を主徴とする．ほかにも，副腎，皮膚，胸腺などに腫瘍が発生することがある．
- **MEN2**：甲状腺髄様がん，副腎褐色細胞腫を主徴とする．さらに副甲状腺機能亢進症を合併するMEN2A，粘膜神経腫を合併するMEN2B，逆に甲状腺髄様がんのみを呈する家族性甲状腺髄様がん（FMTC）に分類される．

FMTC：familial medullary thyroid carcinoma

疫学

日本には3,000〜4,000人の患者がいると推測されている．ただし，単独の内分泌腫瘍は診断されても，他の病変が未発症であったり，気づかれなかったり，家族歴が聴取しきれていなかったりすることによって最終診断にいたっていない患者が多いと考えられ，診断されている患者数は少ない．

発症機序

MEN1の多くはがん抑制遺伝子の*MEN1*遺伝子，MEN2は全例でがん遺伝子の*RET*遺伝子の異常によって生じる．*MEN1*遺伝子の変異型と臨床像に相関はみられないが，*RET*遺伝子では認められる．

症状

腫瘍からホルモンが過剰に分泌されることと，腫瘍によって圧迫されるこ

とによって種々の症状を呈する．

　MEN1では，副甲状腺機能亢進症に伴う尿路結石，骨粗鬆症，下垂体腫瘍（プロラクチノーマなど）による無月経，膵消化管内分泌腫瘍（ガストリノーマ，インスリノーマなど）による消化性潰瘍，低血糖の頻度が高い[1]．

　MEN2では，褐色細胞腫による発作型もしくは持続型の高血圧，副甲状腺機能亢進症による尿路結石や骨粗鬆症を呈する．甲状腺髄様がんは頸部腫瘤として自覚あるいは指摘されるが，無症状であることが多い．MEN2Bでは顔面の粘膜神経腫による特徴的な顔貌のほか，マルファン症候群（Marfan syndrome）様の体型を呈する．

B 診断

どのような症状から本疾患が疑われるか

　各病変は異なる時期に発症し，症状は非特異的であるため見逃されやすい．副甲状腺機能亢進症，下垂体腫瘍，NEN，褐色細胞腫，甲状腺髄様がんなど，多発性内分泌腺腫症に関連する疾患の患者をみたら疑い，他の腫瘍による上記症状が生じていないか，本人や家族の病歴を詳細に聴取することが診断につながる．

診断の進め方・確定診断の方法

　MEN1は以下のうちいずれかを満たすことで診断する．
　①原発性副甲状腺機能亢進症，NEN，下垂体腺腫のうち2つ以上を有する
　②上記3病変のうち1つを有し，一度近親者（親，子，同胞）にMEN1と診断された者がいる
　③上記3病変のうち1つを有し，*MEN1*遺伝子の病原性変異が確認されている

　また，MEN2は以下のうちいずれかを満たすことで診断する．
　①甲状腺髄様がんと褐色細胞腫を有する
　②上記2病変のいずれかを有し，一度近親者（親，子，同胞）にMEN2と診断された者がいる
　③上記2病変のいずれかを有し，*RET*遺伝子の病原性変異が確認されている

　FMTCは家系内に甲状腺髄様がんを有し，かつ甲状腺髄様がん以外のMEN2関連病変を有さない患者が複数いることで診断する．

C 治療

主な治療法

　腫瘍性病変に対する外科治療が基本である．MEN1の副甲状腺機能亢進症

は，手術時点では腫大していない副甲状腺も将来的に過形成を生じる可能性が高いため，副甲状腺亜全摘もしくは全摘することが多い．MEN2の甲状腺髄様がんでも，甲状腺部分切除ではなく，全摘術および周辺リンパ節郭清を行う．

治療経過・予後

MEN1では，胸腺神経内分泌腫瘍やNENの悪性化が生命予後を左右する．MEN2の甲状腺髄様がんは比較的悪性度が低いが，相対的にMEN2Bで悪性度が高く，一部で急速に進行，全身転移をきたす．

退院支援・患者教育

本人に対する定期的なサーベイランスのみならず，血縁者に対しても遺伝カウンセリングなど，横断的，長期的なケアが必要である．

● 引用文献

1) Yamazaki M, Suzuki S, Kosugi S et al：Delay in the diagnosis of multiple endocrine neoplasia type 1：typical symptoms are frequently overlooked. Endocr J **59**：797-807, 2012

NEN：neuroendocrine neoplasm

2　神経内分泌腫瘍（NEN）

A　病態

神経内分泌腫瘍とは

膵島や消化管・気管支粘膜にある神経内分泌細胞から発生する腫瘍を神経内分泌腫瘍（NEN）という．消化管・肺に発生した腫瘍は以前はカルチノイド（症候群）と呼ばれていた．

疫学

神経内分泌腫瘍はホルモンの産生・分泌のない非機能性腫瘍がもっとも多く，続いて機能性腫瘍であるインスリンを分泌するインスリノーマが多い．それ以外の機能性にはガストリンを分泌するガストリノーマ，グルカゴンを分泌するグルカゴノーマなどがある．

症状

神経内分泌腫瘍は機能性腫瘍であれば産生されるホルモンにより症状が異なる（表Ⅲ-6-1）．腫瘍のサイズが大きい場合や悪性の場合にも，腹痛や黄疸など種々の症状が出現しうる．また，無症状で偶然画像検査にて発見される場合もある．

表Ⅲ-6-1 機能性腫瘍の特徴

機能性腫瘍	好発部位	産生ホルモン	主な症状
インスリノーマ	膵臓	インスリン	低血糖など
ガストリノーマ	膵臓，十二指腸	ガストリン	難治性消化性潰瘍からの心窩部痛や吐血，水様下痢など
グルカゴノーマ	膵臓	グルカゴン	耐糖能障害，壊死性遊走性紅斑，体重減少など
VIP産生腫瘍	膵臓	VIP	コレラ様の水様下痢，低カリウム血症，無酸症など
ソマトスタチノーマ	膵臓，十二指腸	ソマトスタチン	さまざまな内分泌機能・外分泌機能の抑制，腸管運動抑制，胆石症など
その他	膵臓，消化管，気管支，胸腺，卵巣など	セロトニン，ヒスタミンなど	多くは無症状，カルチノイド症候群では発作性の皮膚紅潮，激しい下痢と腹痛，気管支喘息，右心不全，ペラグラ様皮疹など

B 診断

どのような症状から本疾患が疑われるか

　ホルモンの過剰による特徴的な症状があれば，そのホルモンを測定する．

診断の進め方・確定診断の方法，重症度判定やステージ・臨床分類など

　機能性の神経内分泌腫瘍を疑った場合，そのホルモンを測定する．また，必要があれば負荷試験なども行い，診断を確定させる．

C 治療

主な治療法

　機能性，非機能性ともに第一選択は**外科的切除**である．また，内科的治療に関しては機能性の神経内分泌腫瘍であれば，そのホルモンの内分泌症状をコントロールするためにソマトスタチンアナログなどを使用する．また，悪性の場合にはmTOR阻害薬や化学療法を検討する．

治療経過・予後・退院支援・患者教育

　機能性と非機能性，良性と悪性で予後は異なる．とくに機能性であれば分泌されるホルモンの種類により症状や注意点が大きく異なる．

第IV章　代謝疾患 各論

1 代謝にかかわる疾患

代謝・栄養疾患の中でも日常的に遭遇する頻度の高いのは，糖尿病や脂質異常症，高尿酸血症やメタボリックシンドロームなどの，**過栄養**と関係した疾患である．これらは**生活習慣病**と位置づけられているが，ほとんどの疾患で発症に**遺伝的素因**が関与している．診断や治療，療養指導には，こうした病態への理解が欠かせない．本章では，これらの疾患に加えて，頻度は少ないが重要な代謝性疾患を含めて解説する．

1 糖尿病

A 病態

糖尿病とは

糖尿病（diabetes mellitus）は，「インスリンの作用不足による慢性の高血糖を主徴とする症候群」と定義される．血糖を上昇させるホルモンは複数あるが，低下させるホルモンはインスリンのみであり，インスリン作用の不足が高血糖の主な原因となる．高血糖は昏睡など急性の合併症をきたすこともあるが，糖尿病による健康障害の主な原因は，慢性の高血糖による**血管合併症**である．

疫学

2022年の国民健康栄養調査によると，糖尿病が強く疑われる人の割合は，男性で18.1%，女性で9.1%であり，2019年の調査と比較してそれぞれ1.6ポイント，1.7ポイント低下したものの，2016年の調査よりは多く，とくに男性で上昇傾向が顕著となっている．70歳以上では，糖尿病が強く疑われる人の割合は男性の27.0%，女性の15.8%にのぼり，年齢が高い層で割合が高くなる傾向を示している．

インスリンの生理的作用

インスリンは生命維持に必須のホルモンであり，その作用によって健康な人の血糖値は100 mg/dL前後の狭い範囲で維持されている．インスリンの生理的な分泌は，基礎分泌と追加分泌からなる（図Ⅳ-1-1）．

空腹時には，肝臓がグリコーゲン分解や糖新生によって血中に糖を放出

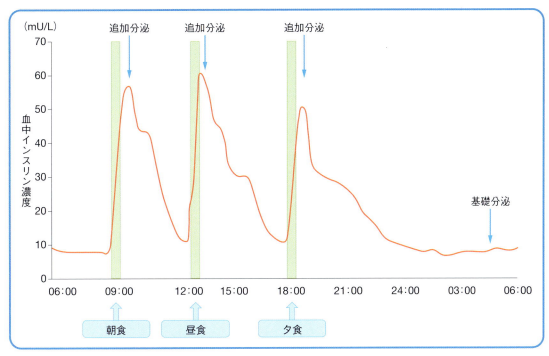

図Ⅳ-1-1　インスリンの生理的分泌

GLP-1：glucagon-like peptide-1
GIP：gastric inhibitory polypeptide

し，脳のエネルギー源であるブドウ糖の欠乏を防いでいる．空腹時でもインスリンはわずかに分泌されており（**基礎分泌**），これが肝糖放出量を制御している．食事を摂取すると，大量の糖が腸管から速やかに吸収されてくる．小腸にはインクレチンと呼ばれるグルカゴン様ペプチド-1（GLP-1）や消化管抑制ペプチド（GIP）などの腸管ホルモンを分泌する細胞が存在している．腸管に栄養素が達すると，インクレチンが分泌されてインスリンの分泌を高め，グルカゴンの分泌を低下させる．そして食後速やかにインスリン分泌の増加（**追加分泌**）が起こり，これが肝臓からの糖の放出を速やかに減少させるとともに，肝臓への糖の取り込みを促進し，取り込まれた糖はグリコーゲンとして貯蔵される．肝臓で取り込まれなかった糖は体循環に回り，やはりインスリンの作用によって骨格筋や脂肪組織に取り込まれる．骨格筋に取り込まれた糖はエネルギーとして利用されるとともにグリコーゲンとして貯蔵され，脂肪細胞に取り込まれた糖は脂肪酸に変換されて中性脂肪（トリグリセリド，TG）として貯蔵される．このような制御によって，健康な人では食後の血糖値はほとんど上昇せず，食後わずかに上昇した血糖値も速やかに食前の値に戻る．

インスリン作用の低下と糖毒性

インスリン作用の不足により高血糖となる．2型糖尿病の初期では追加分

表Ⅳ-1-1 糖尿病と糖代謝異常[注1]の成因分類[注2]

Ⅰ. 1型　膵β細胞の破壊，通常は絶対的インスリン欠乏にいたる 　　A．自己免疫性 　　B．特発性	
Ⅱ. 2型　インスリン分泌低下を主体とするものと，インスリン抵抗性が主体で，それにインスリンの相対的不足を伴うものなどがある	
Ⅲ. その他の特定の機序，疾患によるもの 　　A．遺伝因子として遺伝子異常が同定されたもの 　　　①膵β細胞機能にかかわる遺伝子異常 　　　②インスリン作用の伝達機構にかかわる遺伝子異常 　　B．他の疾患，条件に伴うもの 　　　①膵外分泌疾患 　　　②内分泌疾患 　　　③肝疾患 　　　④薬剤や化学物質によるもの 　　　⑤感染症 　　　⑥免疫機序によるまれな病態 　　　⑦その他の遺伝的症候群で糖尿病を伴うことの多いもの	
Ⅳ. 妊娠糖尿病[注3]	

注1）一部には，糖尿病特有の合併症をきたすかどうかが確認されていないものも含まれる．
注2）現時点では上記のいずれにも分類できないものは，分類不能とする．
注3）『糖尿病治療ガイド2024』の97頁：妊娠と糖尿病　参照．
[日本糖尿病学会：「糖尿病の分類と診断基準に関する委員会報告（国際標準化対応版）」．糖尿病 55（7）：490, 2012 より引用]
[日本糖尿病学会編・著：糖尿病治療ガイド2024, p.6, 文光堂, 2024 より転載]

泌の低下がみられ，空腹時血糖は保たれていても，食後に一過性の高血糖をきたす．高血糖によりインスリン分泌が遅れて亢進する結果，次の食事の前までには血糖が低下し，初期には食前血糖値は保たれる．膵β細胞機能がさらに低下して基礎分泌も不足するようになると空腹時血糖も上昇する．

　膵β細胞には，血中のブドウ糖増加に伴ってインスリン分泌を増加させる機能があり，高血糖に反応してインスリン分泌を増加させる．しかし，高血糖が続くことで，かえってインスリン分泌能が低下したり，インスリンの作用が低下（**インスリン抵抗性**）したりする現象が知られ，**ブドウ糖毒性（糖毒性）**と呼ばれている．糖毒性が起こると血糖値は上昇し，それによってインスリン分泌の低下やインスリン抵抗性が進み，血糖値がさらに上昇するという悪循環に陥る．

糖尿病の成因と病期

　日本糖尿病学会による糖尿病の成因分類を**表Ⅳ-1-1**に示す．**1型糖尿病**は主として自己免疫的機序で**膵β細胞**が破壊されて起こる糖尿病である．**2型糖尿病**は主として遺伝的要因によるインスリン分泌低下と肥満や運動不足などによるインスリン抵抗性がさまざまな程度で合わさって起こる．その他の特定の機序・疾患による糖尿病には，特定の遺伝子異常による糖尿病と他の疾患や薬剤による糖尿病が含まれる．他の疾患や薬剤による糖尿病は糖尿

表Ⅳ-1-2　1型糖尿病と2型糖尿病の比較

	1型糖尿病	2型糖尿病
発症機序	膵β細胞の破壊（通常は自己免疫的機序による）によるインスリンの絶対的欠乏	インスリン分泌低下（主に遺伝性）とインスリン抵抗性（主に環境因子による）の複合によるインスリン作用低下
発症契機	劇症（1週間以内） 急性（数週間〜1年以内） 緩徐進行（1年以上）	慢性
家族歴	ないことが多い	あることが多い
肥満	関連なし	関連あり
発症年齢	小児や若年者に多いが，高齢者でも発症する	40歳以上に多いが，小児や若年の発症も増加している
膵島関連自己抗体	抗GAD抗体，抗IA-2抗体などが陽性	陰性
予後	大多数は最終的にインスリン依存状態にいたる	インスリン依存状態となることは少ない．

病以外の疾患で糖尿病をきたすものであり，膵炎や膵全摘術，副腎皮質ステロイド薬投与，肝硬変などさまざまなものがある．**妊娠糖尿病**は，妊娠してはじめて発見または発症した糖代謝異常のことで，臨床的に明らかな糖尿病は除外される．

糖尿病の病期には，正常領域と境界領域，糖尿病領域があるが，糖尿病領域はインスリン依存状態とインスリン非依存状態に分けられる．**インスリン依存状態**は，インスリンが高度に欠乏し，インスリン治療を行わないとケトアシドーシスにより生命の維持が困難な状態であり，1型糖尿病の多くは最終的にインスリン依存状態にいたる．2型糖尿病の多くはインスリン非依存状態であるが，高血糖是正のためにインスリン治療が必要な患者は多く存在する．

1型糖尿病と2型糖尿病の比較を**表Ⅳ-1-2**に示す．

症状

糖尿病の症状には口渇，多飲，多尿，体重減少などがある．血糖がさらに高値となると，意識障害や昏睡をきたすこともある．ただしこうした症状は，高血糖が一定期間持続してはじめて出現するものである．むしろ，多くの糖尿病患者では自覚症状を認めないことが重要である．自覚症状の出現しない程度の高血糖でも，血管合併症の原因となりうる．

糖尿病の合併症が存在する場合は，視力低下や浮腫，両足のしびれなど，合併症による自覚症状が出現する．罹病期間の長い糖尿病患者が，これまでは自覚症状をあまり感じたことがなく，**網膜症**が進行して**硝子体出血**をきた

したことではじめて視力低下を自覚して受診することもある．

B 診　断

診断基準

　糖尿病の診断は，血糖値およびHbA1cの値により慢性の高血糖を証明することで行う．血糖値は空腹時，75gブドウ糖負荷試験（OGTT）または随時で測定し，空腹時≧126 mg/dL，OGTT 2時間値≧200 mg/dL，随時≧200 mg/dLを「糖尿病型」とし，これを別の日に2回認めた場合に糖尿病と診断する．正常型の定義は空腹時＜110 mg/dLかつOGTT 2時間値＜140 mg/dLであり，糖尿病型にも正常型にも当てはまらないものを境界型とする．血糖値が糖尿病型を満たした場合，HbA1cが6.5％以上であれば，1回の採血でも糖尿病と診断できる．ただし，血糖値が糖尿病型の基準を満たさない場合，HbA1cで複数回6.5％以上であっても糖尿病とは診断しない．

検　査

1）血糖

　空腹時では70〜109 mg/dLが正常範囲である．採血による血漿での測定以外に，簡易測定器による自己血糖測定も行われる．最近では，皮下組織の間質液のグルコース濃度を測定し，血糖値の推移をモニターする持続血糖測定が普及しつつあり，1〜2週間の血糖変化を観察することができる．

2）HbA1c

　ヘモグロビンは不可逆的に糖化を受け，慢性の高血糖では糖化ヘモグロビンが増加する．HbA1cはこの糖化ヘモグロビンを測定する検査であり，過去1〜2ヵ月の平均血糖値を反映する．赤血球寿命が短縮する病態（肝硬変による脾機能亢進，貧血の治療後）では血糖コントロールと比して低値となる．ヘモグロビン異常症でも正確に血糖を反映しないことが知られている．

3）グリコアルブミン

　HbA1cと同様，アルブミンも糖化を受けるため，血糖コントロールの指標となる．過去2週間程度の血糖コントロールを反映する．貧血などによりHbA1cが指標となりにくい場合には有用であるが，ネフローゼ症候群や肝硬変など，アルブミンの代謝に影響する病態では誤差が生じる．

4）1,5-AG

　尿糖が存在すると尿細管での再吸収が阻害され，血中濃度が低下するため，短期間の血糖コントロールの指標に用いられる．食後の一過性高血糖などを反映する鋭敏な指標である．

C 治療

主な治療

1）糖尿病治療の目標

糖尿病治療の目標は，「健康な人と変わらない日常生活の質（QOL）を維持し，健康な人と変わらない寿命を確保すること，患者が健康な人と変わらない人生を送ること」である．

2）食事療法

肥満患者に対しては，適切なエネルギー制限を行い，肥満の解消を図る．必要エネルギーは活動度により変化するが，標準体重（kg）×30 kcal/日程度を目安とし，とくに肥満者に対してはさらにエネルギーを制限することで体重減少を図る．栄養素のバランスのよい摂取も重要である．通常の日本食では，炭水化物 50〜60％，タンパク質 20％程度まで，脂質 20〜25％となることが多い．炭水化物のうち食物繊維は十分に摂取することが望ましいが，血糖改善のためには糖質の制限は有効であり，炭水化物摂取を 50％程度に減量する場合もある．

高血圧を合併する糖尿病患者では，1日 6 g 未満の食塩摂取制限が推奨されている．

糖尿病腎症進行予防の観点から，持続性タンパク尿を有する患者では，標準体重 1 kg あたり 0.8〜1.0 g/日程度のタンパク摂取制限を行う．

3）運動療法

運動療法には骨格筋へのブドウ糖の流入による血糖値低下という短期効果に加え，インスリン抵抗性を改善したり血清脂質を改善したりといった長期効果がある．歩行，ジョギングなどの有酸素運動を 1 日 30 分程度，週 3〜5 回以上行うことが推奨される．ダンベルやスクワットなどのレジスタンス運動を組み合わせると，筋肉量の増加や筋力の増強につながり，相乗作用が期待できる．

4）薬物療法

①薬物療法の考え方

2 型糖尿病では，食事・運動療法などの生活習慣改善を行い，血糖コントロールの改善や合併症管理が不十分であれば薬物療法を追加するのが治療の原則である．ただし，1 型糖尿病ではインスリンの絶対的不足が病態の中心であるため，早期にインスリンを補充することがもっとも重要である．

②糖尿病治療薬

- スルホニル尿素薬，グリニド薬：スルホニル尿素薬は膵 β 細胞からのインスリン分泌を促進させる薬物で，強力な血糖降下作用の反面，低血糖の危険が高い．腎機能の低下した患者や高齢者では低血糖にとくに注意して投与する必要がある．グリニド薬は同じ作用を有するが，作用時間が短く，

低血糖の危険は少ない反面，食事のたびに内服する必要がある．いずれの薬物も，体重を増加させる作用がある．

- ビグアナイド薬：**ビグアナイド薬**，とくにメトホルミンは2型糖尿病の第一選択薬である．グルカゴンに拮抗し，肝臓からの糖の放出を抑制する作用があり，体重を増加させずに血糖を降下させる．副作用として**乳酸アシドーシス**が知られており，10万人・年で3〜4人程度と頻度は少ないものの，死亡率が50％程度と高く，注意が必要である．高齢者や心不全，肝不全患者で危険が高いため，高齢者への投与は慎重に行う．腎機能低下やヨード造影剤の投与の際にはメトホルミンの尿中への排泄が阻害され，乳酸アシドーシスをきたしやすくなる．腎機能が低下して推算糸球体濾過量（eGFR）が30 mL/分/1.73 m^{2}となった場合には禁忌である．また手術やヨード造影剤投与の前後48時間で休薬が必要となる．

- インクレチン関連薬：腸管から分泌されるGIPやGLP-1などのホルモンは**インクレチン**と呼ばれ，膵臓からのインスリン分泌を促進し，グルカゴン作用を抑制する．このうちGLP-1作用やGIP/GLP-1作用を有する注射薬と，内因性のインクレチンの分解を阻害して作用を高めるDPP-4阻害薬が糖尿病治療薬として使われている．

- DPP-4阻害薬：活性型のGLP-1とGIPの分解を阻害して血中濃度を高め，血糖を降下させる．血糖依存性にインスリン分泌を促進するため，**単独では低血糖をきたしにくい**．治療に伴う体重増加もきたしにくい薬物である．

- GLP-1受容体作動薬：GLP-1作用を有する注射薬であり，DPP-4阻害薬よりも強い血糖降下作用とともに，消化管運動の抑制作用，中枢性の食欲抑制作用を有し，**体重を減少させる**．GLP-1だけでなくGIP受容体にも作動する薬剤もある．

- SGLT2阻害薬：近位尿細管においてブドウ糖の再吸収を阻害する薬物である．1日50〜100 g程度のブドウ糖を尿から排泄させることで**インスリン非依存性に血糖を降下させ，脂肪燃焼を促進して体重を減少させる**．心不全を改善し，心血管疾患の高リスク患者で心血管イベントを減少させたり，腎症の進行を抑制したりする効果が報告されている．副作用としては，カンジダ腟炎などの尿路生殖器感染症が多い．尿糖排泄に伴って尿量が増加するため，脱水をきたす可能性があり，高齢者や日常生活活動（ADL）の低下した患者への使用には注意が必要である．

- α-グルコシダーゼ阻害薬：二糖類から単糖類への分解を抑制することで腸管からの糖質の吸収を遅らせ，食後の高血糖を改善する作用がある．食直前に内服する必要があり，副作用としては放屁や腹満，便秘などの消化器症状が多い．

- チアゾリジン薬：インスリン抵抗性を改善して血糖を低下させる．脂肪細胞から分泌され，糖代謝を改善させる善玉ホルモンであるアディポネクチ

表Ⅳ-1-3 糖尿病の合併症

急性合併症（治療に伴うものも含む）	慢性合併症
ケトアシドーシス 高浸透圧高血糖状態 乳酸アシドーシス 低血糖	細小血管症 　網膜症 　腎症 　神経障害 大血管症 　虚血性心疾患 　虚血性脳血管障害 　末梢動脈疾患 その他（関連疾患） 　足病変 　認知症 　がん 　歯周病

ンを増加させる．副作用として浮腫や体重増加，骨折などがある．
- **インスリン**：インスリンは**1型糖尿病にとって必須の治療薬**であり，2型糖尿病でも経口薬で効果が不十分となった患者の重要な選択肢である．注射器または自己注射用のペン型注入器により腹部や大腿の皮下に注射する．インスリン製剤には遺伝子組換えにより合成したヒトインスリンに加え，一部のアミノ酸に変異を加えるなどして作用時間を短くあるいは長くしたインスリンアナログ製剤がある．

インスリンは，生理的な分泌を考え，できるだけ生理的なインスリン濃度を再現できるように投与する．ただし，投与回数の決定においては，患者の自己管理の程度や認知機能，自己注射が不可能な場合は家族や訪問看護などの社会的サポートなどを検討し，できるだけ生活の質（QOL）が低下しないよう配慮する．

超速効型インスリンや速効型インスリンは，追加分泌の補充のために食前に投与し，基礎分泌の補充には持効型インスリンや中間型インスリンを用いる．注射回数を減らすため，作用時間の異なるインスリンを混合した混合インスリンを用いることもある．

合併症とその治療

糖尿病の合併症の一覧を**表Ⅳ-1-3**に示す．糖尿病による健康障害の多くは慢性の高血糖による血管合併症であるが，認知症やがんなど，血管障害とは異なる関連疾患も注目されている．

1）急性合併症

①ケトアシドーシス

糖尿病ケトアシドーシス（**DKA**，**表Ⅳ-1-4**）は，インスリンが枯渇して作用が著明に低下した場合に起こる急性合併症である．インスリン作用が枯

QOL：quality of life

DKA：diabetic ketoacidosis

表Ⅳ-1-4 糖尿病ケトアシドーシス（DKA）と高浸透圧高血糖状態（HHS）の比較

	DKA	HHS
糖尿病の病態	インスリン依存状態	インスリン非依存状態
発症年齢	若年者（30歳以下）に多い	高齢者に多い
前駆症状	口渇，多飲・多尿，体重減少，消化器症状（悪心・嘔吐，腹痛）	明確な症状に乏しいことが多い
血糖値（目安）(mg/dL)	250〜1,000	600〜1,500以上
ケトン体	血中・尿中で高値	正常〜軽度高値
動脈血 pH	≦7.3	＞7.3
動脈血 HCO_3^-	＜15 mmol/L	正常〜軽度低下
血漿浸透圧（mOsm/mL）	300〜330	330以上
血清ナトリウム	125〜135 mEq/L	135〜145 mEq/L以上
アニオンギャップ	増加	正常〜軽度増加

渇してインスリン拮抗ホルモンが優位になると，ブドウ糖をエネルギーとして利用できないため，脂肪の分解が亢進し，脂肪組織から遊離脂肪酸が放出される．遊離脂肪酸は肝臓でケトン体に転換されて脳などでエネルギーとして利用されるが，ケトン体は有機酸であるため，過剰となると**代謝性アシドーシス**を引き起こす．

ケトアシドーシスは，1型糖尿病患者の発症時や治療中断時に起こることが多いが，2型糖尿病でも感染や副腎皮質ステロイド薬投与などを契機に発症することがある．2型糖尿病あるいはこれまで糖尿病を指摘されていなかった患者が，高血糖による口渇に際して糖質を含む飲料などを多飲し，ケトアシドーシスを発症することも知られており，**ソフトドリンクケトアシドーシス**と呼ばれる．ケトアシドーシスの主な病態は，高血糖による脱水と代謝性アシドーシスである．

症状としては，口渇，多飲・多尿，意識障害に加え，腹痛や嘔吐などの消化器症状も認める．身体所見では脱水を反映して血圧低下や頻脈，皮膚ツルゴール低下を認める．代謝性アシドーシスを代償するため，過呼吸や深く大きな呼吸（クスマウル［Kussmaul］大呼吸）を認めることもある．

検査では高血糖，尿ケトン体増加，血中ケトン体（β-ヒドロキシ酪酸およびアセト酢酸）上昇，血液ガス分析で代謝性アシドーシスをきたす．アニオンギャップは，血中ケトン体による有機酸の増加を反映して増加する．

初期治療は**インスリンの投与**と**十分な輸液，電解質の補正**である．治療に伴う血清カリウムの低下に注意する．アシドーシス補正を目的とした重炭酸

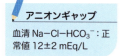

代謝性アシドーシス
pH 7.3未満，HCO_3^-低下，代償性のPaCO₂低下

アニオンギャップ
血清Na-Cl-HCO_3^-：正常値12±2 mEq/L

ナトリウムの投与は原則として行わない．アシドーシスが改善して食事摂取が可能となれば，インスリンは皮下注射に変更する．

②高浸透圧高血糖状態

HHS : hyperosmolar hyperglycemic state

高浸透圧高血糖状態（HHS）は著明な高血糖（600 mg/dL以上）と脱水を主徴とする急性合併症である（**表Ⅳ-1-4**）．代謝性アシドーシスはないか，ごく軽度であり，高血糖による著明な脱水を主徴とする．高齢または脳血管障害などでADLが低下した2型糖尿病患者に，高カロリー輸液や経管栄養，副腎皮質ステロイド薬投与などを契機として発症することが多い．

意識障害と著明な脱水による症状で発症するが，意識障害の出現まで自覚症状ははっきりしないことも多い．

治療は十分な補液とインスリンの経静脈投与である．インスリンの投与量はケトアシドーシスと比較して少なくすむことが多い．

高齢者に多く，著明な脱水を伴う病態であるため，急性心筋梗塞や脳梗塞，横紋筋融解症，腎不全などの合併症に注意する．

③乳酸アシドーシス

乳酸アシドーシスとは，組織の**低酸素状態**により嫌気代謝が亢進して乳酸が蓄積し，代謝性アシドーシスとなる病態である．糖尿病自体で発症することはまれであるが，メトホルミンをはじめとする**ビグアナイド薬の副作用**として重要である．ショックや低酸素血症，心不全など，末梢組織の低酸素状態をきたす疾患に伴って発症する．

初期は腹痛や嘔吐などの消化器症状を伴うこともあるが，特異的な症状はない．代謝性アシドーシスをきたすため，過呼吸やクスマウル大呼吸を認めることがある．血液ガス所見ではケトアシドーシスと同様にアニオンギャップの増加した代謝性アシドーシスを認めるが，血中ケトン体ではなく乳酸値の上昇を認める．

治療はショックや心不全など原疾患に対する治療で末梢循環不全を回復させることが第一である．アシドーシスが著明である場合には重炭酸ナトリウムの投与を行う．また，メトホルミンの投与が原因である場合は，血液透析によりメトホルミンの除去を行うこともある．

2）慢性合併症

①細小血管症（三大合併症）

糖尿病の細小血管合併症である網膜症，腎症，神経障害は**三大合併症**とされ，いずれも長期の血糖コントロール不良により数年の経過を経て発症する．逆に，血糖コントロールを良好に保つことで進行を予防することができる．

- 糖尿病網膜症：**糖尿病網膜症**は，単純網膜症→前増殖網膜症→増殖網膜症と進展する（**表Ⅳ-1-5**）．単純網膜症では毛細血管瘤や硬性白斑など，網膜血管の機能障害や透過性亢進による所見がみられる．進行すると血管閉塞により網膜が虚血をきたす結果，眼底に軟性白斑などが出現し，蛍光眼

表Ⅳ-1-5 糖尿病網膜症の病期分類（改変 Davis 分類）

病期	眼底所見
単純糖尿病網膜症	毛細血管瘤，点状・斑状出血，火焔状出血，少数の軟性白斑
前増殖糖尿病網膜症	多発する軟性白斑，網膜内細小血管異常，静脈異常，蛍光眼底造影による無血管野
増殖糖尿病網膜症	新生血管，硝子体出血，線維血管性増殖組織，牽引性網膜剥離

底造影検査で無血管野を認める．この段階を前増殖網膜症と呼ぶ．虚血が進行すると新生血管が出現して増殖網膜症に進行する．新生血管が破綻して硝子体出血をきたしたり，虹彩付近の新生血管により新生血管緑内障をきたしたりすると視力低下や失明にいたる．糖尿病網膜症は，成人失明の原因としては緑内障に続いて2番目に多い原因である．黄斑浮腫も糖尿病網膜症による症状であり，網膜症の病期と関係なく視力低下の原因となる．

網膜症の治療においては，前増殖網膜症以上であればレーザー光凝固やVEGF（血管内皮細胞増殖因子）の眼内注射，硝子体手術などの**眼科的治療**を必要とする．眼科的治療が必要ない段階では，内科的治療による血糖コントロールが網膜症の治療となる．HbA1c 7%未満で，かつ低血糖のない良好な血糖コントロールを目指す．血圧のコントロールも重要である．

- **糖尿病腎症**：**糖尿病腎症**は，微量アルブミン尿の出現→顕性タンパク尿の出現→腎機能（糸球体濾過量*）の低下→腎不全と進行する（**表Ⅳ-1-6**）．日常臨床で腎症と診断できるのは微量アルブミン尿を検出した時点であるが，それ以前から腎症ははじまっており，糸球体内圧上昇・糸球体過濾過などの異常が存在するとされている．浮腫や胸水による呼吸困難などの自覚症状は顕性タンパク尿が出現して腎機能が低下する頃になってはじめて出現することが多い．腎症の3〜4期では，尿タンパクが増加して治療抵抗性のネフローゼ症候群を呈することも多い．

糖尿病腎症の治療の第一も**血糖コントロール**であり，HbA1c 7%未満を目標として血糖コントロールを行う．血圧のコントロールも腎症の進行を予防するため，130/80 mmHg 程度の血圧を目指す．尿タンパクを減少させることが腎症進行予防に有効であり，降圧薬としては**レニン-アンジオテンシン系を抑制**するアンジオテンシン変換酵素（ACE）阻害薬や，アンジオテンシン受容体拮抗薬（ARB）を第一選択とする．血糖降下薬の中で，SGLT2阻害薬やGLP-1受容体作動薬は腎症の進行を抑制する効果も有する．顕性タンパク尿が出現して以降は，尿タンパクの減少を目的に**タンパク制限食**を指示する．腎機能が低下して腎不全期にいたった場合には，タンパク摂取制限やカリウム摂取制限などを行うとともに，バスキュラーアクセスの作成や腹膜透析カテーテルの留置など，腎代替療法の準備

---

*糸球体濾過量
glomerular filtration rate（GFR）．単位時間に糸球体が濾過する水分量を示している．老廃物を濾過・排泄する腎臓の能力（腎の機能）をみることができる．

表IV-1-6　糖尿病性腎症病期分類 2023[注1)]

病期	尿中アルブミン・クレアチニン比 (UACR, mg/g) あるいは 尿中タンパク・クレアチニン比 (UPCR, g/g)	推算糸球体濾過量 (eGFR, mL/分/1.73 m²)[注3)]
正常アルブミン尿期（第1期）[注2)]	UACR 30 未満	30 以上
微量アルブミン尿期（第2期）[注4)]	UACR 30〜299	30 以上
顕性アルブミン尿期（第3期）[注5)]	UACR 300 以上 あるいは UPCR 0.5 以上	30 以上
GFR 高度低下・末期腎不全期 （第4期）[注6)]	問わない[注7)]	30 未満
腎代替療法期（第5期）[注8)]	透析療法中あるいは腎移植後	

注1）糖尿病性腎症は必ずしも第1期から順次第5期まで進行するものではない．また，評価の際には，腎症病期とともに，付表を参考として慢性腎臓病（CKD）重症度分類も併記することが望ましい．
注2）正常アルブミン尿期は糖尿病性腎症の存在を否定するものではなく，この病期でも糖尿病性腎症に特有の組織変化を呈している場合がある．
注3）eGFR 60 mL/分/1.73 m² 未満の症例は CKD に該当し，糖尿病性腎症以外の CKD が存在しうるため，他の CKD との鑑別診断が必要である．なお血清クレアチニンに基づく eGFR の低下を認めた場合，血清シスタチン C に基づく eGFR を算出することで，より正確な腎機能を評価できる場合がある．
注4）微量アルブミン尿を認めた患者では，糖尿病性腎症早期診断基準（糖尿病 48：757-759，2005）にしたがって鑑別診断を行ったうえで，微量アルブミン尿期と診断する．微量アルブミン尿は糖尿病性腎症の早期診断に必須のバイオマーカーであるのみならず，顕性アルブミン尿への移行および大血管障害のリスクである．GFR 60 mL/分/1.73 m² 以上であっても微量アルブミン尿の早期発見が重要である．
注5）顕性アルブミン尿の患者では，eGFR 60 mL/分/1.73 m² 未満から GFR の低下に伴い腎イベント（eGFR の半減，透析導入）が増加するため注意が必要である．
注6）CKD 重症度分類（日本腎臓学会，2012年）との表現を一致させるために，旧分類の「腎不全期」を「GFR 高度低下・末期腎不全期」とした．
注7）GFR 30 mL/分/1.73 m² 未満の症例は，UACR あるいは UPCR にかかわらず，「GFR 高度低下・末期腎不全期」に分類される．しかし，特に正常アルブミン尿・微量アルブミン尿の場合は，糖尿病性腎症以外の CKD との鑑別診断が必要である．
注8）CKD 重症度分類（日本腎臓学会，2012年）との表現を一致させるために，旧分類の「透析療法期」を腎移植後の患者を含めて「腎代替療法期」とした．

[糖尿病性腎症合同委員会・糖尿病性腎症病期分類改訂ワーキンググループ：糖尿病性腎症病期分類 2023 の策定．糖尿病 66（11）：797-805，2023 より引用]
［日本糖尿病学会編・著：糖尿病治療ガイド 2024，文光堂，p.78，2024 より転載］

を開始する．

- **糖尿病神経障害**：糖尿病神経障害には，**多発神経障害（広汎性左右対称性神経障害）** と **単神経障害** があり，臨床的には多発神経障害が大多数を占める．とくに単神経障害では，他の原因による神経障害の除外が必要となる．
　多発性神経障害は，足を中心とする対称性の感覚・運動神経障害と自律神経障害に分類される．感覚・運動神経障害は，両足のしびれや感覚低下ではじまり，身体所見としてアキレス腱反射や振動覚および触覚の低下などを認める．自律神経障害は，消化管運動障害による便秘・下痢，血管運動神経の異常による起立性低血圧，勃起障害（ED），無力性膀胱などの原因となる．

神経障害は**糖尿病足病変**の増悪因子である．知覚低下による創傷や潰瘍の治療の遅れ，自律神経障害による発汗低下からの足の乾燥などは足病変の悪化を促進し，足切断のリスクを高める．

　神経障害の発症・進行予防にも良好な血糖コントロールが重要である．ただし，長期間コントロール不良の患者に対して急激な血糖コントロールを行うと，**治療後神経障害**と呼ばれる難治性の有痛性神経障害が出現することがあり，注意が必要である．神経障害に対しては，アルドース還元酵素阻害薬が用いられることがあり，疼痛に対しては，セロトニン・ノルアドレナリン再取り込み阻害薬（デュロキセチン）やプレガバリン，ミロガバリン，抗不整脈薬（メキシレチン）などを用いる．

②大血管症（動脈硬化性疾患）

　糖尿病患者では虚血性疾患や脳血管障害の発症リスクが2〜4倍程度と非糖尿病者と比較して高く，糖尿病患者の死因にも心血管疾患は重要な位置を占めている．大血管症の発症には高血圧，脂質異常症，肥満，喫煙など糖尿病以外の危険因子も関与しているため，予防のためにも血糖以外のリスクファクターも含めた包括的管理が必要である．大血管症のリスクは，糖尿病発症前の耐糖能異常の段階で既に上昇することが明らかになっており，細小血管症とは対照的に，糖尿病発症の前から動脈硬化は発症・進行していることが多い．

- **虚血性心疾患**：糖尿病患者は冠動脈疾患発症のリスクが高く，死亡率も高いことが明らかになっている．糖尿病患者では冠動脈石灰化，多枝病変，心不全の合併，無症候性心筋虚血などの頻度が高い．発症防止のためには，**血糖管理**だけでなく，**血圧管理**，**血清脂質管理**，**体重管理**，**禁煙**などの包括的管理が重要である．血清脂質では，冠動脈疾患を発症していない患者でも低比重リポタンパクコレステロール（LDL-C）を120 mg/dL 未満を目標に管理し，冠動脈疾患の既往のある場合は100 mg/dL 未満（他の高リスク病態を合併するときは70 mg/dL 未満）を目標にするなど，非糖尿病者よりも厳格な危険因子の管理を行う．血圧管理や禁煙指示することは必須である．

- **脳血管障害**：日本人では，動脈硬化ともっとも関連する**アテローム性脳梗塞**よりも，ラクナ梗塞の頻度が多い．糖尿病は非心原性脳梗塞の独立した危険因子であるが，血糖の厳格なコントロールだけでは脳梗塞予防には十分でない．脳血管障害の発症には高血圧の関与も大きいため，脳梗塞急性期を除き，血圧の厳格なコントロールも発症予防に重要である．アテローム性脳梗塞の予防には，LDL-C 低下を中心とした脂質管理も有効である．

- **末梢動脈疾患**：**下肢閉塞性動脈硬化症**は足壊疽や切断の原因となり，糖尿病患者でリスクが高い．糖尿病患者では膝下の血管病変が多いことが知られている．下肢血行障害が存在すると足潰瘍や壊疽などの治癒が遅延し，

LDL-C：low density lipoprotein cholesterol

治療抵抗性となる．保存的にはシロスタゾールなどの抗血小板薬や運動療法（側副血行路発達の促進）が行われるが，重症例では血管形成術やバイパス手術が行われる．喫煙は重要なリスクファクターであるため，禁煙も必須である．

　下肢以外にも，頸動脈狭窄や大動脈瘤といった末梢動脈疾患も糖尿病患者で多い．頸動脈狭窄に対しては，血管形成術や内膜摘除術が行われている．

③その他の関連疾患
- 足病変：足病変には足爪白癬や胼胝，足潰瘍，骨髄炎，壊疽などの幅広い病態が含まれるが，糖尿病に特徴的な合併症である．足病変の発症には，末梢神経障害による知覚低下，下肢末梢動脈循環障害，自律神経障害による発汗低下，易感染性，熱傷や外傷などといった要因が複合的に関与する．

　足潰瘍の治療が遅れて骨髄炎を発症したり，末梢動脈閉塞をきたしたりした場合は足切断を余儀なくされることが多く，足切断予防のためには日頃のフットケアが重要である．フットケアでは，爪切りや足観察の指導，靴や装具の選択，潰瘍や胼胝の処置などを行う．

- 認知症：糖尿病患者では認知症の発症リスクが高いことが明らかになっている．糖尿病患者では，血管障害による脳血管性認知症だけでなく，アルツハイマー型認知症のリスクも高いことが特徴的で，どちらも2〜4倍の発症リスクがある．重症低血糖は認知症発症のリスクを高めることが明らかとなっている．高齢の糖尿病患者では，血糖コントロールをやや緩め，低血糖をきたしやすい治療薬（インスリン，スルホニル尿素薬，グリニド薬など）の使用を避けるなどの配慮が必要である．

　認知症により自己管理やインスリンの自己注射が不可能となることも多く，家族や訪問看護などの社会的サービスなど，サポート体制を考慮した治療の選択が必要となることが多い．

- がん：糖尿病患者では，がんの発症が非糖尿病者よりも多いことが日本の疫学研究でも明らかになった．日本においては，がん全体で糖尿病患者の発症リスクは1.2倍であり，がんの種別では，非糖尿病者と比較して，肝臓がん，膵がん，大腸がんの発症が有意に高いことが明らかになった[1]．

治療経過・予後

　糖尿病の発症には，生活習慣などの後天的な要因だけでなく，インスリン分泌低下をはじめとする遺伝的要因がかかわっている．したがって，短期間の治療により，食事療法や運動療法も要さずに糖尿病を治癒させることは通常不可能であり，適切な食事・運動療法を行っても，血糖コントロールの維持に経口薬やインスリンの治療が必要な患者も少なからず存在する．その一方で，適切な血糖コントロールを維持することで，糖尿病による慢性合併症の発症が抑制されることが明らかになっている．糖尿病の治療を続けながら

表IV-1-7 合併症予防のためのコントロール目標

血糖	HbA1c	7%未満
	空腹時血糖	130 mg/dL 未満
	食後2時間血糖	180 mg/dL 未満
血圧		130/80 mmHg 未満
体重		少なくとも BMI 25 未満
脂質	LDL コレステロール 　冠動脈疾患が存在する場合 （糖尿病以外の冠動脈危険因子も有する場合は 70 mg/dL 未満を考慮する）	120 mg/dL 未満 100 mg/dL 未満
	Non-HDL コレステロール 　冠動脈疾患が存在する場合 （糖尿病以外の冠動脈危険因子も有する場合は 100 mg/dL 未満を考慮する）	150 mg/dL 未満 130 mg/dL 未満
	中性脂肪	150 mg/dL 未満
	HDL コレステロール	40 mg/dL 以上

でも，合併症による健康障害がなく，天寿を全うすることが糖尿病治療の目的となる．

合併症を予防するための血糖コントロールの目標は HbA1c 7%未満となる（表IV-1-7）．大血管症を予防するためには，血糖コントロール以外のリスクファクターの管理も重要である．

社会の高齢化が進展し，糖尿病患者の半数以上が高齢者となっている．患者が高齢になればなるほど，長期の合併症を予防する利益よりも，低血糖によって惹起される心血管疾患や認知症による不利益が上回るようになる．このため，高齢者では，個々の ADL や低血糖をきたしやすい薬物の使用状況を考慮しながら，血糖の管理目標値を若年者よりも緩くすることが推奨されている[2]．

1）低血糖

①低血糖症とは

低血糖症とは，血糖値が生理的な範囲を超えて低下し（p.91，側注参照），さまざまな症状をきたすことをいう．脳の主要なエネルギー源であるブドウ糖の欠乏を避けるため，生体にはさまざまな防御反応が備わっている．血糖値が低下すると，まず内因性のインスリン分泌が抑制される．さらに低下すると，インスリン拮抗ホルモンであるグルカゴンやアドレナリン，さらにはコルチゾールや成長ホルモンの分泌が亢進する．これらの拮抗ホルモンが肝臓に作用して糖新生を亢進し血中のブドウ糖を維持している．

空腹時の血糖値は 70〜109 mg/dL が正常であるが，血糖値が正常下限を下回り，通常は 60 mg/dL 未満程度になると低血糖症状が出現する．まずは発

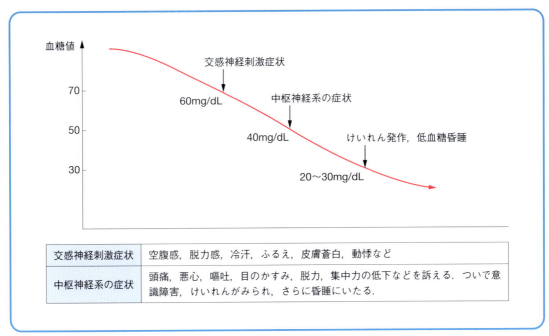

図Ⅳ-1-2 低血糖の症状

汗や振戦,頻脈,不安などの交感神経刺激症状が出現する.血糖値が低下して 50 mg/dL 程度となると,頭痛,目のかすみ,眠気などの中枢神経症状が出現し,さらに低下すると異常行動,意識レベル低下,けいれんなどの重篤な中枢神経症状へと進展する (図Ⅳ-1-2).

②低血糖の診断

低血糖の診断には,①低血糖症状がある,②症状出現時の血糖値が低い,③ブドウ糖投与によって症状が消失する,という3要素が重要である.原因不明の意識障害を認めた場合は全例で低血糖を疑い,採血とともにただちにブドウ糖の投与を行い,症状の改善を確かめる.

低血糖症と診断された場合は,原因の鑑別が必要となる.血糖を下げる因子はインスリンのみであるため,まずはインスリンの過剰による低血糖か否かの鑑別が必要となる.このため,低血糖の際の血中インスリンおよびCペプチドを測定することが望ましい.インスリンが過剰であれば,薬物(経口血糖降下薬やインスリン)による低血糖や,インスリノーマなどの疾患を考える.インスリン過剰によらない低血糖と判明すれば,拮抗ホルモンの欠乏(急性副腎不全,下垂体機能低下症など)を考える.アルコールは肝臓での糖新生を抑制するため,過量飲酒後にはインスリンの過剰を伴わない低血糖をきたすことがある.

表IV-1-8　低血糖の原因

インスリン過剰によるもの	インスリン過剰によらないもの
インスリノーマ 膵島細胞症（nesidioblastosis） IGF-II産生腫瘍 インスリン自己免疫症候群 インスリン過量投与 経口血糖降下薬過量投与 反応性低血糖 　胃切除後 　耐糖能異常・2型糖尿病に伴うもの	拮抗ホルモンの欠乏 　コルチゾール，成長ホルモン，グルカゴンなど 非β細胞腫瘍 　横紋筋肉腫，線維肉腫，中皮腫 　肝細胞がん，リンパ腫など 重症臓器不全 　肝不全，心不全，腎不全 敗血症 アルコール過剰摂取

③低血糖の治療

　低血糖の治療には，速やかな**ブドウ糖**の投与が必要である．経口摂取が可能であれば，ブドウ糖10gまたはブドウ糖を含む清涼飲料水などを摂取させる．経口摂取が不能であれば，50％ブドウ糖20mLを経静脈投与する．重症の低血糖を繰り返す患者に対しては，搬送前に家族にグルカゴン1mgを筋肉注射で投与することを指示することもある．

　低血糖発作の治療後には必ず原因の検索を行い（**表IV-1-8**），糖尿病の治療が原因の場合には，薬物の減量や変更を行い，再発防止の対策を取る．また，ブドウ糖投与により一時的に血糖値が回復しても，一定時間後に低血糖が再発することも多い．とくにスルホニル尿素薬による低血糖は重症で遷延しやすく，入院させたうえで，低血糖の再発がなくなるまで経過観察することが望ましい．

2）シックデイ

　シックデイとは，急性疾患の併発や外傷など，身体的・精神的ストレスにより，食事摂取や服薬が通常通り行えない状態のことである．シックデイの際には，原因となる疾患や外傷によるストレスで血糖は上昇することが多いが，食事摂取量が低下して血糖降下薬やインスリンが過量となった結果，低血糖を引き起こすこともある．医療者は，普段から患者に対してシックデイについて説明し，シックデイの際の対処について説明しておく必要がある．

　シックデイでは，通常の食事摂取が不十分な場合でも，粥，スープ，ジュースなどにより可能な限り水分，炭水化物や塩分の摂取を指示する．自己血糖測定を行っている場合には，血糖を頻回に測定するよう指導する．

　経口血糖降下薬は食事摂取がほとんどできない場合には休薬とする．スルホニル尿素薬では重症低血糖の危険があり，ビグアナイド薬は乳酸アシドーシス，SGLT2阻害薬は正常血糖ケトアシドーシスを引き起こす危険がある．

　一方，インスリン治療中の患者では，安易にインスリンを中止しないこと

が原則である．とくに1型糖尿病ではインスリンを中止することでケトアシドーシス（p.210参照）を引き起こす可能性が高い．基礎インスリンは原則継続とし，食前のインスリンは，自己血糖測定の結果を基に増減する．どの程度増減するかについて，事前に主治医と患者との間で話し合い，決めておくことが望ましい．

悪心・嘔吐は糖尿病ケトアシドーシスの症状である可能性がある．どのような場合でも，シックデイの状態が一定期間（24時間以上など）持続した場合には，外来を受診するなどの指導を行っておくことが重要である．

> **もう少しくわしく　インスリノーマ**
>
> ●インスリノーマとは
> インスリノーマは膵β細胞を由来としてインスリンを分泌する腫瘍である．インスリンの過剰産生による低血糖を主症状とする．空腹時に意識障害やけいれんなどの中枢神経症状を呈し，徘徊や不穏などの異常行動を呈して精神疾患と誤診される場合もある．中枢神経症状以外では，動悸や発汗などの交感神経症状を認める．インスリンの脂肪蓄積作用や糖質の過剰摂取のため，膵腫瘍が存在するにもかかわらず体重が増加することもある．年齢では中高年に多く，膵体尾部に好発する．
>
> ●診断
> 確定診断のためには，インスリノーマの存在診断（インスリン過剰による低血糖症の存在を証明する）および局在診断（インスリン分泌腫瘍の部位の特定）が必要となる．
> 存在診断のためには，空腹時に採血を行い，低血糖時にインスリンまたはCペプチドが低値でないことを証明する．通常の空腹時採血で低血糖が再現できない場合，入院のうえ，24～72時間の絶食を行って低血糖時の相対的インスリンまたはCペプチド高値を証明する（72時間絶食試験）．
> 局在診断には，造影CTや，選択的動脈内カルシウム注入試験を行う．
>
> ●治療
> 治療は外科的切除が基本となる．良性の場合は核出または膵体尾部切除などを行う．悪性や多発性で手術不能の場合や，遺残病変がある場合は薬物療法を行う．

患者教育

糖尿病治療においては，食事・運動療法などの生活習慣を指導して患者をサポートする患者教育，インスリン自己注射やフットケアなども含めた療養指導が治療の中で重要な位置を占める．療養指導には，医師や看護師だけでなく，管理栄養士，薬剤師，理学療養士，臨床検査技師などの多職種からなるチーム医療が欠かせない．多くの医療施設では，多職種からなる糖尿病診療チームが組織され，糖尿病教室やフットケア外来などの療養指導が実践されている（p.112参照）．

> **コラム　糖尿病におけるスティグマとアドボカシー活動について**
>
> スティグマとは，特定の属性に対して刻まれる"負の烙印"を意味する．糖尿病におけるスティグマとは，糖尿病に関連した誤った知識や偏見のことであり，これにより糖尿病患者の社会生活に制限が加えられたり，精神的な抑圧や恥ずかしさを感じたりすることが問題となっている．糖尿病の治療は近年進歩して，糖尿病患者であっても健康な人と変わらない生活を送ることができるようになっているが，糖尿病を理由に進学や就職，昇進，結婚・出産などで不利益を受けることが報告されている．スティグマをおそれて患者が糖尿病であることを隠したり，治療を受けなかったりすると，合併症の進行や健康障害につながり，ひいては医療費の増大など，社会全体への不利益にもつながりうる．
>
> こうしたスティグマを廃し，糖尿病患者が糖尿病であることを隠さないでよい社会を目指すための取り組みが行われており，これを支援する活動をアドボカシー活動と呼ぶ．日本糖尿病学会と日本糖尿病協会はアドボカシー委員会を設立し，こうした活動を支援している．
>
> スティグマが生じる原因の1つに，医療現場で使用される用語があげられる．たとえば，"糖尿病患者"という用語には，糖尿病であることが患者のすべてであるように決めつけるニュアンスを含むため，"糖尿病のある人"という用語がより適切とされる．こうした考えは欧米では以前から広まっており，近年は臨床医学や基礎医学の学術誌においてさえも，"diabetic patients"ではなく，"people (living) with diabetes"という用語が選択されている．さらに，"尿"という語を含む"糖尿病"という言葉自体がスティグマの原因という指摘もあり，糖尿病の病名を，英語表記の"diabetes"にちなんだ"ダイアベティス"とする案も示されている．

> **メモ**
> その他，従来から使用されてきた"療養指導"を"支援，サポート，教育"に，"血糖コントロール"を"血糖管理，血糖マネジメント"に言い換えることなどが提案されている．

● 引用文献
1) 春日雅人，植木浩二郎，田嶼尚子ほか：糖尿病と癌に関する委員会報告．糖尿病 56：374-390, 2013
2) 高齢者糖尿病の治療向上のための日本糖尿病学会と日本老年病学会の合同委員会：高齢者糖尿病の血糖コントロール目標，2016年5月20日〔http://www.jds.or.jp/modules/important/index.php?page=article&storyid=66〕（最終確認日：2024年9月18日）

2　脂質異常症

A　病態

脂質異常症とは

脂質異常症（dyslipidemia）とは通常血清脂質の異常を指していう．ここでは，**リポタンパク**の代謝異常による**コレステロール**と**トリグリセリド**（**中性脂肪**，**TG**）を含む血清脂質の異常につき，主として動脈硬化リスクの観点から，**表Ⅳ-1-9**の基準によって脂質異常症を定義する．なおこの基準値はスクリーニングを目的としたもので，薬物療法を開始する値ではない．

> **脂質異常症**
> 従来は「高脂血症」という用語が用いられていたが，低HDL-C血症などを含めたより包括的な病態を示すため，日本動脈硬化学会『動脈硬化性疾患予防ガイドライン』の2007年度版からは「脂質異常症」という用語が採用されている．

TG：triglyceride
CM：chylomicron
VLDL：very low density lipoprotein
LDL：low density lipoprotein
HDL：high density lipoprotein

表Ⅳ-1-9 脂質異常症診断基準

LDL コレステロール	140 mg/dL 以上	高 LDL コレステロール血症
	120〜139 mg/dL	境界域高 LDL コレステロール血症**
HDL コレステロール	40 mg/dL 未満	低 HDL コレステロール血症
トリグリセライド	150 mg/dL 以上（空腹時採血*）	高トリグリセライド血症
	175 mg/dL 以上（随時採血*）	
Non-HDL コレステロール	170 mg/dL 以上	高 non-HDL コレステロール血症
	150〜169 mg/dL	境界域高 non-HDL コレステロール血症**

*基本的に 10 時間以上の絶食を「空腹時」とする．ただし水やお茶などカロリーのない水分の摂取は可とする．空腹時であることが確認できない場合を「随時」とする．
**スクリーニングで境界域高 LDL-C 血症，境界域高 non-HDL-C 血症を示した場合は，高リスク病態がないか検討し，治療の必要性を考慮する．

・LDL-C は Friedewald 式（TC-HDL-C-TG/5）で計算する（ただし空腹時採血の場合のみ）．または直接法で求める．
・TG が 400 mg/dL 以上や随時採血の場合は non-HDL-C（＝TC-HDL-C）か LDL-C 直接法を使用する．ただしスクリーニングで non-HDL-C を用いる時は，高 TG 血症を伴わない場合は LDL-C との差が＋30 mg/dL より小さくなる可能性を念頭においてリスクを評価する．
・TG の基準値は空腹時採血と随時採血により異なる．
・HDL-C は単独では薬物介入の対象とはならない．

［日本動脈硬化学会：動脈硬化性疾患予防ガイドライン 2022 年版，p.22, 2022 より許諾を得て転載］

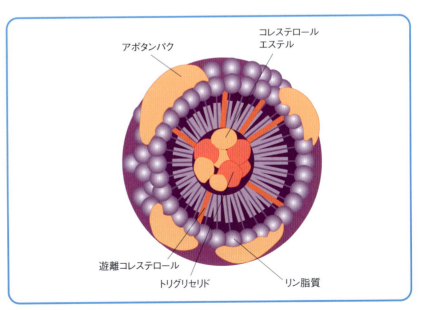

図Ⅳ-1-3　リポタンパクの基本構造
血液に脂質はどのようにして溶け込んでいるのだろうか？　両者は文字通り水と油の関係なのでそのままでは分離してしまう．血中では脂質（コレステロール・TG）を中心に親水性の高いアポタンパクとリン脂質の表層が取り囲んでリポタンパクという肉まんのような 2 層粒が構成されているため分離することはない．

表Ⅳ-1-10　脂質異常症の WHO 分類

型	Ⅰ	Ⅱa	Ⅱb	Ⅲ	Ⅳ	Ⅴ
増加するリポタンパク	CM	LDL	VLDL LDL	β-VLDL or IDL	VLDL	CM VLDL
血清脂質	TC〜 TG↑↑↑	TC↑〜↑↑↑ TG〜	TC↑〜↑↑ TG↑〜↑↑	TC↑↑ TG↑↑	TC〜or↑ TG↑↑	TC↑〜↑↑ TG↑↑↑

TC：総コレステロール

　コレステロールや TG は単独の状態では血清中にほとんど存在せず，リン脂質，コレステロールエステル，各種アポタンパクとともにミセル様のリポタンパク粒子を形成して存在している（図Ⅳ-1-3）．リポタンパクはその比重により，カイロミクロン（CM），超低比重リポタンパク（VLDL），低比重リポタンパク（LDL），高比重リポタンパク（HDL）に分類され，これらの間でアポタンパクの種類，コレステロールや TG の含有率が異なっている．

　LDL，HDL に含まれるコレステロールがおのおの LDL コレステロール（LDL-C），HDL コレステロール（HDL-C）である．動脈硬化リスクの観点から，しばしば前者は「悪玉コレステロール」，後者は「善玉コレステロール」と称される．

　脂質異常症はさらに，下記のように区分されることがある．

- 他の基礎疾患の関与のない原発性脂質異常症と，他の基礎疾患などに基づいて生じる続発性脂質異常症
- 各種リポタンパクの増加状態による WHO 分類（Ⅰ〜Ⅴ型高脂血症）（表Ⅳ-1-10）

　続発性脂質異常症の基礎疾患として，肥満症，糖尿病，甲状腺機能低下症，ネフローゼ症候群，閉塞性黄疸などがあり，また飲酒や副腎皮質ステロイド薬などの薬剤が関与する例がしばしばみられる．

作用機序

　酸化された LDL が血管内皮下でマクロファージに貪食されることにより，含有コレステロールがマクロファージに蓄積する．これにより泡沫化したマクロファージは液性因子の分泌を介してさらに周囲の平滑筋細胞の遊走・増殖やこれに由来する細胞外マトリックスの増生を促し，動脈硬化プラークを形成する．このように LDL は一連の動脈硬化病変生成のプロセスの中でも重要な役割を果たしており，疫学的にも血清 LDL-C レベルと心血管病変の発症に強い相関が認められている．

　これに対して HDL は，マクロファージからコレステロールを引き抜いて，

肝細胞の受容体に受け渡す（コレステロール逆転送系）ことなどにより，抗動脈硬化作用を発揮するとされている．一般に血清 HDL-C レベルと心血管病変の発症には強い逆相関が認められている．

TG そのものが直接的に動脈硬化病変を形成するとは必ずしもいえないが，CM や VLDL が部分的に加水分解されて生成するレムナントリポタンパクは TG に富み，かつ直接マクロファージに取り込まれ，動脈硬化促進的に作用するとされている．とくにメタボリックシンドロームや肥満を伴う 2 型糖尿病症例においては，高 TG 血症がレムナントリポタンパクの増加と関連していることが多く，かつ，しばしば低 HDL-C 血症を伴うため，動脈硬化リスクとして注意を要する．

なお，500 mg/dL 以上の高 TG 血症の症例では急性膵炎のリスクが高いとされ，この面からも脂質管理・治療介入の対象になると考えられる．

症状

脂質異常症そのものは無症状のことも多いが，コレステロールを多量に含む泡沫細胞の集簇により黄色腫をきたすことがある．家族性高コレステロール血症においてはアキレス腱の黄色腫による肥厚がよくみられる．黄色腫はそのほか，眼瞼，手背，殿部に発生することがあり，また手掌の線状黄色腫は家族性Ⅲ型高脂血症に特徴的である．角膜辺縁には白色の角膜輪を生じることも多い．高 CM 血症では肝腫大をきたすことがある．

脂質異常症を背景とした心血管病変，脳血管病変，下肢の末梢動脈病変が臨床的に重要であるが，これらの疾患の症状・身体所見は別項にゆずる．

B 診断

診断の進め方・確定診断の方法

1）臨床検査

原則的に血清脂質解析のための検体は空腹時（10〜12 時間以上絶食．水や茶の飲用は可）に採血されたものを用いる．

脂質異常症の診断や管理のためには，下記 4 項目が必須である．

- 総コレステロール（TC）
- トリグリセリド（中性脂肪，TG）
- HDL コレステロール（HDL-C）
- LDL コレステロール（LDL-C）

TG が 400 mg/dL 以上の場合，または非空腹時に採血された検体を用いる場合，VLDL-C は通常 TG の 1/5 より少なくなるので，フリードワルド（Friedewald）の式による LDL-C の値は実際より過小評価されることになる．したがってこの場合，脂質管理目標の指標としては nonHDL-C（=

> **メモ**
> TG が 400 mg/dL 未満の場合，VLDL-C が TG の約 1/5 であるという仮定に基づき，LDL-C をフリードワルドの式（TC-HDL-C-TG/5）により求める．このようにして求められた値をとくに cLDL-C と表記することがある．

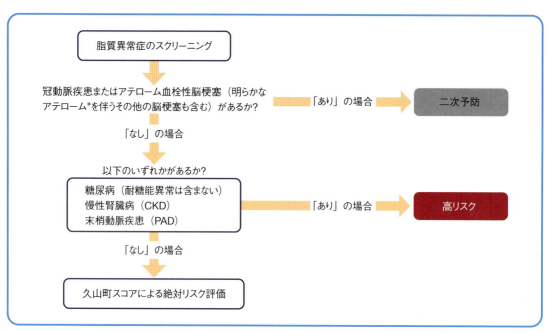

図Ⅳ-1-4　動脈硬化性疾患予防から見た脂質管理目標値設定のためのフローチャート
[日本動脈硬化学会：動脈硬化性疾患予防のための脂質異常症診療ガイド2023年版, p.44, 2023より許諾を得て転載]

TC－HDL-C）を用いることが推奨される．

LDL-Cを直接測定する試薬キットも複数社から供給されており，おのおののキットでの測定値の再現性は良好で，また食事による影響が少ないという長所がある．

脂質異常症の管理目標

LDL-CやHDL-C，TGなどの脂質プロファイルのみならず，各種の動脈硬化リスクファクターを各症例において検討し，これに応じて脂質管理目標を定める．一見同様の脂質プロファイルであっても，他の動脈硬化リスクの有無により，生命的予後や推奨される治療方針が異なる可能性があり，注意を要する．

この脂質管理目標の区分決定は，下記のように進める（**図Ⅳ-1-4**）．

まず**冠動脈疾患**または**アテローム血栓性脳梗塞**の既往の有無を調べ，有の場合二次予防管理区分となる．無の場合，①**糖尿病**，②**慢性腎臓病**，③**末梢動脈疾患（下肢の閉塞性動脈硬化症**など）の有無を調べる．①〜③いずれかがあれば高リスク管理区分となる．いずれにも該当しない場合は久山町スコアによる絶対リスク評価 を用いて管理区分を決定する（**図Ⅳ-1-5**）．

おのおのの管理区分における脂質管理目標値を（**表Ⅳ-1-11**）に示す ．

> **メモ**
> 年齢が高いこと，男性であること，血圧が高いこと，血清LDL-Cが高いこと，血清HDL-Cが低いこと，糖代謝異常があること，喫煙することは動脈硬化性疾患のリスクを高める．

> **メモ**
> 日本動脈硬化学会が公開している動脈硬化性疾患発症予測ツール（https://www.j-athero.org/jp/general/ge_tool2/）が便利である．

①性別	ポイント
女性	0
男性	7

②収縮期血圧	ポイント
<120 mmHg	0
120〜129 mmHg	1
130〜139 mmHg	2
140〜159 mmHg	3
160 mmHg〜	4

③糖代謝異常 （糖尿病は含まない）	ポイント
なし	0
あり	1

④血清LDL-C	ポイント
<120 mg/dL	0
120〜139 mg/dL	1
140〜159 mg/dL	2
160 mg/dL〜	3

⑤血清HDL-C	ポイント
60 mg/dL〜	0
40〜59 mg/dL	1
<40 mg/dL	2

⑥喫煙	ポイント
なし	0
あり	2

注1：過去喫煙者は⑥喫煙はなしとする．

①〜⑥のポイント合計　　　　点

右表のポイント合計より年齢階級別の絶対リスクを推計する．

ポイント合計	40〜49歳	50〜59歳	60〜69歳	70〜79歳
0	<1.0%	<1.0%	1.7%	3.4%
1	<1.0%	<1.0%	1.9%	3.9%
2	<1.0%	<1.0%	2.2%	4.5%
3	<1.0%	1.1%	2.6%	5.2%
4	<1.0%	1.3%	3.0%	6.0%
5	<1.0%	1.4%	3.4%	6.9%
6	<1.0%	1.7%	3.9%	7.9%
7	<1.0%	1.9%	4.5%	9.1%
8	1.1%	2.2%	5.2%	10.4%
9	1.3%	2.6%	6.0%	11.9%
10	1.4%	3.0%	6.9%	13.6%
11	1.7%	3.4%	7.9%	15.5%
12	1.9%	3.9%	9.1%	17.7%
13	2.2%	4.5%	10.4%	20.2%
14	2.6%	5.2%	11.9%	22.9%
15	3.0%	6.0%	13.6%	25.9%
16	3.4%	6.9%	15.5%	29.3%
17	3.9%	7.9%	17.7%	33.0%
18	4.5%	9.1%	20.2%	37.0%
19	5.2%	10.4%	22.9%	41.1%

図Ⅳ-1-5　久山町スコアによる各危険因子の得点と，年齢別の10年間絶対リスク
■ 2%未満：低リスク，■ 2%以上10%未満：中リスク，■ 10%以上：高リスク
［日本動脈硬化学会：動脈硬化性疾患予防のための脂質異常症診療ガイド2023年版，p.44，2023より許諾を得て転載］

C 治療

主な治療法

　続発性脂質異常症では，原疾患の治療をまず行い，その後に前項で決定した管理目標に応じ，原発性脂質異常症に準じて治療する．

　原発性脂質異常症では一般にまず生活習慣の改善（食事療法，運動療法，禁煙）を行い，血清脂質値が管理目標に達しない場合に薬物療法の適応を検討するが，冠動脈疾患のある症例では初期から薬物療法を考慮することも多い．生活習慣の改善については「患者教育」の項にゆずり，ここでは主に薬物療法につき概説する．

1）LDL-Cが高い場合

　高LDL-C血症に対する第一選択薬はスタチン系薬剤であり，これまでに多くの動脈硬化性疾患の一次（新規発症）および二次（再発）予防に関するエビデンスが示されている．比較的薬効が緩やかな（15〜20%のLDL-C低下が期待される）プラバスタチン，シンバスタチン，フルバスタチンや，薬効がより強力な（30〜50%のLDL-C低下が期待される）アトルバスタチン，

表Ⅳ-1-11 リスク区分別脂質管理目標値

治療方針の原則	管理区分	脂質管理目標値（mg/dL）			
		LDL-C	Non-HDL-C	TG	HDL-C
一次予防 まず生活習慣の改善を行った後薬物療法の適用を考慮する	低リスク	<160	<190	<150 （空腹時）*** <175 （随時）	≧40
	中リスク	<140	<170		
	高リスク	<120 <100*	<150 <130*		
二次予防 生活習慣の是正とともに薬物治療を考慮する	冠動脈疾患またはアテローム血栓性脳梗塞（明らかなアテローム****を伴うその他の脳梗塞を含む）の既往	<100 <70**	<130 <100**		

- *糖尿病において，PAD，細小血管症（網膜症，腎症，神経障害）合併時，または喫煙ありの場合に考慮する．
- **「急性冠症候群」，「家族性高コレステロール血症」，「糖尿病」，「冠動脈疾患とアテローム血栓性脳梗塞（明らかなアテロームを伴うその他の脳梗塞を含む）」の4病態のいずれかを合併する場合に考慮する．
- 一次予防における管理目標達成の手段は非薬物療法が基本であるが，いずれの管理区分においてもLDL-Cが180 mg/dL以上の場合は薬物治療を考慮する．家族性高コレステロール血症の可能性も念頭に置いておく．
- まずLDL-Cの管理目標値を達成し，次にnon-HDL-Cの達成を目指す．LDL-Cの管理目標を達成してもnon-HDL-Cが高い場合は高TG血症を伴うことが多く，その管理が重要となる．低HDL-Cについては基本的には生活習慣の改善で対処すべきである．
- これらの値はあくまでも到達努力目標であり，一次予防（低・中リスク）においてはLDL-C低下率20〜30%も目標値となり得る．
- ***10時間以上の絶食を「空腹時」とする．ただし水やお茶などカロリーのない水分の摂取は可とする．それ以外の条件を「随時」とする．
- ****頭蓋内外動脈の50％以上の狭窄，または弓部大動脈粥腫（最大肥厚4 mm以上）
- 高齢者については動脈硬化性疾患予防ガイドライン2022年版第7章を参照．

[日本動脈硬化学会：動脈硬化性疾患予防のための脂質異常症診療ガイド2023年版，p.46，2023より許諾を得て転載]

ピタバスタチン，ロスバスタチンが日本で使用されている．共通した副作用として，横紋筋融解症，肝障害などがある．横紋筋融解症は腎機能障害のある症例で起こりやすく注意を要する．

スタチンが副作用などの理由で使用できない場合（不耐）は陰イオン交換樹脂（レジン）やエゼチミブが使用される．とくに陰イオン交換樹脂は消化管から吸収されないため，妊娠中または妊娠の可能性がある女性に対する薬物療法では第一選択薬となる．陰イオン交換樹脂の副作用として便秘や腹部膨満感，ときに腸閉塞が現れることがある．スタチン単独で治療効果が十分でない場合，他剤との併用を検討する．スタチンと陰イオン交換樹脂，スタチンとエゼチミブの併用がしばしば行われる．スタチンとフィブラート系薬剤の併用は横紋筋融解症のリスクが高く，腎機能障害のある症例では禁忌である．家族性高コレステロール血症（FH），およびFH以外の冠動脈疾患またはアテローム血栓性脳梗塞の二次予防など，心血管イベント高リスクの症例において，スタチン最大耐用量，エゼチミブ併用などを行ってもLDL-Cの管理目標値が達成できない場合，PCSK9阻害薬皮下注射が適応である．

PCSK9：proprotein convertase subtilisin/kexin type 9

2）LDL-CとTGが高い場合

スタチン，エゼチミブまたはフィブラート系の単独，またはスタチン＋

EPA，スタチン＋エゼチミブが用いられる．

3）TG が高い場合

フィブラート系，ニコチン酸誘導体，EPA または DHA 製剤が用いられる．家族性Ⅲ型高脂血症にはフィブラート系がとくに有効である．

4）HDL-C が低い場合

フィブラート系，ニコチン酸誘導体，あるいはそれらが併用されることがある．

合併症とその治療法

動脈硬化性疾患（心血管病変，脳血管病変，下肢の末梢動脈病変）および急性膵炎が重要な合併症であるが，これらの治療の詳細は専門書にゆずる．急性冠症候群発症直後からスタチンによる強力な脂質低下治療を行うことが，二次予防のうえで有効であることは特筆される．

治療経過・予後

脂質に対する治療介入により生命的予後は改善することが多くの臨床研究で実証されている．

患者教育

1）食事療法

①体重の適正化

とくに内臓脂肪型肥満による高 TG 血症，低 HDL-C 血症の是正のために，エネルギー摂取量は身長から計算した標準体重（kg）×25〜30（kcal）を目標とする．通常，エネルギー配分は，炭水化物 50〜60％，脂質 20〜25％とする．

②食事脂質構成の適正化

不飽和脂肪酸の中で，1 価不飽和脂肪酸*は LDL-C レベルを低下させ，*n*-3 系多価不飽和脂肪酸*は TG を低下させる．またコレステロールおよび飽和脂肪酸は肝臓の LDL 受容体発現低下を介して LDL-C レベルを上昇させる．これらをふまえ，必要に応じて，1 価不飽和脂肪酸および *n*-3 系多価不飽和脂肪酸の割合を増やし，コレステロールおよび飽和脂肪酸を多く含む肉の脂身，乳脂肪，卵黄などの摂取を控えるように指導する．

＊1 価不飽和脂肪酸
オリーブ油，菜種油，紅花油（ハイオレイックタイプ）に多く含まれる．

＊n-3 系多価不飽和脂肪酸
魚油，しそ油，えごま油に多く含まれる．

③食事炭水化物の適正化

炭水化物の総量は上記エネルギー総量×炭水化物エネルギー配分程度に抑え，また可能な限りグライセミックインデックス（GI）値の低いものを選ぶようにする．食物繊維は消化管からのコレステロール吸収を抑制することにより LDL-C レベルを低下させるので，これを多く含む野菜，海藻類，豆類を十分に摂ることが勧められる．

2）運動療法

運動は HDL-C を増加させ，TG を減らす効果がある．中等度強度*の有酸素運動を毎日 30 分以上続けることが勧められる．

＊中等度強度
心拍数が 138−年齢/2 程度，あるいは自覚的に楽〜ややきついと感じられる程度が目安である．

3) 禁煙

喫煙は重要な動脈硬化リスクの1つであることを説明する．禁煙によりHDL-Cは増加する．

3 肥満症・メタボリックシンドローム

A 病態

MS：metabolic syndrome

BMI：body mass index

肥満症・メタボリックシンドローム（MS）とは

日本肥満学会の「新しい肥満の判定と肥満症の診断基準」（2000年）において，BMI 25 kg/m^{2}以上で肥満と判定され，かつ，肥満に起因あるいは関連する健康障害を併せもつか，内臓脂肪が過剰蓄積した高リスク肥満である場合が「**肥満症**（obesity）」であると定義された．同学会はさらに『肥満症診療ガイドライン 2022』[1)]において，肥満に起因あるいは関連する11種の健康障害として，心血管・脳血管障害やこれらの古典的危険因子とされてきた生活習慣病以外にも，運動器疾患や月経異常など各診療科にわたる病態をあげており（**表Ⅳ-1-12**），現在「肥満症」の包括する概念は非常に広範なものであるといえる．

肥満は，脂肪組織の分布により，皮下脂肪型肥満（女性に多いいわゆる「洋ナシ形肥満」）と内臓脂肪型肥満（男性に多いいわゆる「リンゴ型肥満」）に分類されることがある．また，肥満の原因の観点から，症候性肥満とそれ以外の単純性肥満に分類されることもある．症候性肥満はいくつかの内分泌疾患に続発するもの，視床下部の器質的障害によるもの，薬剤（副腎皮質ステロイド薬，抗精神病薬，向うつ薬など）によるもの，まれな遺伝性疾患によるものを含む．

2005年に日本内科学会や日本肥満学会を含む関連8学会により，「メタボリックシンドロームの診断基準」が示された（**表Ⅳ-1-13**）．ここではとくに動脈硬化症のリスクとしての内臓脂肪型肥満に焦点があてられており，2008年以降はこの診断基準をふまえた特定健康診査・特定保健指導（いわゆるメタボ健診）が行われ，生活習慣病および関連した心血管・脳血管障害の発症を減らすことが目標とされている．

疫学

2022年の国民健康・栄養調査によれば，肥満者（BMI≧25 kg/m^2）の割合は男性31.7％，女性21.0％である．この10年間でみると，男性では有意に増加しているが，メタボ健診の成果か，直近2年ではやや歯止めがかかっている印象もある．

表Ⅳ-1-12 肥満に起因ないし関連する健康障害

1. 肥満症の診断に必要な健康障害
   1) 耐糖能障害（2型糖尿病・耐糖能異常など）
   2) 脂質異常症
   3) 高血圧
   4) 高尿酸血症・痛風
   5) 冠動脈疾患
   6) 脳梗塞・一過性脳虚血発作
   7) 非アルコール性脂肪性肝疾患
   8) 月経異常・女性不妊
   9) 閉塞性睡眠時無呼吸症候群・肥満低換気症候群
   10) 運動器疾患（変形性関節症：膝関節・股関節・手指関節，変形性脊椎症）
   11) 肥満関連腎臓病

2. 肥満症の診断には含めないが，肥満に関連する健康障害
   1) 悪性疾患：大腸がん・食道がん（腺がん）・子宮体がん・膵臓がん・腎臓がん・乳がん・肝臓がん
   2) 胆石症
   3) 静脈血栓症肺塞栓症
   4) 気管支喘息
   5) 皮膚疾患：黒色表皮腫や摩擦疹など
   6) 男性不妊
   7) 胃食道逆流症
   8) 精神疾患

［日本肥満学会編：肥満症診療ガイドライン2022，ライフサイエンス出版，p.1, 2022より許諾を得て転載］

表Ⅳ-1-13 メタボリックシンドロームの診断基準

必須項目	（内臓脂肪蓄積）ウエスト周囲径	男性≧85 cm 女性≧90 cm
選択項目 3項目のうち 2項目以上	1. 高トリグリセリド血症 かつ/または 低HDLコレステロール血症	≧150 mg/dL <40 mg/dL
	2. 収縮期（最大）血圧 かつ/または 拡張期（最小）血圧	≧130 mmHg ≧85 mmHg
	3. 空腹時高血糖	≧110 mg/dL

［メタボリックシンドローム診断基準検討委員会：メタボリックシンドロームの定義と診断基準―．日本内科学会雑誌 94：188, 2005より転載］

発症機序

　摂食などによるエネルギー摂取がエネルギー消費を上回る場合に，白色脂肪細胞内の蓄積脂肪増大とこれに伴う細胞肥大が生じる．白色脂肪細胞が分泌する液性因子（アディポサイトカインと総称される）のプロファイルは，細胞の肥大化に伴い変化する．すなわち，腫瘍壊死因子（TNF）αなどの炎

PAI：plasminogen activator inhibitor

症性サイトカインや，レジスチン，アンジオテンシノーゲン，PAI-1 が増加する一方，アディポネクチンが減少するとされる．この結果，インスリン抵抗性の増大，血圧の上昇，血栓形成傾向をきたす．白色脂肪細胞から放出される遊離脂肪酸の増加により肝臓での VLDL 生合成が高まっていることに加え，インスリン抵抗性の増大が血管壁のリポタンパクリパーゼ活性の低下をきたし，高トリグリセリド（TG）血症ないしレムナントリポタンパクの増加およびこれに関連した低 HDL-C 血症を生じるとされる．

こうした病態を背景に，MS においては心血管・脳血管障害のリスクが高まっていると考えられる．

症状

肥満症そのものは無症状のことが多いが，閉塞性睡眠時無呼吸症候群におけるいびき，日中の眠気，あるいは変形性関節症における膝関節痛や可動制限など，合併疾患の症状は多彩である．とくに生命的予後に影響の大きい冠動脈疾患については，胸痛などの症状に注意する必要がある．

B 診断

日本のメタボリックシンドローム診断基準（表Ⅳ-1-13）においては，必須項目としてウエスト周囲径が男性 85 cm 以上，女性 90 cm 以上（いずれも内臓脂肪面積 100 cm^2 に相当）で，さらに脂質，血圧，血糖値の選択項目 3 項目のうち 2 項目以上が一定基準を満たすものを MS としている．

C 治療

症候性肥満の場合は原疾患の治療を第一とする．以下は主に単純性肥満の治療につき述べる．

肥満症の治療目標は，減量によって肥満に伴う健康障害を解消，軽減，予防することであり，リバウンド回避の観点からも，3〜6 ヵ月で現体重から 3% の減量を目標とすることが望ましい．食事・運動療法を基本とし，これらの効果が十分でない場合に薬物療法や外科療法が検討される．

1）食事療法

摂取エネルギーを制限することにより，内臓脂肪量を減少させる．通常，1 日摂取エネルギー量は 25 kcal×標準体重以下，BMI 35 kg/m^2 以上の高度肥満例では 20〜25 kcal×標準体重以下とする．各栄養素バランスは，指示エネルギーの 50〜60% を炭水化物，15〜20% をタンパク質，20〜25% を脂質とすることが推奨されている[1]．炭水化物のさらなる制限は，指示エネルギーの 40% 程度までは短期間に限って許容されるが，長期間の極端な炭水化物制限は筋肉量の減少の懸念があるなど，安全性が確認されていないこともあり，

表Ⅳ-1-14　運動療法のプログラムの原則

	原則	実践のヒント
種類	・肥満症ではエネルギー消費量を増やすことが重要であるため，「有酸素運動」を中心に実施する．	・レジスタンス運動（筋力トレーニング）を併用すると，サルコペニア肥満の予防・改善に効果的である． ・座位行動（座りすぎ）を減らすことも運動療法のひとつと考える．
強度	・低〜中強度（最大酸素摂取量の40〜60％程度），ボルグスケールの11〜13（「楽である〜ややきつい」）以上を推奨する．	・導入段階では，あまり強度を強調しない． ・運動に慣れてきたら強度を上げることも考慮する．
時間・頻度	・1日30分以上（短時間の運動を数回に分け，合計30分でもよい）． ・毎日（週5日以上）あるいは週150分以上． ・運動に慣れてきたら1日60分以上，週300分以上としてもよい．	・運動の急性効果を期待しなくてもよい場合，運動量が十分であれば，週5日未満でまとめて運動してもよい．
その他	・運動の強度や時間を強調せず，「座位行動（座りすぎ）を減らすこと」「細切れでもいいので今より1日10分（1000歩）歩行を増やすこと」を呼びかける． ・近年，仕事上の高強度身体活動は心血管イベントを増加させるとの報告もあり，仕事上の身体活動が多いのにもかかわらず健康障害を有する人々には，余暇時間のリラックスした状態での運動（散歩など）を呼びかける．	

［日本肥満学会編：肥満症診療ガイドライン2022，ライフサイエンス出版，p.62，2022より許諾を得て転載］

推奨されない．

　エネルギー制限下では微量栄養素やビタミン類が不足しがちであるので，摂取食品は特定の食品に偏らないような配慮が必要である．

2）運動療法

　現在推奨されている運動療法のプログラムは**表Ⅳ-1-14**の通りである．運動の種類については，肥満成人を対象とした研究で，有酸素運動群，レジスタンス運動群，併用運動群を比較したところ，良好な身体パフォーマンスが得られ筋肉量の減少が少ない点で，併用運動群が優れていたとの報告がある[2]．

3）行動療法

　食行動上の好ましくない習慣を把握するための食行動質問票，グラフ化体重日記の記入が有効である．

4）薬物療法

　上記の抗肥満治療を行いながら，減量効果が不十分な場合に薬物療法が考慮される．これまで抗肥満薬としてはマジンドールが唯一の処方医薬品であったが，薬理学特性が覚せい剤であるアンフェタミン類と類似しており，投与期間は3ヵ月が限度と，実用上むずかしいところがあった．2024年2月から肥満症に適応のあるセマグルチド注射製剤（ウゴービ®）が使用可能となった．セマグルチドのSTEP1試験ではBMI 30 kg/m² 以上の成人を対象

日本での適応

肥満症．ただし，高血圧，脂質異常症または2型糖尿病のいずれかを有し，食事療法・運動療法を行っても十分な効果が得られず，以下に該当する場合に限る．
・BMIが27 kg/m² 以上であり，2つ以上の肥満に関連する健康障害を有する
・BMIが35 kg/m² 以上

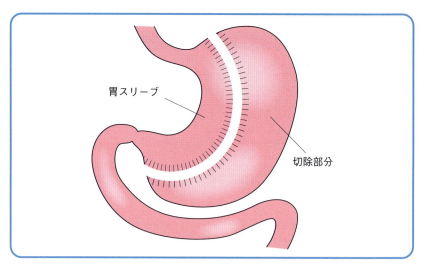

図Ⅳ-1-6　腹腔鏡下スリーブ状胃切除術
減量手術式には種々あるが，現在日本で保険適用があるのはこの術式と腹腔鏡下スリーブ・バイパス術である．

として同薬 2.4 mg を週 1 回皮下注射し，68 週時点でプラセボ比で平均 − 12.7 kg の体重減少が認められた．

5）外科療法

　高度肥満症は内科的治療のみによる改善・維持がむずかしく，これを解決する手段として，胃を含む消化管への手術がとくに高度肥満者の多い欧米諸国で発達してきた．これらの肥満外科療法には胃バイパス術，胃バンディング術などいくつかの術式が存在するが，現在日本では腹腔鏡下スリーブ状胃切除術（**図Ⅳ-1-6**）と腹腔鏡下スリーブ・バイパス術が，糖尿病などの健康障害を有する BMI 35 kg/m^2 以上の高度肥満例に限って保険適用である．スリーブ状胃切除術は胃の容量を減少させるとともに，胃から分泌される摂食促進ホルモンであるグレリンの分泌を減少させることにより，体重減量効果を発揮すると考えられている．

● 引用文献

1) 日本肥満学会：肥満症診療ガイドライン 2022，2022
2) Villareal D, Aguirre L, Gurney AB：Aerobic or resistance exercise, or both, in dieting obese older adults. N Engl J Med **376**（20）：1943-1955, 2022

表Ⅳ-1-15　高尿酸血症と関連する疾患

1. 痛風
2. 尿路結石
3. 慢性腎臓病，腎障害
4. 高血圧
5. 心不全
6. 心房細動

（※）上記のうち，尿酸降下薬による予防や改善効果が報告されているのは1〜3のみである．

4 高尿酸血症・痛風

A 病態

痛風とは

痛風とは，**尿酸塩結晶**が関節内に析出して起こる急性関節炎のことである．高尿酸血症（**表Ⅳ-1-15**）の患者にみられ，何らかの契機（飲酒や尿酸降下薬の投与など．温度や酸性度も関係するとされる）により尿酸塩結晶の析出が起こり，痛風発作を発症する．

●高尿酸血症

尿酸とは**プリン体**の代謝産物である．プリン体は遺伝情報を伝えるDNAや，エネルギーの単体であるATPやGTPの原料であり，体内で常に産生されるとともに，肉や魚などの食物に豊富に含まれ，外部から摂取される．体内には一定量の尿酸が存在し，主として肝臓における産生と食事よりの摂取が，腎臓や一部は腸管からの排泄とバランスを保っている．

尿酸の主な排泄経路は**腎臓**である．尿酸は糸球体では100%濾過され，その後，近位尿細管で再吸収・分泌を受け，最終的に糸球体で濾過された尿酸のうち6〜10%程度が尿中に排泄される．血中の尿酸は7 mg/dLを超えると過飽和となって尿酸塩結晶が析出しうる．このため，男女ともに7 mg/dL以上を**高尿酸血症**（hyperuricemia）と定義する．

疫学

痛風発作は約20:1で男性に多く，好発年齢は30〜50歳代であるが，高齢者の痛風は利尿薬を内服している女性に多い．

発症機序

高尿酸血症をきたす原因は，尿酸の産生過剰（約10%），排泄低下（約60%），それらの混合（約30%）の3通りに分類される．

表Ⅳ-1-16 痛風関節炎の診断基準

痛風関節炎の診断基準：1〜3のいずれか1つを満たすと診断できる．
1. 尿酸塩結晶が関節液中に存在
2. 痛風結節の証明
3. 以下の項目のうち6項目以上を満たす
   1) 2回以上の急性関節炎の既往がある
   2) 24時間以内に炎症がピークに達する
   3) 単関節炎である
   4) 関節の発赤がある
   5) 第1中足趾節（MTP）関節の疼痛または腫脹がある
   6) 片側の第1中足趾節（MTP）関節の病変である
   7) 片側の足関節の病変である
   8) 痛風結節（確診または疑診）がある
   9) 血清尿酸値の上昇がある
   10) X線上の非対称性腫脹がある
   11) 発作の完全な寛解がある

[Wallace SL, Robinson H, Masi AT：Preliminary criteria for the classification of the acute arthritis of primary gout. Arthritis Rheum **20**：895-900, 1977 より引用]

症状

痛風に特徴的な症状は，急性の**単関節炎**であり，**第1中足趾節（MTP）関節**にもっとも多い．発赤・腫脹を伴って24時間以内に痛みがピークに達し，1週間程度で自然寛解することが特徴である．発作の極期には尿酸値は低くなることが多く，発作時の採血で高尿酸血症がないことでは痛風関節炎を否定できない．

慢性期には耳介や足趾などに尿酸塩結晶が析出し，**痛風結節**をきたす．

高尿酸血症による腎障害は痛風腎と呼ばれる．尿酸の直接的な影響は，腎臓髄質への尿酸塩結晶沈着による慢性間質性腎炎であり，これが狭義の痛風腎である．高尿酸血症は高血圧や脂質異常症，メタボリックシンドロームなどを合併しやすく，高尿酸血症患者が腎障害を合併する頻度は多い．こうした腎障害を含めて，広義に痛風腎と呼ぶこともある．

B 診断

高尿酸血症は血中尿酸の測定により診断できるが，高尿酸血症患者のうち痛風発作を発症するのはごく一部であり，症状のない高尿酸血症を無症候性高尿酸血症と呼ぶ．痛風の診断は，特徴的な症状と関節液からの尿酸塩結晶の証明により行う（**表Ⅳ-1-16**）．痛風関節炎と鑑別を要する疾患を**表Ⅳ-1-17**に示す．

表IV-1-17 痛風関節炎と鑑別を要する疾患

	痛風	偽痛風	関節リウマチ	変形性関節症
性比（男：女）	20：1	1：1	1：4	1：1（年齢による）
年齢	30〜50歳代	60歳以上	20〜40歳	一定せず
関節症状	突発性，急性単関節炎，自然寛解	単関節性の急性，亜急性炎症，自然寛解	左右対称性，多発性の慢性炎症，進行性，関節破壊	緩徐に進行，動作時疼痛
好発関節	第1MTP関節，足関節	膝関節，手関節，足関節	手関節，手指の関節	膝関節，脊椎，遠位指節間関節
皮下結節	耳介，関節伸側	なし	肘関節伸側	なし
リウマトイド因子	陰性	陰性	陽性	陰性
X線像	骨びらん，打ち抜き像	点線上石灰化	関節裂隙狭小化，骨破壊	骨棘増殖像
関節液所見	炎症性で不透明，多核白血球の増加，尿酸塩結晶	炎症性でやや不透明，ピロリン酸カルシウム結晶	炎症性で不透明，補体低値	非炎症性で透明，粘度上昇，白血球少ない

C 治療

主な治療法

1）生活習慣指導

プリン体を多く含む食品の過剰摂取を控える．ビール以外にも，**アルコール摂取**自体が尿酸の排泄を阻害して高尿酸血症の原因となるため，アルコールの過剰摂取も控える．

肥満の解消により尿酸値は低下する．炭水化物の過剰摂取を避け，有酸素運動を行って体重を減量するのも有効である．水分は十分に（食事以外に1〜2L/日）摂取することが望ましい．

> **プリン体を多く含む食品**
> ビール，動物の内臓，肉や魚介類など

2）薬物療法

尿酸生成亢進型では生成抑制薬を用い，排泄低下型では排泄促進薬を用いるのが原則であるが，尿路結石や腎機能低下例では尿中尿酸濃度を上昇させる排泄促進薬は使用せず，生成抑制薬を選択する．

3）尿酸降下薬

①尿酸生成抑制薬

体内で尿酸を生成するキサンチンオキシダーゼを阻害する薬物であり，アロプリノール，フェブキソスタット，トピロキソスタットなどがある．アロプリノールは皮膚過敏症の頻度が比較的高く，スティーブンス・ジョンソン（Stevens-Johnson）症候群などの重篤な例も報告されているため，腎機能低下例では用量を減らし，不必要な症例には投与しないよう注意が必要である．

②尿酸排泄促進薬

腎臓の近位尿細管での尿酸の再吸収を阻害して，尿中に尿酸を排泄する薬物である．頻度の高い尿酸排泄低下型に有効であるが，尿中の尿酸は上昇させるため，尿路結石を有する症例には用いてはならない．

③尿アルカリ化薬

尿 pH が低下すると尿酸塩結晶を生成しやすくなるため，尿酸の排泄促進と尿路結石生成防止のために尿アルカリ化薬を併用することがある．

合併症とその治療法

1）痛風関節炎の治療

痛風発作をきたしているときには，まず痛風関節炎の治療を行い，発作が軽快した後に高尿酸血症に対する治療を開始する．痛風発作の最中に**尿酸降下薬**を開始すると，発作を増悪させることがある．

尿酸降下薬を開始した後に痛風発作をきたした場合には，尿酸降下薬は中止せず，痛風発作に対する治療を併用する．

発作の前兆期には**コルヒチン**の投与を行う．発作が極期となれば，非ステロイド性抗炎症薬（NSAIDs）や，副腎皮質ステロイド薬の投与を行う．

治療経過・予後

痛風発作時は，発作が軽快後に尿酸降下薬による治療を開始する．痛風発作を伴わない無症候性高尿酸血症に対しては，日本のガイドライン[1]においては，腎障害や尿路結石，高血圧，糖尿病，メタボリックシンドロームなどの合併症を有する際には尿酸値 8.0 mg/dL 以上で薬物治療を考慮し，合併症がない場合でも 9.0 mg/dL 以上では薬物治療を考慮すると記載されている．米国の治療指針では，一般には無症候性高尿酸血症に薬物治療を行う必要がないと記載されている．

無症候性の高尿酸血症に不必要な薬物治療を行うことも避けるべきであるが，尿路結石や腎障害を有する場合には，尿酸生成抑制薬で治療を考慮する．日本で行われた前向き研究において，末期腎不全となる頻度が尿酸が高値（7.0 mg/dL 以上）の患者で増加していたという報告がある．痛風の既往がある場合には薬物療法は必須であり，尿酸値 6.0 mg/dL 未満を目標に薬物治療を生涯継続する．

高尿酸血症患者に対する教育として，飲水の励行，過量飲酒を控える，プリン体摂取制限（400 mg/日以下が推奨されている）などの生活習慣指導を行う．痛風発作を繰り返す場合は薬物療法は必須であり，服薬アドヒアランスを高める指導が必要となる．

● 引用文献

1) 日本痛風・核酸代謝学会ガイドライン改訂委員会（編）：高尿酸血症・痛風の治療ガイドライン，第3版，メディカルレビュー社，2018

2 栄養にかかわる疾患

1 ビタミン欠乏症と過剰症

ビタミンとは

　ビタミンは，生体内で生化学反応の補酵素あるいはホルモンなどとして働き，生命活動を正常に行うために必要であるが，生体内でほとんど合成されず，食事などを介して摂取する必要がある物質のことである．ビタミンは脂溶性ビタミンと水溶性ビタミンに分類される．脂溶性ビタミンは過剰に摂取すると体内に蓄積され，過剰症をきたしやすいが，水溶性ビタミンは過剰に摂取しても排泄されるため，過剰症をきたしにくい．

ビタミンの欠乏症と過剰症とは

　ビタミン欠乏症は緩徐に発症することが多い．**ビタミン過剰症**は主として薬物やサプリメント，食事などから脂溶性ビタミンを過剰に摂取した場合に起こりやすい．各種ビタミンがきたす代表的な欠乏症と過剰症について，**表Ⅳ-2-1**に示す．

A 各ビタミンの特徴と欠乏症・過剰症の病態・診断・治療

ビタミン B₁（チアミン）

　ビタミン B₁ は**チアミン**とも呼ばれ，エネルギー産生において重要な糖代謝酵素の補酵素である．末梢神経伝達にも関与することが知られている．
　豚肉などの肉類，全粒穀物，酵母などに多く含まれ，白米には乏しい．茶やコーヒー，生の魚介類はビタミン B₁ を分解するチアミナーゼを多く含むため，過剰摂取はビタミン B₁ 欠乏の原因となりうる．
　ビタミン B₁ 欠乏症には以下のような疾患が知られており，治療はいずれもチアミンの十分な補充である．

1) 脚気（かっけ）

　多発性末梢神経障害と高拍出性心不全をきたす．食事による摂取低下とアルコールの過剰摂取，過労などで起こりやすい．

2) ウェルニッケ（Wernicke）脳症

　小脳失調や眼球運動障害，精神症状をきたす疾患で，慢性アルコール中毒

表Ⅳ-2-1　ビタミンの種類と欠乏症・過剰症

名称	欠乏症	過剰症	備考
ビタミンB_1（チアミン）	脚気，乳酸アシドーシス，ウェルニッケ脳症		水溶性ビタミン
ビタミンB_2（リボフラビン）	口内炎，口角炎，脂漏性皮膚炎		
ナイアシン（ビタミンB_3）	ペラグラ	顔面紅潮	
ビタミンB_6（ピリドキシン）	脂漏性皮膚炎，舌炎，末梢神経障害，抑うつ，小球性貧血	感覚神経障害	
ビタミンB_{12}	巨赤芽球性貧血，亜急性脊髄連合変性症		
葉酸	巨赤芽球性貧血，神経管閉鎖不全，萎縮性舌炎		
ビタミンC	壊血症	腹痛，下痢	
ビタミンA	眼球乾燥症，夜盲症，毛孔角化症，胎児奇形，易感染性	急性：頭蓋内圧亢進 慢性：皮膚乾燥，脱毛，骨脱灰	脂溶性ビタミン
ビタミンD	くる病，骨軟化症，骨粗鬆症，低カルシウム血症	高カルシウム血症	
ビタミンE	末梢神経障害，溶血性貧血		
ビタミンK	出血傾向，プロトロンビン時間延長		

の患者に多い．記憶障害や作話の症状を伴うものをウェルニッケ・コルサコフ（Wernicke-Korsakoff）症候群と呼ぶ．

3）乳酸アシドーシス

ビタミンB_1は解糖系の重要な酵素の補酵素となっているため，欠乏により乳酸アシドーシスをきたすことがある．高カロリー輸液を施行中や，栄養失調状態にブドウ糖を含む輸液を開始する際にはビタミンB_1欠乏をきたしやすいため，必ずビタミンB_1を含むビタミン製剤の投与を行う．

ビタミンB_2（リボフラビン）

ビタミンB_2はエネルギー代謝にかかわるフラビン酵素の補酵素である．食事よりの摂取低下や吸収障害などが欠乏症の原因となる．

ナイアシン（ビタミンB_3）

ナイアシンはニコチン酸，ニコチン酸アミドおよびその代謝産物の総称であり，体内の酸化還元反応に重要な役割を果たすNADやNADPの前駆体である．欠乏でペラグラを引き起こす．ニコチン酸は脂質異常症治療薬としても用いられ，LDL-CおよびTGの低下作用，HDL-C上昇作用があるが，副

作用として顔面紅潮を認める．

1) ナイアシン欠乏症
①ペラグラ

露出部の皮膚炎，下痢などの消化器症状，記銘力低下，うつなどの神経症状を呈する．治療にはニコチン酸やニコチン酸アミドの投与を行う．

ビタミン B_6（ピリドキシン）

アミノ酸代謝にかかわる酵素の補酵素である．食事よりの摂取低下や吸収障害が欠乏症の原因となる．結核治療薬であるイソニアジド（INH）はビタミン B_6 欠乏症の原因となるため，INH 投与時にはビタミン B_6 の補充を行う．

ビタミン B_{12}（コバラミン）

ビタミン B_{12} は葉酸とともに赤血球産生における DNA 合成に関係しており，欠乏により巨赤芽球性貧血をきたす．神経機能にも関係しており，欠乏により脊髄変性もきたす．ビタミン B_{12} は胃の壁細胞で産生される内因子と結合し，回腸末端で吸収される．胃切除や抗内因子抗体による悪性貧血では，吸収が阻害されるためにビタミン B_{12} 欠乏症となる．

治療はビタミン B_{12} の補充であるが，内因子欠乏による吸収障害を合併している場合は経口投与による効果が期待できないため，シアノコバラミン（ビタミン B_{12} 製剤）を筋注で投与する．

葉 酸

葉酸もビタミン B_{12} とともに赤血球産生の際の DNA 合成に関与しており，欠乏により巨赤芽球性貧血の原因となるが，神経症状はきたさない．妊娠初期の葉酸欠乏は胎児の神経管閉鎖不全の原因となるため，妊娠を希望する女性には葉酸の摂取が推奨されている．

ビタミン C

ビタミン C は，抗酸化作用，鉄吸収促進作用，コラーゲンの生合成，ペプチドホルモンの合成などにかかわっている．

果物や緑黄色野菜，ジャガイモなどに豊富に含まれる．喫煙やストレス，妊娠，血液透析などでは需要が増加し，相対的に欠乏する．

ビタミン C 欠乏症である**壊血病**（かいけつ）は，高齢者やアルコール依存症，偏食の若者などにみられ，全身倦怠感やコラーゲンの合成障害による皮下出血，歯肉出血が特徴的で，腹腔内や心膜，副腎などの出血をきたすこともある．

ビタミン A

ビタミン A はロドプシンの構成成分として視力の維持に必要である．β-カロテンなど，抗酸化物質として知られるカロテノイドは，一部がビタミン A に代謝される．

ビタミン A はレバーや魚，卵などに多く含まれ，カロテノイドはニンジンやホウレンソウなどの緑黄色野菜に含まれる．

脂溶性のビタミンであり，摂取過多により過剰症をきたす．

ビタミンD

ビタミンDは日光に含まれる紫外線（UV-B）の作用で体内でも合成される脂溶性ビタミンであり，肝臓や腎臓で活性化され，細胞内の核内受容体に結合して作用する．カルシウムやリンの代謝調節のほか，筋肉や免疫系にも関与するとされている．カルシウム，リンの腎尿細管での再吸収および小腸からの吸収を増加させ，PTHの分泌を抑制する．

魚に比較的多く含まれるが，食事から摂取できる量は限られている．人工ミルクにはビタミンDが添加されていることが多いが，母乳にはビタミンDは含まれない．このため母乳栄養児ではビタミンD欠乏をきたしやすく，日光浴が重要である．骨粗鬆症の治療のためビタミンD製剤が用いられるが，過量投与による高カルシウム血症に注意が必要である．

ビタミンE

ビタミンEは抗酸化作用と血管拡張作用を有する脂溶性ビタミンである．血中では，カイロミクロンやVLDLなどのリポタンパク中に組み込まれて輸送される．ひまわり油や紅花油，アーモンドなどに豊富に含まれる．食事による欠乏症や過剰症を起こすことはほとんどない．非アルコール性脂肪肝炎（NASH）の治療薬として投与されることがある．

NASH：non-alcoholic steatohepatitis

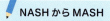

NASHからMASHへ

2023年に欧米の学会において，これまでNASH（non-alcoholic steatohepatitis）/NAFLD（non-alcoholic fatty liver disease）と称していた疾患名を，MASH（metabolic dysfunction associated steatohepatitis）/MASLD（metabolic dysfunction associated steatotic liver disease）と変更した．"alcoholic", "fatty"などの用語が，スティグマ（偏見）の原因となる不適切用語とみなされることが理由とされている．上記に相当する日本語名は，それぞれ代謝機能障害関連脂肪肝炎，代謝機能障害関連脂肪性肝疾患と定められた．

ビタミンK

ビタミンKは血液凝固因子の合成に必要なビタミンであり，緑黄色野菜や納豆に含まれるビタミンK_1と，腸内細菌叢により合成されるビタミンK_2がある．

欠乏症は吸収不良症候群や広域スペクトラムの抗菌薬投与（腸内細菌叢の死滅）などで起こる．新生児は腸内細菌叢をもたないため，体内でビタミンKを合成できず，ビタミンK欠乏により生後1週間以内に消化管出血をきたすことがある（**新生児メレナ**）．母乳栄養児に多いとされ，母乳中のビタミンK含有量が少ないことも一因と考えられている．予防のため，新生児にはビタミンK_2シロップの投与が行われている．

2 アルコール性ケトアシドーシス

A 病態

アルコール性ケトアシドーシスとは，慢性アルコール多飲者（アルコール依存症患者）で，とくに食事（炭水化物）摂取の少ない栄養不良者にみられるアニオンギャップ増加性の**代謝性アシドーシス**である．アルコールは肝臓での糖新生を抑制する．栄養不良によるグリコーゲン貯蔵の減少と併せてイ

ンスリン分泌が低下し，グルカゴン分泌が亢進して脂肪分解が促進され，ケトン体産生が増加するために起こる．

ケトン体の増加によりアニオンギャップ（血清 Na－Cl－HCO_3^-）が増加する．嘔吐や脱水を合併して代謝性アルカローシスを合併し，混合性アシドーシスとなることも多く，乳酸アシドーシスを合併することもある．血糖値は低値のことも高値のこともあり，低カリウム血症，低マグネシウム血症，低リン血症を伴うことが多い．

B 診 断

悪心，嘔吐，腹痛，呼吸苦などの非特異的な症状で発症することが多く，意識障害，低血圧，頻脈，呼吸回数増加，腹部圧痛などの所見を呈する．症状や身体所見からは急性腹症や敗血症との鑑別が必要となる．

血液ガス分析にてアニオンギャップの増加した代謝性アシドーシスを確認し，血液検査にて電解質異常と血中ケトン体増加を確認する．

C 治 療

生理食塩水および5％ブドウ糖の投与を行う．ビタミンB_1，血糖の補正，電解質補正も行う．

3 その他の疾患

1 ヘモクロマトーシス

A 病態

　ヘモクロマトーシスは，体内にヘモジデリンの形で鉄が過剰に蓄積し，臓器障害をきたす疾患であり，遺伝性と二次性に分類される．

　遺伝性は *HFE* 遺伝子の異常による常染色体潜性遺伝疾患である．40～60歳代で発症し，患者のほとんどが男性である．欧米ではホモ接合体の頻度が250人に1人と多い[1]が，日本では希少疾患である．二次性はサラセミアや鉄芽球性貧血，再生不良性貧血，骨髄異形成症候群（MDS）などの血液疾患で多くみられ，頻回の輸血や鉄剤投与などが鉄の過剰蓄積の原因となる．

　鉄沈着は多彩な臓器に障害をもたらすが，代表的な所見として，肝硬変，糖尿病，皮膚色素沈着，心不全があり，関節症や性腺機能低下も認められる．

MDS：myelodysplastic syndrome

B 診断

　肝腫大や糖尿病，皮膚色素沈着，性腺機能低下などの臨床所見と，血清鉄，フェリチン，トランスフェリン飽和度（鉄/総鉄結合能×100）の上昇などの検査所見から診断する．肝臓への鉄沈着の証明や遺伝子診断などのため，肝生検を行うこともある．

C 治療

　体内からの鉄の除去のため，瀉血や鉄キレート剤の投与を行う．糖尿病に対しては，2型糖尿病と同様の治療を行う．アルコールの摂取は控えさせる．肝硬変が進行して肝がんを発症したり，心不全を合併すると予後不良となる．

2 先天性銅代謝異常症

A 病態

銅の先天性代謝異常として，**ウィルソン**（Wilson）**病**と**メンケス**（Menkes）**病**が知られ，いずれも銅輸送タンパクをコードする遺伝子の異常が原因となっている．ウィルソン病は銅が蓄積する常染色体潜性遺伝疾患であり，メンケス病は，X染色体性潜性遺伝疾患である．

ウィルソン病は肝臓，中枢神経，眼，腎などへの銅の過剰蓄積がみられる．症状の出現は20〜40歳代までの広い範囲にわたる．3万〜3.5万人に1人に発症するとされる[2]．肝臓への蓄積により慢性肝炎や肝硬変をきたす．神経症状としては，ジストニア，協調運動障害，振戦などが代表的で，行動異常などの精神症状もみられる．眼症状として，角膜周辺に緑褐色〜黄金調を呈する帯状の銅沈着が特徴的で，カイザー・フライシャー（Kayser-Fleischer）角膜輪と呼ばれる．

メンケス病では，小腸からの銅の吸収障害をきたして著明な銅欠乏をきたす．頻度は不明であるが，男児14万人に1人という報告もある[3]．新生児期より赤毛，縮れ毛などの頭髪異常をきたし，母体由来の銅が消失する生後3ヵ月頃から精神発達遅滞，けいれんなど重度の中枢神経症状，血管異常による頭蓋内出血，骨粗鬆症・骨折などをきたす．

B 診断

ウィルソン病の診断は，カイザー・フライシャー角膜輪や肝障害などの臨床所見，血清銅やセルロプラスミンの低下，尿中銅排泄の増加などで行う．肝組織への銅沈着の増加や遺伝子診断が確定診断となる．

メンケス病でも，臨床所見に加えて血中銅，セルロプラスミン低下，尿中銅排泄低下などにより診断する．確定診断は遺伝子診断である．

C 治療

ウィルソン病ではペニシラミンや塩酸トリエンチンなどの銅キレート剤を投与し，銅を多く含む食品の摂取は控える．

メンケス病では，ヒスチジン銅の皮下投与により銅を補充するが，中枢神経症状出現後には奏効しないことが多く，多くは幼児期に死亡する．

> **銅を多く含む食品**
> 甲殻類，レバー，チョコレートなど

3 アミロイドーシス

アミロイドーシスとは，**アミロイド**が臓器の細胞外に沈着して起こる疾患である．

A 病態

全身性アミロイドーシス

1）AL アミロイドーシス

形質細胞によって産生されるモノクローナル免疫グロブリンの軽鎖（L 鎖）由来のアミロイド（AL）が，心臓や腎臓，消化管，肝臓，末梢神経など全身に沈着する疾患である．

2）AA アミロイドーシス

アミロイド A（AA）と呼ばれるタンパクが沈着する疾患であり，慢性炎症性疾患に合併する．原因疾患としては関節リウマチがもっとも多い．腎臓への沈着によりタンパク尿，ネフローゼ症候群，腎不全を，心臓への沈着により心不全をきたす．

透析アミロイドーシス

長期透析患者では，β_2ミクログロブリン由来のアミロイドが靱帯や骨に沈着する．主要症状として多関節痛，手根管症候群，ばね指，透析脊椎症，骨囊胞などがある．

家族性アミロイドポリニューロパチー（FAP）

常染色体顕性遺伝疾患である．主として多発神経障害と自律神経障害をきたす．発症年齢は 20～40 歳代が多い．

B 診断

全身性アミロイドーシスは全身倦怠感，体重減少，貧血などの非特異的症状で発症し，その後うっ血性心不全，吸収不良症候群，末梢神経障害，タンパク尿などをきたす．巨大舌は特徴的な所見である．血清 M タンパクや尿中ベンス・ジョーンズ（Bence-Jones）タンパクの検出，血中免疫グロブリン L 鎖 κ/λ 比の異常などが認められることがある．

確定診断には生検した組織をコンゴーレッド染色してアミロイドを証明する．生検は，皮膚，腎，心など沈着が疑われる所見のある部位，または内視鏡により胃・十二指腸や直腸で行う．

透析アミロイドーシスでは，手根管症候群などの臨床所見や，骨 X 線により診断する．

AL アミロイドーシス
AL にはλ鎖由来のAλとκ鎖由来のAκがある．多発性骨髄腫や原発性マクログロブリン血症に伴うものと，伴わない原発性 AL アミロイドーシスがある．

AA アミロイドーシス原因疾患
関節リウマチのほかに家族性地中海熱，血管炎症候群，クローン病や結核などがある．

FAP（familial amyloidtic polyneuropathy）
変異トランスサイレチン（TTR）やゲルソリン，アポ A-I などのタンパクを前駆体とするアミロイドが蓄積する常染色体顕性遺伝疾患であり，TTR 変異によるものがもっとも多い．

多発神経障害と自律神経障害
多発神経障害は左右対称性の末梢感覚神経障害で発症することが多く，筋力低下，筋萎縮などの運動障害も出現する．
自律神経障害として陰萎や起立性低血圧，膀胱障害などをきたし，心伝導障害による不整脈や心不全をきたすこともある．

FAPでは，臨床所見に加え，トランスサイレチン，ゲルソリンなどのアミロイド前駆体タンパクの遺伝子異常を認めれば確定診断となる．

C 治療

　全身性アミロイドーシスの治療は，心不全や腎不全に対する対症療法が中心であったが，近年，自己末梢血幹細胞移植を併用した化学療法や分子標的治療薬などによる治療が試みられている．透析アミロイドーシスの予防のため，透析膜の改良が行われている．手根管症候群やばね指に対しては手術も行われる．FAPに対しては，生体肝移植などの肝移植も行われている．

● 引用文献
1) Harrison's Principles of Internal Medicine, 18th Edition, McGraw-Hill, 2011
2) 難病情報センター：ウィルソン病．〔http://www.nanbyou.or.jp/entry/4543〕(最終確認：2024年8月30日)
3) 難病情報センター：メンケス病．http://www.nanbyou.or.jp/entry/905〕(最終確認：2024年8月30日)

索引

和文索引

あ
亜急性甲状腺炎　24, 98, 141
アキレス腱反射　51
悪性腫瘍　87, 165
悪性リンパ腫　150
足病変　215
アディポサイトカイン　42
アディポネクチン　42
アテローム血栓性脳梗塞　224
アテローム性脳梗塞　214
アドボカシー活動　220
アドレナリン　32
アニオンギャップ　210
アミノ酸　45
アミロイド　244
アミロイドーシス　244
アルコール性ケトアシドーシス　240
アルコール摂取　235
アルツハイマー型認知症　215
アルドステロン　31, 88, 103
アルドステロン拮抗薬　178
アルドステロン分泌不全　103
α-グルコシダーゼ　43
α-グルコシダーゼ阻害薬　208
α細胞　37
アロマターゼ　34
アロマターゼ阻害薬　196
安静臥床　70
アンドロゲン欠乏　191

い
医原性クッシング症候群　180
意識障害　66
異所性ACTH産生腫瘍　29, 72, 96
異所性ACTH症候群　178
1型糖尿病　204, 209
一次性徴障害　191
1価不飽和脂肪酸　227
一般検査　70
易疲労感　52
インクレチン　38, 208
インシデンタローマ　15
インスリノーマ　40, 103, 199, 219
インスリン　38, 89, 90, 202, 209
インスリン依存状態　205
インスリン抵抗性　38, 204
インスリン分泌不全　104
インスリン様成長因子-1　☞ IGF-1

う
ウィルソン病　243
ウェルニッケ脳症　237
運動療法　207, 231

え
液性悪性腫瘍性高カルシウム血症　165
エストラジオール　34, 81
エストロゲン　7, 18, 34, 43, 81
エストロゲン・プロゲステロン療法　194
エストロゲン欠乏症状　192
n-3系多価不飽和脂肪酸　227
エルスワース・ハワード試験　163
エンプティ・セラ　17, 132

お
黄体形成ホルモン　☞ LH
嘔吐　60
悪心　60
オルブライト遺伝性骨ジストロフィー　162

か
外眼筋運動障害　148
外眼筋浮腫　148
壊血病　239
カイザー・フライシャー角膜輪　243
外分泌　9
カイロミクロン　44, 220, 222
カウフマン療法　194
下肢閉塞性動脈硬化症　214
下肢末梢動脈循環障害　215
過食性障害　134
下垂体　13, 118
下垂体機能低下症　24
下垂体梗塞　17
下垂体出血　16
下垂体腺腫　29, 72, 96, 131
下垂体柄　13
下垂体マイクロアデノーマ　180
ガストリノーマ　39, 40
ガストリン　39
仮性思春期早発症　195
家族性アミロイドポリニューロパチー　244
家族性甲状腺髄様がん　197
脚気　237
褐色細胞腫　33, 89, 103, 181
カテコラミン　28, 32, 89, 103, 171
カテコラミン産生腫瘍　181
カルチノイド　40
加齢　2
感覚異常　69
眼球突出　136, 147
眼球変化　57
眼瞼後退　136
患者携行用副腎不全カード　176
肝臓　43
冠動脈疾患　59, 224
鑑別診断　50, 70
顔貌変化　57

き
偽性偽性副甲状腺機能低下症　163
偽性副甲状腺機能低下症　27, 160, 162
基礎代謝　52
基礎分泌　203
喫煙　228
拮抗ホルモン　216
機能性腺腫　14
急性化膿性甲状腺炎　143
急性循環不全　171
局所骨融解性高カルシウム　165
巨人症　17, 100, 124
筋力低下　69, 189
筋攣縮　68

く
偶発腫　15
クッシング症候群　29, 96, 178
クッシング病　15, 29, 72, 96, 127
クラインフェルター症候群　188
クリーゼ　95
グリコアルブミン　90, 206
グリニド薬　207

グルカゴノーマ 40, 104
グルカゴン 38
グルカゴン分泌不全 104
グルカゴン様ペプチド-1 39
グルコース補給 173
クロミフェン療法 194

け

経蝶形骨洞的下垂体腫瘍摘出術 125
けいれん 68
血管合併症 202
血管作動性腸管ペプチド 41
月経異常 64, 192, 194, 195
血中コルチゾール 172, 174
血糖 89, 90
血糖コントロール 212
血糖自己測定 91
血糖値 206
ケトン体 38
倦怠感 52
原発性 7
原発性アルドステロン症 31, 88, 103, 177
原発性副甲状腺機能亢進症 87, 102, 158
原発性副腎皮質機能低下症 103
原発性副腎不全 30, 31
原発性無月経 192
減量・代謝改善手術 115

こ

高アンドロゲン血症 194
高カルシウム血症 165
交感神経 32
高血圧 58, 181
高血圧クリーゼ 183
高血糖 181
抗甲状腺薬 138
高ゴナドトロピン性 188
抗サイログロブリン抗体 145
鉱質コルチコイド 28, 31, 171
甲状腺 21
甲状腺炎 23, 98
甲状腺がん 99
甲状腺眼症 147
甲状腺機能亢進症 23, 97

甲状腺機能低下症 24, 76, 98
甲状腺クリーゼ 137, 155
甲状腺刺激ホルモン ☞ TSH
甲状腺腫大 57, 136
甲状腺腫瘍 149
甲状腺中毒症 23
甲状腺ホルモン 79, 97
甲状腺ホルモン関連タンパク 166
甲状腺濾胞 144
甲状腺濾胞細胞 141
高身長 56
高浸透圧高血糖状態 211
行動療法 231
高尿酸血症 46, 233
広汎性左右対称性神経障害 213
高比重リポタンパク（HDL） 45, 222
抗ペルオキシダーゼ抗体 145
後葉 13
抗利尿ホルモン不適合分泌症候群
　　☞ SIADH
骨粗鬆症 167
骨軟化症 169
ゴナドトロピン 34
ゴナドトロピン産生腫瘍 15
ゴナドトロピン療法 192, 194
コバラミン 239
コルチゾール 7, 29, 72, 96, 178
コルチゾール分泌不全 97
コレステロール 45, 220
コレステロール逆転送 45
コロイド 149

さ

サイログロブリン 21, 141
嗄声 138
3大栄養素 43

し

シーハン症候群 17, 20
色素沈着 173
糸球体濾過量 212
自己効力感 114
脂質異常症 45, 220
思春期早発症 36, 195
思春期遅発症 36
視床下部 13, 118

視診 51
シックデイ 112, 218
しびれ 69
ジペプチジルペプチダーゼ-4
　　☞ DPP-4
脂肪組織 41
視野 57
若年成人平均値 167
腫瘍切除 182
受容体 6
消化管ホルモン 38
消化管抑制ペプチド 39
硝子体出血 205
症状 70
食事療法 207, 230
触診 51
女性化乳房 64, 189
女性性腺機能低下症 192
女性ホルモン 34
徐脈・頻脈 58
自律神経障害 215
神経性過食症 134
神経性やせ症 134
神経内分泌腫瘍 40, 105, 199
新生児マススクリーニング 185
腎性尿崩症 21, 129
振戦 69
心臓 41
腎臓 43
身体所見 70
心不全 59
心房性ナトリウム利尿ペプチド 41

す

膵β細胞 38, 204
膵臓 37
髄様がん 150
頭痛 67, 181
スティグマ 113, 220
ステロイドカバー 121, 134
ストレス 107, 171
ストレス時 134
スルホニル尿素薬 207

せ

生活習慣　2
生活習慣指導　235
生活習慣病　96
生活の質　123
精子形成　36, 188
脆弱性骨折　167
正常甲状腺疾患症候群　154
精神症状　67
成人成長ホルモン分泌不全症　122
性腺　33
性腺機能低下症　36, 99
精巣　33
性徴障害　188
成長ホルモン　☞ GH
成長ホルモン分泌不全症　122
成長ホルモン分泌不全性低身長症　122
正のフィードバック　27, 30
性ホルモン　28, 34, 171
性ホルモン過剰症　99
性欲の低下　189
セルフスティグマ　113
セルフマネジメント　4, 111
潜在性（サブクリニカル）クッシング症候群　178
潜在性甲状腺機能亢進症　24
潜在性甲状腺機能低下症　24
先端巨大症　15, 17, 82, 100, 124
先天性副腎過形成　185
前葉　13

そ

続発性副甲状腺機能低下症　160
続発性無月経　192
ソフトドリンクケトアシドーシス　210
ソマトスタチノーマ　41
ソマトスタチン　38
ソマトメジンC　7, 17

た

ターナー症候群　192
第1中足趾節（MTP）関節　234
耐寒能低下　52
代謝機能障害関連脂肪肝炎　240
代謝機能障害関連脂肪性肝疾患　240
代謝亢進　181
代謝性アシドーシス　210
体重減少　54
体重増加　54
耐糖能異常　93
胎盤　42
体毛減少　189
多汗　52
多結節性甲状腺腫　149, 151
打診　51
脱毛　62
タナー分類　188
多尿　64
多嚢胞性卵巣　194
多嚢胞性卵巣症候群　194
多発神経障害　213
多発性内分泌腫瘍症　197
多毛　62
炭水化物　43
男性性腺機能低下症　188
男性ホルモン　34
タンパク制限食　212

ち

チアゾリジン薬　208
チアマゾール　138
チアミン　237
中間比重リポタンパク（HDL）　44
中枢性甲状腺機能低下症　76
中枢性思春期早発症　195
中枢性摂食異常症　134
中枢性尿崩症　129
中性脂肪　45, 93, 220
中毒性多結節性甲状腺腫　139
超音波検査　151
蝶形骨洞　13
聴診　51
超低比重リポタンパク（VLDL）　44, 222

つ

追加分泌　203
痛風　233
痛風結節　234

て

低 PRL 血症　101
低換気　156
低血圧　58
低血糖　183, 208
低血糖症　216
低ゴナドトロピン性　188
低身長　56
低体温　52
低比重リポタンパク（LDL）　44, 222
テストステロン　34, 81, 191
テタニー　68
δ細胞　37
電解質補正　173

と

頭骨肥大・突出　57
糖質コルチコイド　28, 29, 171
糖新生　46
透析アミロイドーシス　244
糖毒性　204
糖尿病　202, 224
糖尿病足病変　215
糖尿病看護専門外来　112
糖尿病ケトアシドーシス　38, 209
糖尿病神経障害　213
糖尿病腎症　212
糖尿病治療の目標　207
糖尿病網膜症　211
動脈硬化性疾患　214
銅を多く含む食品　243
特異性　6
ドパミン　32
トリグリセリド　45, 93, 220
トルコ鞍　13, 118

な

ナイアシン　238
ナイアシン欠乏症　239
内臓脂肪　41
内分泌　9
内分泌器官　9
内分泌機能　188
内分泌負荷試験　71
ナトリウム・グルコース共役輸送体　43

75 g ブドウ糖負荷試験　206

に

2 型糖尿病　204
二次性　7
二次性高血圧　58, 88, 89
二次性徴　196
二次性徴障害　189, 191
二次性副甲状腺機能亢進症　27, 87, 102, 158
二次性副甲状腺機能低下症　160
二次性副腎不全　30, 32
二重エネルギー X 線吸収測定（DXA）法　167
乳酸アシドーシス　211, 238
乳頭がん　149
尿アルカリ化薬　236
尿酸　94
尿酸塩結晶　233
尿酸結石　46
尿酸生成抑制薬　235
尿酸排泄促進薬　236
尿崩症　21, 85, 101, 129
妊娠　64
妊娠糖尿病　205

ね

粘液水腫性昏睡　156

の

脳血管性認知症　215
脳性ナトリウム利尿ペプチド　41
ノルアドレナリン　32
ノルメタネフリン　182

は

排卵　36
橋本病　24, 144
バセドウ病　23, 136
発汗過多　181
発熱　52
パラガングリオーマ　181
針吸引細胞診　151
パルス状　7
反回神経麻痺　138
汎下垂体機能低下症　118

ひ

非圧痕性浮腫　62

非アルコール性脂肪肝炎　240
皮下脂肪　41
ビグアナイド薬　208
ビタミン A　239
ビタミン B_1　237
ビタミン B_2　238
ビタミン B_3　238
ビタミン B_6　239
ビタミン B_{12}　239
ビタミン C　239
ビタミン D　87, 240
ビタミン過剰症　237
ビタミン欠乏症　237
ヒト絨毛性ゴナドトロピン　25
ヒト胎盤ラクトゲン　43
皮膚変化　63
肥満　54
肥満症　228
標的器官（細胞）　6
病歴　70
ピリドキシン　239
頻尿　64

ふ

フィードバック　9
フィードバック機構　14
腹腔鏡下副腎摘出術　178
副甲状腺　21, 25
副甲状腺がん　164
副甲状腺機能亢進症　87, 158
副甲状腺機能低下症　102, 160
副甲状腺ホルモン　☞ PTH
複視　148
副腎　28
副腎偶発腫　183
副腎クリーゼ　58, 122, 171
副腎髄質　28
副腎髄質ホルモン　32
副腎性クッシング症候群　72
副腎性サブクリニカルクッシング症候群　29
副腎腺腫　29, 96
副腎皮質　28
副腎皮質機能低下症　173
副腎皮質刺激ホルモン　☞ ACTH

副腎皮質刺激ホルモン単独欠損症　121
副腎皮質ステロイド薬　172
副腎皮質ホルモン　173
副腎不全　30, 173
腹痛　60
服薬アドヒアランス　107
浮腫　62
ブドウ糖　43, 218
ブドウ糖毒性　204
不妊症　192, 195
負のフィードバック　17, 23, 27, 29, 31
プランマー病　139
フリードワルドの式　223
プリン体　46
プロゲステロン　7, 34, 43, 82
プロピルチオウラシル　138
プロラクチノーマ　20, 83, 100, 126, 132
プロラクチン　☞ PRL
プロラクチン産生腫瘍　15

へ

β 細胞　37
ヘモクロマトーシス　242
ペラグラ　238, 239
片側副腎摘出術　181
便通異常　61

ほ

傍鞍部腫瘍　131
放射性ヨウ素　138
傍神経節細胞腫　181
傍濾胞細胞　25
勃起障害　189
ホメオスタシス　9
ホルモン　6
ホルモン系　9
ホルモン作用増強治療　95
ホルモン作用低下治療　95
本態性高血圧　58

ま

マクロアデノーマ　14
末梢神経障害による知覚低下　215
末梢動脈疾患　224

末端肥大　62
末端肥大症　17
麻痺　69
マルターゼ　43
慢性甲状腺炎　24, 144
慢性腎臓病　224

み
ミクロアデノーマ　14
未分化がん　150

む
無顆粒球症　138
無痛性甲状腺炎　24, 146

め
メタネフリン　182
メタボリックシンドローム　228
メンケス病　243

も
網膜症　205

や
薬剤性　29
薬剤性甲状腺機能異常　152

ゆ
遊離甲状腺ホルモン　136
遊離サイロキシン　☞ FT_4
遊離トリヨードサイロニン　☞ FT_3

よ
ヨウ化カリウム　138
葉酸　239
ヨウ素制限　108
ヨウ素を多く含む食品　136

ら
ランゲルハンス島　37
卵巣　33
卵胞刺激ホルモン　☞ FSH

り
梨状窩瘻　143
リパーゼ　44
リポタンパク　220
リボフラビン　238
両耳側半盲　13
リンパ球性下垂体炎　17, 133

る
るい痩　54

れ
レセプター　6
レニン　31, 88, 103
レニン-アルドステロン　31
レニン-アンジオテンシン系　212
レプチン　42

ろ
濾胞　21
濾胞がん　150
濾胞腺腫　149, 151

欧文索引

A
AA アミロイドーシス　244
ACTH（副腎皮質刺激ホルモン）　7, 29, 72, 96, 174, 178
acute suppurative thyroiditis　143
adenocortical insufficiency　173
ADH（抗利尿ホルモン）　86, 101
adrenal crisis　171
adrenal gland　28
adrenal incidentaloma　183
Albright hereditary osteodystrophy（AHO）　163
AL アミロイドーシス　244
anti-neutrophil cytoplasmic antibody（ANCA）　138
atrial natriuretic peptide（ANP）　41

B
Basedow disease　136
body mass index（BMI）　228
brain natriuretic peptide（BNP）　41

C
chylomicron（CM）　44, 220, 222
congenital adrenal hyperplasia　185
corticotropin releasing hormone（CRH）　29
Cushing 症候群　29, 128
Cushing 病　15, 72
C 細胞　25
C-ペプチド　38

D
diabetes mellitus　202
diabetic ketoacidosis（DKA）　209
DPP-4（ジペプチジルペプチダーゼ-4）　38
DPP-4 阻害薬　208
dyslipidemia　220

E
Ellsworth-Howard 試験　163
empty sella　17, 132

F
familial amyloidtic polyneuropathy（FAP）　244
familial medullary thyroid carcinoma（FMTC）　197
female hypogonadism　192
FRAX®　168
Friedewald の式　223
FSH（卵胞刺激ホルモン）　7, 80
FT_3（遊離トリヨードサイロニン）　23, 137
FT_4（遊離サイロキシン）　23, 137

G
gastric inhibitory polypeptide（GIP）　39, 203
GH（成長ホルモン）　7, 82, 100
GH 欠損症　100
GH 産生腫瘍　15
GH 分泌不全症　82
GH 分泌不全性低身長症　100
glomerular filtration rate（GFR）　212
glucagon-like peptide-1（GLP-1）　39, 203
GLP-1 受容体作動薬　208
GnRH アナログ　196
GnRH 試験　191
gonad　33

H
Hashimoto thyroiditis　144
HbA1c　90, 206
HDL（high density lipoprotein）　45
HDL-cholesterol（HDL-C）　45, 93, 220, 222

headache　181
hormone　6
human chorionic gonadotropin（hCG）　25, 43
humoral hypercalcemia of malignancy（HHM）　165
hyperglycemia　181
hyperhidrosis　181
hypermetabolism　181
hyperosmolar hyperglycemic state（HHS）　211
hyperparathyroidism　158
hypertension　181
hyperuricemia　233
hypoparathyroidism　160

I
IDL（intermediate density lipoprotein）　44
IGF-1（インスリン様成長因子-1）　7, 83, 100
IgG4 関連下垂体炎　17
intact PTH　87

K
Kaufmann 療法　194
Kayser-Fleischer 角膜輪　243
kidney　43
Klinefelter syndrome　188

L
LDL（low density lipoprotein）　44
LDL-cholesterol（LDL-C）　45, 93, 214, 220, 222
LH（黄体形成ホルモン）　7, 80
liver　43
local osteolytic hypercalcemia（LOH）　165

M
macroadenoma　14
male hypogonadism　188
MEN1　197
MEN2　197
Menkes 病　243

metabolic dysfunction associated steatohepatitis（MASH）　240
metabolic dysfunction associated steatotic liver disease（MASLD）　240
metabolic syndrome（MS）　228
microadenoma　14
multiple endocrine neoplasia（MEN）　150
myelodysplastic syndrome（MDS）　242
myxedema coma　156

N
neuroendocrine neoplasm（NEN）　40, 199
non-alcoholic steatohepatitis（NASH）　240
non-pitting edema　62
nonHDL-C　223

O
obesity　228
osteomalacia　169
osteoporosis　167

P
painless thyroiditis　146
pancreas　37
parathyroid　25
parathyroid cancer　164
parathyroid hormone-related protein（PTH-rP）　28, 166
parathyroid hormone（PTH）　102
pheochromocytoma　181
placenta　42
plasminogen activator inhibitor（PAI）　230
Plummer disease　139
polycystic ovary syndrome（PCOS）　194
precocious puberty　195
primary aldosteronism　177
PRL（プロラクチン）　85, 126

PRL 産生下垂体腺腫　132
PRL 産生腫瘍　15
proprotein convertase subtilisin/kexin type 9（PCSK9）　226
pseudohypoparathyroidism　162

Q
quality of life（QOL）　123

S
SGLT2 阻害薬　208
SIADH（抗利尿ホルモン不適合分泌症候群）　21, 85, 101, 130
subacute thyroiditis　141
systemic lupus erythematosus（SLE）　138

T
Tanner stage　188
thyroid crisis　155
thyroid eye disease　147
thyroid peroxidase（TPO）　145
thyroid storm　155
thyroid tumor　149
triglyceride（TG）　45, 93, 220
TSH（甲状腺刺激ホルモン）　7, 78, 97, 136
TSH 産生下垂体腫瘍　24
TSH 産生下垂体腺腫　76
TSH 受容体抗体　137
Turner 症候群　192

V
vasoactive intestinal peptide（VIP）　41
very low density lipoprotein（VLDL）　44, 220
VIPoma（VIP 産生腫瘍）　41

W
watery diarrhea, hypokalemia and achlorhydria（WDHA）　41
Wernicke 脳症　237
Wilson 病　243

Y
young adult mean（YAM）　167

看護学テキスト NiCE
病態・治療論[5] 内分泌・代謝疾患（改訂第2版）

2019年3月30日 第1版第1刷発行	編集者 能登 洋，林 直子
2025年2月25日 改訂第2版発行	発行者 小立健太
	発行所 株式会社 南江堂
	〒113-8410 東京都文京区本郷三丁目42番6号
	☎(出版) 03-3811-7189 (営業) 03-3811-7239
	ホームページ https://www.nankodo.co.jp/
	印刷・製本 三報社印刷

Ⓒ Nankodo Co., Ltd., 2025

定価は表紙に表示してあります．
落丁・乱丁の場合はお取り替えいたします．
ご意見・お問い合わせはホームページまでお寄せください．

Printed and Bound in Japan
ISBN 978-4-524-21195-1

本書の無断複製を禁じます．

JCOPY〈出版者著作権管理機構 委託出版物〉

本書の無断複製は，著作権法上での例外を除き禁じられています．複製される場合は，そのつど事前に，出版者著作権管理機構(TEL 03-5244-5088, FAX 03-5244-5089, e-mail: info@jcopy.or.jp)の許諾を得てください．

本書の複製（複写，スキャン，デジタルデータ化等）を無許諾で行う行為は，著作権法上での限られた例外（「私的使用のための複製」等）を除き禁じられています．大学，病院，企業等の内部において，業務上使用する目的で上記の行為を行うことは私的使用には該当せず違法です．また私的使用であっても，代行業者等の第三者に依頼して上記の行為を行うことは違法です．

看護学テキスト NiCE

- 看護学原論
- 基礎看護技術
- ヘルスアセスメント
- 看護倫理
- 看護理論
- 地域・在宅看護論Ⅰ 総論
- 地域・在宅看護論Ⅱ 支援論
- 成人看護学 成人看護学概論
- 成人看護学 急性期看護Ⅰ 概論・周手術期看護
- 成人看護学 急性期看護Ⅱ 救急看護・クリティカルケア
- 成人看護学 慢性期看護
- 成人看護学 成人看護技術
- リハビリテーション看護
- エンドオブライフケア
- がん看護
- 緩和ケア
- 老年看護学概論
- 老年看護学技術
- 小児看護学Ⅰ 小児看護学概論・小児看護技術
- 小児看護学Ⅱ 小児看護支援論
- 母性看護学Ⅰ 概論・ライフサイクル
- 母性看護学Ⅱ マタニティサイクル
- 精神看護学Ⅰ こころの健康と地域包括ケア
- 精神看護学Ⅱ 地域・臨床で活かすケア

病態・治療論（シリーズ全14巻）
- 【1】病態・治療総論
- 【2】呼吸器疾患
- 【3】循環器疾患
- 【4】消化器疾患
- 【5】内分泌・代謝疾患
- 【6】血液・造血器疾患
- 【7】腎・泌尿器疾患
- 【8】脳・神経疾患
- 【9】運動器疾患
- 【10】感染症/アレルギー/膠原病
- 【11】皮膚/耳鼻咽喉/眼/歯・口腔疾患
- 【12】精神疾患
- 【13】産科婦人科疾患
- 【14】小児疾患

- 災害看護
- 国際看護
- 看護管理学
- 医療安全
- 感染看護学
- 家族看護学
- 看護教育学
- 看護関係法規
- 生化学
- 薬理学
- 微生物学・感染症学
- 看護と研究 根拠に基づいた実践

※最新の情報は南江堂 Web サイトをご確認ください．

 南江堂　〒113-8410 東京都文京区本郷三丁目42-6　(営業) TEL 03-3811-7239　FAX 03-3811-7230　www.nankodo.co.jp